名医別録解説

森 由雄

はじめに

　本書は、様々な本草書より復元した『名医別録』の解説書である。『名医別録』とはどのような本であろうか。小曽戸洋博士は「『神農本草経』に続いて、後漢末には、別に三六五種の薬物を収載した『名医別録』という本草書も作られたようである」(『漢方の歴史』)と述べている。『名医別録』は、『神農本草経』とほぼ同時代に作られたと考えられているが、『神農本草経』と同様に歴史の中で『名医別録』の原本は失われた。現代には、様々な本草書により『名医別録』の断片が伝えられている。『名医別録』の内容は、現代本草学の中で重要な部分を構成しており、臨床的に有用な内容が記載されている。

　陶弘景の『本草経集注』の序文には、「神農本経の三品合わせて三六五を主とし、又進めて名医副品亦、三六五、合わせて七三〇種とす」とある。幕末から明治にかけてのわが国最高の本草学者といわれる森立之によれば、「梁の陶弘景が、『神農本草経四巻』と『名医別録三巻』とを併せて『神農本草経三巻』を作り、それに自分の注を加えて『本草経集注七巻』とした」としている。『名医副品』と『名医別録』は事実上では、ほぼ同一の本と考えられている。『名医別録』がどのような書であるかについては、岡西為人博士は、「『名医別録』が極めて有用の書であった」と述べており、実際に『経史證類大觀本草』や『政和経史證類備用本草』に記載された『名医別録』の文章を読んでみると、臨床的にきわめて有用な内容である。また、日本最高の漢方医とされる浅田宗伯の本草書『古方薬議』には、多数『名医別録』の臨床的な記載が引用されている。

　現在残る、伝統本草の書物としては、『経史證類大觀本草』と『政和経史證類備用本草』があるが、いづれも『神農本草経』と『名医別録』の文章が

主要な内容となっている。『名医別録』の原本はすでに失われているが、『経史證類大觀本草』と『政和経史證類備用本草』などから原文を推定することは可能である。『神農本草経』は日本でも二、三の復元本や解説書が存在するが、『名医別録』については、日本において、復元本や解説本は存在しない。わずかに中国と台湾において、復元本が一冊ずつあるのみである。

　筆者は、この有用な『名医別録』の内容に迫り、臨床に活かしたいという念願を抱き、資料を収集してきた。『名医別録』は失われたが、『名医別録』に最も近い書物は、『本草経集注七巻』であり、その内容は、森立之の復元本により推定することができる。筆者は、森立之復元本の『本草経集注七巻』を底本として、『経史證類大觀本草』や『政和経史證類備用本草』などを参考にして本稿を編集した。『名医別録』の目録は、森立之復元本『本草経集注七巻』をもとに作成し、生薬に番号を付し、『名医別録』の原文、〔和訓〕〔注〕〔解説〕を記載した。また、参考までに、『神農本草経』の〔和訓〕を付した。諸先輩の率直なご批判をいただければ、筆者にとってなによりの勉強になり、幸いである。

2018年1月、泥亀書屋にて
森　由雄

目　　次

はじめに　3

001	玉泉 (ぎょくせん) 15	002	玉屑 (ぎょくせつ) 15
003	丹砂 (たんさ) 15	004	水銀 (すいぎん) 16
005	空青 (くうせい) 17	006	緑青 (りょくせい) 17
007	曾青 (そうせい) 18	008	白青 (はくせい) 18
009	扁青 (へんせい) 19	010	石胆 (せきたん) 19
011	雲母 (うんも) 20	012	朴硝 (ぼくしょう) 21
013	消石 (しょうせき) 22	014	芒硝 (ぼうしょう) 22
015	礬石 (ばんせき) 23	016	滑石 (かっせき) 23
017	紫石英 (しせきえい) 24	018	白石英 (はくせきえい) 25

019　青石、赤石、黄石、白石、黒石脂等
　　　（せいせき、しゃくせき、おうせき、はくせき、こくせきしとう）25

020　太一禹余糧 (たいいつうよりょう) 28

021	禹余糧 (うよりょう) 29	022	金屑 (きんせつ) 29
023	銀屑 (ぎんせつ) 29	024	雄黄 (ゆうおう) 30
025	雌黄 (しおう) 31	026	石鐘乳 (せきしょうにゅう) 31
027	殷孽 (いんけつ) 32	028	孔公孽 (こうこうけつ) 32
029	石脳 (せきのう) 33	030	石硫黄 (せきりゅうおう) 33
031	凝水石 (ぎょうすいせき) 33	032	石膏 (せっこう) 34
033	陽起石 (ようきせき) 35	034	磁石 (じしゃく) 35
035	玄石 (げんせき) 36	036	理石 (りせき) 36
037	長石 (ちょうせき) 37	038	膚青 (ふせい) 37
039	鐵落 (てつらく) 38	040	鐵 (てつ) 38
041	生鐵 (せいてつ) 38	042	鋼鐵 (こうてつ) 39
043	鐵精 (てつせい) 39	044	青琅玕 (せいろうかん) 39
045	礜石 (よせき) 40	046	特生礜石 (とくせいよせき) 40

047	方解石 (ほうかいせき) 41	048	蒼石 (そうせき) 41
049	土殷孽 (どいんげつ) 41	050	代赭 (たいしゃ) 42
051	鹵鹹 (ろかん) 42	052	大塩 (たいえん) 43
053	戎塩 (じゅうえん) 43	054	白堊 (はくあく) 44
055	鉛丹 (えんたん) 44	056	粉錫 (ふんせき) 45
057	錫銅鏡鼻 (すずどうきょうび) 45	058	銅弩牙 (どうかが) 45
059	金牙 (きんが) 46	060	石灰 (せっかい) 46
061	冬灰 (とうかい) 46	062	鍛竈灰 (たんそうかい) 47
063	伏龍肝 (ぶくりゅうかん) 47	064	東壁土 (とうへきど) 47
065	五色符 (ごしきふ) 47	066	赤赭 (せきちょ) 48
067	青芝 (せいし) 48	068	赤芝 (せきし) 49
069	黄芝 (おうし) 49	070	白芝 (はくし) 49
071	黒芝 (こくし) 50	072	紫芝 (しし) 50
073	赤箭 (せきぜん)〔天麻 (てんま)〕 51	074	伏苓 (ぶくりょう)〔茯苓 (ぶくりょう)〕 51
075	琥珀 (こはく) 52	076	松脂 (しょうし) 52
077	柏実 (はくじつ)〔柏子仁 (はくしにん)〕 52	078	菌桂 (きんけい) 53
079	牡桂 (ぼけい) 53	080	桂 (けい) 54
081	天門冬 (てんもんどう) 54	082	麦門冬 (ばくもんどう) 55
083	朮 (じゅつ) 56	084	女萎 (じょい)〔萎蕤 (いずい)〕 56
085	黄精 (おうせい) 57	086	乾地黄 (かんじおう) 57
087	菖蒲 (しょうぶ) 58	088	遠志 (おんじ) 59
089	澤瀉 (たくしゃ) 60	090	薯蕷 (しょよ) 60
091	菊花 (きくか) 61	092	甘草 (かんぞう) 62
093	人参 (にんじん) 62	094	石斛 (せっこく) 63
095	石龍芮 (せきりゅうぜい) 63	096	石龍蒭 (せきりゅうすう) 64
097	絡石 (らくせき) 64	098	千歳虆汁 (せんさいるいじゅう) 65
099	王不留行 (おうふるぎょう) 65	100	藍実 (らんじつ) 66
101	景天 (けいてん) 66	102	龍膽 (りゅうたん)〔竜胆 (りゅうたん)〕 67
103	牛膝 (ごしつ) 67	104	杜仲 (とちゅう) 68
105	乾漆 (かんしつ) 69	106	巻柏 (けんぱく) 69

目 次

107	細辛 (さいしん) 70		108	独活 (どっかつ) 70
109	升麻 (しょうま) 71		110	茈胡 (さいこ)〔柴胡 (さいこ)〕72
111	防葵 (ぼうき) 72		112	蓍実 (しじつ) 73
113	酸棗 (さんそう) 73		114	槐実 (かいじつ) 74
115	楮実 (ちょじつ) 74		116	枸杞 (くこ) 75
117	蘇合香 (そごうこう) 75		118	橘柚 (きつゆう)〔陳皮 (ちんぴ)〕76
119	菴䕡子 (えんろし、あんろし) 76		120	薏苡仁 (よくいにん) 77
121	車前子 (しゃぜんし) 77		122	蛇床子 (じゃしょうし) 78
123	茵蔯蒿 (いんちんこう) 79		124	漏蘆 (ろうろ) 79
125	菟絲子 (とし) 79		126	白英 (はくえい) 白莫 (はくぼ) 80
127	白蒿 (はくこう) 81		128	肉縦容 (にくじゅよう) 81
129	地膚子 (じふし) 82		130	忍冬 (にんどう) 82
131	析蓂子 (しゃくみゃくし) 82		132	茺蔚子 (じゅういし) 83
133	木香 (もっこう) 83		134	蒺藜子 (しつりし) 84
135	天名精 (てんめいせい) 84		136	蒲黄 (ほおう) 85
137	香蒲 (こうほ) 85		138	蘭草 (らんそう) 85
139	雲実 (うんじつ) 86		140	徐長卿 (じょちょうきょう) 86
141	茜根 (せいこん) 87		142	営実 (えいじつ) 87
143	旋花 (せんか) 88		144	青蘘 (せいじょう) 88
145	蔓荊実 (まんけいじつ) 88		146	牡荊実 (ぼけいじつ) 89
147	秦椒 (しんしょう) 89		148	女貞実 (じょていじつ) 90
149	桑上寄生 (そうじょうきせい) 90		150	蕤核 (ずいかく) 91
151	沉香 (じんこう)〔沈香 (じんこう)〕91		152	辛夷 (しんい) 92
153	木蘭 (もくらん) 92		154	楡皮 (ゆひ) 93
155	当帰 (とうき) 93		156	防風 (ぼうふう) 94
157	秦芃 (じんきゅう) 94		158	黄耆 (おうぎ) 95
159	呉茱萸 (ごしゅゆ) 96		160	黄芩 (おうごん) 96
161	黄連 (おうれん) 97		162	五味子 (ごみし) 97
163	決明子 (けつめいし) 98		164	芍薬 (しゃくやく) 98
165	桔梗 (ききょう) 99		166	芎藭 (きゅうきゅう)〔川芎 (せんきゅう)〕100

167 蘼蕪 (びぶ) 〔蘪蕪 (びぶ)〕 100		168 藁本 (こうほん) 101	
169 麻黄 (まおう) 101		170 葛根 (かっこん) 102	
171 前胡 (ぜんこ) 103		172 知母 (ちも) 103	
173 大青 (たいせい) 104		174 貝母 (ばいも) 104	
175 栝蔞根 (かろうこん) 105		176 丹参 (たんじん) 105	
177 龍眼 (りゅうがん) 106		178 厚朴 (こうぼく) 106	
179 猪苓 (ちょれい) 107		180 竹葉 (ちくよう) 107	
181 枳実 (きじつ) 108		182 玄参 (げんじん) 109	
183 沙参 (しゃじん) 109		184 苦参 (くじん) 110	
185 続断 (ぞくだん) 111		186 山茱萸 (さんしゅゆ) 111	
187 桑根白皮 (そうこんはくひ) 112		188 松蘿 (しょうら) 113	
189 白棘 (はくきょく) 114		190 棘刺花 (きょくしか) 114	
191 狗脊 (くせき) 115		192 萆解 (ひかい) 115	
193 菝葜 (ばっかつ) 116		194 通草 (つうそう) 116	
195 石韋 (せきい) 116		196 瞿麥 (くばく) 117	
197 敗醬 (はいしょう) 117		198 秦皮 (しんぴ) 118	
199 白芷 (びゃくし) 119		200 杜蘅 (とこう) 119	
201 杜若 (とじゃく) 120		202 蘗木 (ばくぼく) 〔黄柏 (おうばく)〕 120	
203 枝子 (しし) 〔梔子 (しし)〕 121		204 檳榔 (びんろう) 121	
205 合歓 (ごうかん) 122		206 紫草 (しそう) 122	
207 紫菀 (しおん) 123		208 白蘚 (はくせん) 〔白鮮 (はくせん)〕 123	
209 白薇 (はくび) 124		210 薇銜 (びかん) 124	
211 葈耳 (しじ) 〔蒼耳子 (そうじし)〕 125		212 茅根 (ぼうこん) 125	
213 百合 (ひゃくごう) 126		214 酸漿 (さんしょう) 127	
215 蠡実 (れいじつ) 127		216 王孫 (おうそん) 127	
217 爵牀 (しゃくしょう) 〔爵床 (しゃくしょう)〕 128		218 白前 (びゃくぜん) 128	
219 百部根 (ひゃくぶこん) 128		220 王瓜 (おうか) 129	
221 薺苨 (せいでい) 129		222 高良姜 (こうりょうきょう) 130	
223 馬先蒿 (ばせんこう) 130		224 蜀羊泉 (しょくようせん) 130	
225 積雪草 (せきせつそう) 131		226 悪実 (あくじつ) 〔牛蒡子 (ごぼうし)〕 131	

目 次

227　莎草根（しゃそうこん）〔香附子（こうぶし）〕 131
228　大薊根、小薊根（たいけいこん、しょうけいこん） 132
229　垣衣（かきい） 132
230　艾葉（がいよう） 132
231　水萍（すいひょう） 133
232　海藻（かいそう） 133
233　昆布（こんぶ） 134
234　荭草（こうそう） 134
235　陟釐（ちょくり） 135
236　井中苔及萍（せいちゅうこけおよびへい） 135
237　乾姜（かんきょう） 135
238　生姜（しょうきょう） 136
239　假蘇（かそ） 136
240　衛矛（えいぼう） 137
241　紫葳（しい）〔凌霄花（りょうしょうか）〕 137
242　蕪荑（ぶい）　無夷（むい） 138
243　大黄（だいおう） 138
244　蜀椒（しょくしょう） 139
245　莽草（もうそう） 140
246　郁核（いくかく） 140
247　鼠李（そり） 141
248　巴豆（はず） 141
249　甘遂（かんずい） 142
250　葶藶（ていれき） 143
251　大戟（たいげき） 144
252　澤漆（たくしつ） 144
253　芫花（げんか） 145
254　蕘花（じょうか） 145
255　旋複花（せんぷくか） 146
256　鉤吻（こうふん） 147
257　狼毒（ろうどく） 147
258　鬼臼（ききゅう） 148
259　蘆根（ろこん） 148
260　甘蕉根（かんしょうこん） 148
261　萹蓄（へんちく） 149
262　商陸（しょうりく） 149
263　女青（じょせい） 150
264　白附子（びゃくぶし） 150
265　天雄（てんゆう） 150
266　烏頭（うず） 151
267　附子（ぶし） 152
268　側子（そくし） 153
269　羊躑躅（ようていしょく） 153
270　茵芋（いんう） 153
271　射干（やかん） 154
272　鳶尾（えんび） 154
273　皂莢（そうきょう） 155
274　楝実（れんじつ） 155
275　柳花（りゅうか） 156
276　桐葉（とうよう） 156
277　梓白皮（しはくひ） 157
278　紫真檀（ししんたん）〔紫檀（したん）〕 157
279　薫草（くんそう） 157
280　恒山（こうざん）〔常山（じょうざん）〕 158
281　蜀漆（しょくしつ） 158
282　青箱子（せいそうし） 159
283　半夏（はんげ） 159
284　由跋（ゆうばつ） 160
285　款冬花（かんとうか） 160
286　牡丹（ぼたん） 160

287	防己 (ぼうい) *161*	288	巴戟天 (はげきてん) *162*
289	石南 (せきなん) *162*	290	女苑 (じょおん) *163*
291	地楡 (じゆ) *163*	292	五加 (ごか) *164*
293	澤蘭 (たくらん) *164*	294	黄環 (おうかん) *165*
295	紫参 (しじん) *165*	296	蔖菌 (かんきん) *166*
297	連翹 (れんぎょう) *166*	298	白頭翁 (はくとうおう) *166*
299	貫衆 (かんしゅう) *167*	300	牙子 (がし) *168*
301	藜蘆 (りろ) *168*	302	赭魁 (しゃかい) *168*
303	及巳 (きゅうし) *169*	304	䕡茹 (りょじょ) *169*
305	苦芙 (くおう) *169*	306	羊桃 (ようとう) *169*
307	羊蹄 (ようてい) *170*	308	鹿藿 (ろっかく) *170*
309	牛扁 (ぎゅうへん) *171*	310	陸英 (りくえい) *171*
311	白蘞 (びゃくれん) *171*	312	白及 (びゃっきゅう) *172*
313	占斯 (せんき) *172*	314	蛇全 (じゃぜん) *173*
315	草蒿 (そうこう) *173*	316	雷丸 (らいがん) *174*
317	溲疏 (しゅうそ) *174*	318	薬実根 (やくじつこん) *175*
319	飛廉 (ひれん) 蜚廉 (ひれん) *175*	320	淫羊藿 (いんようかく) *175*
321	欅樹皮 (きょじゅひ) *176*	322	釣藤 (ちょうとう) *176*
323	虎掌 (こしょう) 天南星 (てんなんしょう) *176*	324	莨菪子 (ろうとうし) *177*
325	欒華 (らんか) *178*	326	杉材 (さんざい) *178*
327	楠材 (だんざい) *178*	328	榧実 (ひじつ) *178*
329	蔓椒 (まんしょう) *179*	330	釣樟根皮 (ちょうしょうこんぴ) *179*
331	蕈草 (じんそう) *179*	332	藎草 (じんそう) *180*
333	夏枯草 (かごそう) *180*	334	戈共 (かきょう) *180*
335	烏韮 (うきゅう) *181*	336	蚤休 (そうきゅう) *181*
337	虎杖根 (こじょうこん) *181*	338	石長生 (せきちょうせい) *182*
339	鼠尾草 (そびそう) *182*	340	馬鞭草 (ばべんそう) *182*
341	馬勃 (ばぼつ) *183*	342	雞腸草 (けいちょうそう) *183*
343	蛇苺汁 (じゃばいじゅう) *183*	344	苧根 (ちょこん) *183*
345	菰根 (ここん) *184*	346	狼跋子 (ろうはつし) *184*

目次

347 葫蘆 (さくだく) *184*		348 弓弩弦 (きゅうどげん) *184*	
349 舂杵頭細糠 (しょうしょとうさいこう) *185*		350 敗蒲席 (はいほせき) *185*	
351 敗船茹 (はいせんじょ) *185*		352 敗鼓皮 (はいこひ) *185*	
353 敗天公 (はいてんこう) *186*		354 半天河 (はんてんが) *186*	
355 地漿 (ちしょう) *186*		356 屋遊 (おくゆう) *186*	
357 牽牛子 (けんごし) *187*		358 姑活 (こかつ) *187*	
359 別羇 (べっき) *187*		360 牡蒿 (ぼこう) *188*	
361 石下長卿 (せっかちょうけい) *188*		362 糜舌 (きんぜつ) *188*	
363 練石草 (れんせきそう) *189*		364 蘘草 (じょうそう) *189*	
365 翹根 (ぎょうこん) *189*		366 鼠姑 (そこ) *190*	
367 屈草 (くっそう) *190*		368 淮木 (わいぼく) *190*	
369 嬰桃 (えいとう) *191*		370 竜骨 (りゅうこつ) *191*	
371 牛黄 (ごおう) *192*		372 麝香 (じゃこう) *192*	
373 人乳汁 (じんにゅうじゅう) *193*		374 髪髲 (はつひ) *193*	
375 乱髪 (らんぱつ) *194*		376 頭垢 (ふけ) *194*	
377 人屎 (じんし) *194*		378 馬乳 (ばにゅう) *195*	
379 牛乳 (ぎゅうにゅう) *195*		380 羊乳 (ようにゅう) *195*	
381 酪酥 (らくそ) *195*		382 熊脂 (ゆうし) *196*	
383 石蜜 (せきみつ) *196*		384 蠟蜜 (ろうみつ) *196*	
385 蜂子 (ほうし) *197*		386 白膠 (はくきょう) *197*	
387 阿膠 (あきょう) *198*		388 丹雄鶏 (たんゆうけい) *198*	
389 白鵝膏 (はくがこう) *199*		390 鶩肪 (もくぼう、ぼくぼう) *200*	
391 鴈肪 (がんぼう) *200*		392 牡蠣 (ぼれい) *200*	
393 鯉魚膽 (りぎょたん) *201*		394 蠡魚 (れいぎょ) *201*	
395 鮑魚 (ほうぎょ) *202*		396 鯷魚 (ていぎょ) *202*	
397 鱓魚 (せんぎょ) 鱔魚 (せんぎょ) *202*		398 犀角 (さいかく) *202*	
399 羚羊角 (れいようかく) 零羊角 (れいようかく) *203*		400 羖羊角 (こようかく) *204*	
401 牛角䚡 (ぎゅうかくさい) *205*		402 白馬莖 (はくばけい) *206*	
403 牡狗陰莖 (ぼくいんけい) *206*		404 鹿茸 (ろくじょう) *206*	
405 獐骨 (しょうこつ) *207*		406 虎骨 (ここつ) *207*	

407	豹肉 (ひょうにく) 208		408	狸骨 (りこつ) 208
409	兎頭骨 (ととうこつ) 208		410	雉肉 (きじにく) 209
411	鷹屎白 (ようしはく) 209		412	雀卵 (じゃくらん) 209
413	鸛骨 (かんこつ) 210		414	雄鵲 (ゆうじゃく) 210
415	伏翼 (ふくよく) 210		416	蝟皮 (いひ) 211
417	石龍子 (せきりゅうし) 211		418	露蜂房 (ろほうぼう) 212
419	樗雞 (ちょけい) 212		420	蚱蟬 (さくぜん) 213
421	白僵蠶 (びゃくきょうさん)〔白殭蚕 (びゃくきょうさん)〕213			
422	木虻 (もくぼう) 214		423	蜚虻 (ひぼう) 214
424	蜚蠊 (ひれん) 214		425	桑螵蛸 (そうひょうしょう) 215
426	䗪蟲 (しゃちゅう) 215		427	蜻蛉 (せいそう) 216
428	蛞蝓 (かつゆ) 216		429	水蛭 (すいてつ、すいしつ) 217
430	海蛤 (かいごう) 217		431	魁蛤 (かいごう) 218
432	文蛤 (ぶんこう) 218		433	石決明 (せきけつめい) 218
434	秦龜 (しんき) 219		435	龜甲 (きこう) 219
436	鱉甲 (べっこう) 220		437	鼉甲 (だこう) 220
438	烏賊魚骨 (うぞくぎょこつ) 221		439	蟹 (かい) 221
440	原蠶蛾 (げんさんが) 221		441	鰻鱺魚 (まんれいぎょ) 222
442	六畜毛蹄甲 (ろくちくもうていこう) 222		443	鼺鼠 (るいそ) 222
444	麋脂 (びし) 223		445	豚卵 (とんらん) 223
446	鼴鼠 (えんそ) 224		447	獺肝 (だっかん) 224
448	狐陰莖 (こいんけい) 225		449	燕屎 (えんし) 225
450	孔雀屎 (くじゃくし) 226		451	鸕鶿屎 (ろじし) 226
452	鴟頭 (しとう) 226		453	天鼠屎 (てんそし) 226
454	蝦蟆 (がま) 227		455	蛙 (かえる) 227
456	牡鼠 (ぼそ) 228		457	蚺蛇膽 (せんじゃたん) 228
458	蝮蛇膽 (ふくじゃたん) 228			
459	鯪鯉甲 (りょうりこう)〔穿山甲 (せんざんこう)〕229			
460	蜘蛛 (くも) 229		461	蜻蛉 (せいれい) 229
462	石蠶 (せきさん) 229		463	蛇蛻 (じゃぜい) 230

目次

464	蜈蚣 (ごしょう) 230	465	馬陸 (ばりく) 231
466	蠮螉 (えいおう) 231	467	雀甕 (じゃくおう) 231
468	彼子 (ひし) 232	469	鼠婦 (そふ) 232
470	螢火 (けいか) 233	471	衣魚 (いぎょ) 233
472	白頸蚯蚓 (はっけいきゅういん) 233	473	螻蛄 (ろうこ) 234
474	蜣蜋 (きょうろう) 234	475	斑猫 (はんみょう) 235
476	芫青 (げんせい) 235	477	葛上亭長 (かつじょうていちょう) 236
478	地膽 (じたん) 236	479	馬刀 (ばとう) 236
480	貝子 (ばいし) 237	481	田中螺汁 (でんちゅうらじゅう) 237
482	蝸牛 (かぎゅう) 238	483	船虹 (せんこう) 238
484	鴆鳥毛 (ちんちょうもう) 238	485	豆蔻 (ずく) 238
486	葡萄 (ぶどう) 239	487	蓬蘽 (ほうるい) 239
488	覆盆 (ふくぼん) 239	489	大棗 (たいそう) 240
490	藕実莖 (ぐうじつけい) 240	491	雞頭実 (けいとうじつ) 241
492	芰実 (きじつ) 241	493	栗 (くり) 241
494	櫻桃 (おうとう) 242	495	梅実 (ばいじつ) 242
496	枇杷葉 (びわよう) 242	497	柿 (かき) 243
498	木瓜実 (もっかじつ) 243	499	甘蔗 (かんしょ) 243
500	芋 (う) 243	501	烏芋 (うう) 244
502	杏核人 (きょうかくにん) 244	503	桃核 (とうかく) 244
504	李核仁 (りかくにん) 246	505	梨 (なし) 246
506	奈 (ない) 246	507	安石榴 (ざくろ) 246
508	白瓜子 (はくかし) 247	509	白冬瓜 (はくとうが) 247
510	瓜蒂 (かてい) 247	511	冬葵子 (とうきし) 248
512	葵根 (きこん) 248	513	莧実 (かんじつ) 248
514	苦菜 (くさい) 249	515	薺 (せい) 249
516	蕪菁及蘆菔 (ぶせいおよびろふく) 250	517	菘 (しょう) 250
518	芥 (かい) 250	519	苜蓿 (もくしゅく) 250
520	荏子 (えし) 251	521	蓼実 (りょうじつ) 251
522	葱実 (そうじつ) 251	523	薤 (がい) 252

524 韭 (きゅう) *252*	525 白蘘荷 (はくじょうか) *253*
526 菾菜 (てんさい) *253*	527 蘇 (そ) *253*
528 水蘇 (すいそ) *253*	529 香薷 (こうじゅ) *254*
530 苦瓠 (くこ) *254*	531 水靳 (すいきん) *254*
532 蓴 (じゅん) *255*	533 落葵 (らくき) *255*
534 蘩蔞 (はんろう) *255*	535 蕺 (しゅう) *255*
536 葫 (こ) *256*	537 蒜 (さん) *256*
538 胡麻 (ごま) *256*	539 麻蕡 (まふん) *257*
540 飴糖 (いとう) *257*	541 大豆黄卷 (だいずおうかん) *258*
542 赤小豆 (せきしょうず) *258*	543 豉 (し) *258*
544 大麦 (おおばく) *259*	545 穬麦 (こうばく) *259*
546 小麦 (しょうばく) *259*	547 青粱米 (せいりょうまい) *260*
548 黄粱米 (こうりょうまい) *260*	549 白粱米 (はくりょうまい) *260*
550 粟米 (ぞくまい) *260*	551 丹黍米 (たんしょまい) *261*
552 糵米 (ばくまい) *261*	553 秫米 (じゅつまい) *261*
554 陳廩米 (ちんりんまい) *261*	555 酒 (さけ) *261*
556 腐婢 (ふひ) *262*	557 藊豆 (へんず) *262*
558 黍米 (しょまい) *262*	559 粳米 (こうべい) *263*
560 稻米 (とうまい) *263*	561 稷米 (しょくまい) *263*
562 醋 (さく) *263*	563 醬 (しょう) *263*

564〜736「有名無用」(省略)

参考文献　*265*
索引　*266*

1　玉泉（ぎょくせん）

〔原文〕玉泉，毒無．血脈利，婦人帯下十二病療，気癃除，耳目明．身軽，年長．藍田山谷生．時無採．

〔和訓〕玉泉、毒無し。血脈を利し、婦人帯下の十二病を療し、気癃を除き、耳目を明らかにす。身を軽くし、年を長ず。藍田山谷に生ず。時無く採る。

〔注〕気癃は、気淋と同じで、排尿困難、排尿痛などがあり前立腺肥大症様の疾患である。

〔解説〕玉泉は、基原は不明である。玉は、翡翠などの宝石や指す言葉であり、玉泉は、玉を液化したものという説がある。

〈参考〉

〔神農本草経・和訓〕玉泉、一名玉札。山谷に生ず。味は甘、平。毒無し。五臓、百病を治す。筋を柔らかくし骨を強くし、魂魄を安んじ、肌肉を長じ、気を益す。久しく服せば寒暑に耐え、飢渇せず、老いず、神仙となる。人、死に臨んで五斤を服せば、死して三年、色変わらず。

2　玉屑（ぎょくせつ）

〔原文〕玉屑，味甘，平，無毒．主除胃中熱，喘息，煩満，止渇，屑如麻豆服之．久服輕身長年．生藍田，採無時．

〔和訓〕玉屑、味甘、平、毒無し。胃中の熱、喘息、煩満を除くを主る。渇を止むは、麻豆の如き屑、之を服す。久しく服せば、身を軽くし、年を長ず。藍田に生ず。時無く採る。

〔解説〕陶弘景は、玉屑は、玉を屑にしたものであるという。『中薬大辞典』では軟玉の砕けた粒であるとしている。現在は、用いられない。森立之編『神農本草経』には記載はない。

3　丹砂（たんさ）

〔原文〕丹砂．無毒．通血脈，止煩満，消渇，益精神，悦澤人面，除

中惡，腹痛，毒気疥瘻，諸瘡．輕身神仙，作末名真朱，光色如雲母，可析者良．生符陵山谷，採無時．

〔和訓〕丹砂。毒無し。血脈を通じ、煩満、消渇を止め，精神を益し、人面を悦澤(えったく)にし、中悪、腹痛、毒気、疥瘻、諸瘡を除く。身を軽くし神仙となる。末と作して真朱と名づく。光色は雲母の如く、析(わけ)るべきは良し。符陵山谷に生じ、時無く採る。

〔注〕疥(かい)は、ひぜん、皮膚湿疹。瘻は、首にできる腫れ物、リンパ節結核様疾患。析は、わけること。符陵は、地名であり、四川省涪陵県の辺り。

〔解説〕丹砂は丹沙、朱砂、辰砂とも言い、硫化第二水銀 HgS である。水銀が含まれているので、使用に注意が必要である。

〈参考〉
〔神農本草経・和訓〕丹砂、味、甘、微寒。身体五藏百病を治す。精神を養い。魂魄を安んず。気を益し目を明らかにす。精魅、邪悪の鬼を殺す。久しく服すれば神明に通じ、老いず。能く化して汞となす。〔注〕魂魄は、たましいのこと。精魅(せいび)は、ばけもの、怪物のこと。汞は、水銀のこと。

4 水銀 (すいぎん)

〔原文〕水銀．有毒．以伝男子陰，陰消無気．一名汞．生符陵平土，出於丹砂．

〔和訓〕水銀。有毒。以て男子の陰に伝え、陰消え気無しとなる。一名汞と。符陵平土に生じ、丹砂より出づ。

〔注〕符陵は、地名であり、四川省涪陵県の辺り。

〔解説〕水銀 Hg は、有毒であり、服用することはできない。『本草綱目』には、次のような中毒の症例が記載されている。「工部尚書の帰登という者は、自ら好んで水銀を服用したために病となり、あたかも焼いた鉄の棒で、頭頂部から肛門まで貫かれ、それが砕けて火となったものが、体の穴や関節を焼き刺して曳き出すように狂痛するといい、病床にあって号泣して悶絶した」と。

〈参考〉
〔神農本草経・和訓〕水銀、味は辛、寒。疥、瘙、痂、瘍、白禿を治す。皮膚中の蟲蝨を殺し、胎を堕し、熱を除く。金銀銅錫の毒を殺す。鎔化して還すれば復た丹となす。久しく服すれば神仙となり、死せず。〔注〕疥は、ひぜん、皮膚湿疹の一種。瘙は、かさ、ひぜん、疥癬のこと。痂はかさぶた、できものが治るにつれて生ずる皮のこと。瘍は、できもの、悪性の腫れ物のこと。白禿は、はげ頭のこと。蟲蝨は、しらみのこと。鎔は溶と同じ。

5　空青 (くうせい)

〔原文〕空青，酸，大寒，益肝気，治目赤痛，去膚翳，止涙出，利水道，下乳汁，通関節，破堅積．令人不忘，志高，神仙．生益州山谷及越西山有銅處．銅精熏則生空青，其腹中空．三月中旬採，亦無時．

〔和訓〕空青、酸、大寒、無毒、肝氣を益し。目赤痛を療し、膚翳を去り、涙出づるを止め、水道を利し、乳汁を下し、関節を通じ、堅積を破り。人をして忘れざらしむ。志を高くし、神仙となる。益州の山谷及越の西山銅有る處に生ず。銅を精熏すれば則ち空青を生ずる。その腹中は空なり。三月中旬に採る、亦た時無し。

〔注〕目赤痛は、結膜炎。膚翳は、目がかすみ、眼球に皮膚のような薄い白い膜ができる病気。

〔解説〕空青は、球顆状の藍銅鉱 Azurite であり、中空球状の孔雀石 $Cu_2(OH)_2(CO_2)$ である。眼疾患に用いられる。

〈参考〉
〔神農本草経・和訓〕空青、味は甘、寒。山谷に生ず。青盲、耳聾を治す。目を明らかにし、九竅を利し、血脉を通じ、精神を養う。久しく服すれば身を軽くし年を延べ老いず。能く銅、鉄、鉛、錫を化し金となす。

6　緑青 (りょくせい)

〔原文〕緑青，味酸，寒，無毒．主益気，療䪴鼻，止泄痢．生山之陰穴中，色青白．

〔和訓〕緑青、味酸、寒、毒無し。氣を益し、鼽鼻を療し、泄痢を止めるを主る。山之陰穴中に生ず。色は青白なり。

〔解説〕緑青は、孔雀石で、同心状累層をするものである。益富壽之助は、緑青と曾青は、本質的に何ら異なるところはない、としている。『神農本草経』には、緑青はみられない。

7　曾青 (そうせい)

〔原文〕曾青．無毒．養肝膽，除寒熱，殺白蟲，療頭風，腦中寒，止煩渇，補不足，盛陰氣．生蜀中山谷及越西，採無時．

〔和訓〕曾青。毒無し。肝胆を養い、寒熱を除き、白蟲を殺し、頭風、腦中寒を療し、煩渇を止め、不足を補い、陰気を盛んにす。蜀中の山谷及び越西に生ず。時無く採る。

〔注〕頭風は、風邪（ふうじゃ）が頭部を犯すことによる病気。腦中寒は、頭部が寒の邪気に犯されることにより生ずる病気。

〔解説〕曾青は、『国訳本草綱目』、『意釈神農本草経』では孔雀石の平行層状になったものとある。

〈参考〉

〔神農本草経・和訓〕曾青、味は酸、小寒。目痛を治し。涙出で、風痺を止める。関節を利し、九竅を通じ、癥堅積聚を破る。久しく服せば身を軽くし老いず。能く金銅に化す。〔注〕風痺については、風、寒、湿の３つの気が集まり合わさって痺となり、その中で風の気が勝るものを行痺と言い、また風痺と言う。「関節を利す」とは、関節の動きを滑らかにすること。九竅とは、耳、目、口、鼻、尿道、肛門の９つの穴を言う。癥堅は、有形の腫瘤のこと。積聚は気によって形成された形の一定しない腫瘤。

8　白青 (はくせい)

〔原文〕白青，酸，鹹，無毒．可消為銅劍，辟五兵．生豫章山谷．採無時．

〔和訓〕白青、酸、鹹, 毒無し。銅剣と為して消すべし。五兵を辟く。豫章の山谷に生ず。時無く採る。

〔注〕五兵は五種の兵器で、戈、戟、鉞(まさかり)、楯、弓矢を指す。豫章は地名であり、揚子江西省の南昌県の地である。

〔解説〕白青の基原は不明である。

〈参考〉

〔神農本草経・和訓〕白青、味は甘平。目を明らかにし、九竅、耳聾、心下邪気を利す。人をして吐かしめ、諸毒三蟲を殺す。久しく服せば神明を通じ、身を軽くし、年を延べ、老いず。〔注〕三蟲は、長虫(回虫)、赤虫、蟯虫のこと(『諸病源候論』)。神明は精神のこと。

9 扁青 (へんせい)

〔原文〕扁青. 無毒. 去寒熱風痺, 及丈夫莖中百病, 益精. 生朱崖山谷武都, 朱提, 採無時.

〔和訓〕扁青。毒無し。寒熱、風痺、及び丈夫莖中の百病を去る。精を益す。朱崖の山谷武都、朱提に生ず。時無く採る。

〔注〕丈夫は、男性。莖は陰茎のこと。朱崖、朱提は地名。

〔解説〕扁青は、藍銅鉱 Azurite、$Cu(OH)_2(CO_3)_2$ である。

〈参考〉

〔神農本草経・和訓〕扁青、味は甘、平。目痛を治し目を明らかにす。折跌、癰腫、金創瘳えずを治す。積聚を破り、毒気を解す。精神を利す。久しく服せば身を軽くし老いず。〔注〕跌は、つまずき倒れること。折跌は、つまずいて倒れ足の骨を折ること。瘳は病気が治ること。

10 石胆 (せきたん)

〔原文〕石胆, 辛, 有毒. 散癥積, 咳逆上気, 及鼠瘻, 悪瘡. 一名黒石, 一名棋石, 一名銅勒. 生羌道山谷羌裡句青山. 二月庚子, 辛丑日採.

〔和訓〕石胆、辛、毒有り。癥積、咳逆上気、及鼠瘻、悪瘡を散ず。一名黒石、

一名棋石、一名銅勒。羌道山谷、羌裡句青山に生ず。二月庚子、辛丑の日に採る。

〔注〕 鼠瘻は頚部リンパ節結核。悪瘡は難治性皮膚病。羌道、羌裡は、地名である。

〔解説〕 石胆は、胆礬 Chalcanthite のことで、硫酸銅 $CuSO_4・5H_2O$ の結晶である。

〈参考〉

〔神農本草経・和訓〕石胆、味は酸、寒。山谷に生ず。目を明らかにす。目痛、金創、諸癇痙、女子陰蝕痛、石淋、寒熱、崩中、下血、諸邪、毒気、を治す。人をして子有らしむ。餌を錬りて之を服せば老いず。久しく服せば壽を増し神仙となる。能く鉄を化して銅となし、金銀と成す。一名畢石(ひっせき)。

〔注〕金創は刃物による傷。諸癇痙は痙攣を起こす疾患のこと。女子陰蝕痛は女性器が爛れて痛む疾患で感染症や腫瘍性疾患と思われる。石淋は尿路結石である。崩中は性器出血のこと。

11 雲母 (うんも)

〔原文〕 雲母, 無毒. 下氣, 堅肌, 續絶, 補中, 療五労七傷, 虚損少気, 止痢. 悦澤不老, 耐寒暑, 志高神仙. 色多赤. 五色具. 色多青. 色多白. 色青黄. 色正白. 生太山山谷齊, 廬山, 及琅琊北定山石間, 二月採.

〔和訓〕 雲母、無毒。気を下し、肌を堅くし、絶を続き、中を補う、五労七傷、虚損少気を療し、痢を止め。悦澤にして老いず、寒暑に耐え、志高く、神仙となる。色赤多し。五色具わり、色青多し、色白多し、色青黄、色正白なり。太山山谷齊、廬山、及び琅琊北定山石間に生ず。二月に採る。

〔注〕 五労は、5種類の労のこと（志労、思労、心労、憂労、疲労）。七傷は、七種類の腎虚の症状（陰寒、陰萎、裏急、精連連、精少、小便数）。

〔解説〕 雲母は、多く花崗岩中にあって、アルミニウム、カリウム、ナトリウムなどを含む珪酸塩の鉱物である。『名医別録』の記載からは、呼吸困難や下痢を治する効能が推定され、『神農本草経』では、知覚障害、めまいな

どの効能があるという。

〈参考〉

〔神農本草経・和訓〕雲母、味は甘、平。身皮死肌、中風寒熱の車、船上に在る如くを治す。邪気を除き、五藏を安んじ、子精を益し、目を明らかにし、久しく服せば身を軽くし年を延ぶ。一名雲珠、一名雲華、一名雲英、一名雲液、一名雲沙、一名磷石。〔注〕身皮死肌は、皮膚の知覚障害を生ずる疾患で、「麻木」「不仁」などと言われ、末梢神経障害、末梢神経炎などを指す。中風寒熱は、急性熱病を指す。車船上に在る如くとは、眩暈のこと。子精は精液のこと。

12　朴硝 (ぼくしょう)

〔原文〕朴硝，辛，大寒，無毒．胃中食飲熱結，破留血，閉絶，停痰痞滿，推陳致新．煉之白如銀，能寒能熱，能滑能澀，能辛，能苦，能鹹能酸，入地千歳不變，色青白者佳，黃者傷人，赤者殺人．一名硝石朴．生益州山谷有鹹水之陽，採無時．

〔和訓〕朴硝，辛、大寒、毒無し。胃中の食飲熱結、留血、閉絶、停痰痞滿を破り、陳を推して新しきを致す。白如銀の如く白きこれを煉り、能く寒、能く熱、能く滑、能く澀、能く辛、能く苦、能く鹹、能く酸、地に入り、千歳、変わらず、色青白き者は佳し。黃は人を傷り、赤は人を殺す、一名硝石朴なり。益州山谷有鹹水之陽に生じ、時無く採る。

〔注〕留血は、滞る血の意味であり瘀血を指す。閉絶は、「留血閉絶」を一つのまとまりと考えると、瘀血や無月経と考えられる。益州は、地名であり、四川省を中心とする地。

〔解説〕朴消は、芒硝のことで、含水硫酸ナトリウムである。『傷寒論』の中で、大陥胸湯、大承気湯、調胃承気湯、桃核承気湯に配合され、下剤類の中で用いられる。現在の芒硝は、含水硫酸ナトリウムである。正倉院に保管されていた「芒硝」は含水硫酸マグネシウムである。

〈参考〉

〔神農本草経・和訓〕朴消、味は苦、寒。百病を主る。寒熱邪気を除き、

六府の積聚、結固留癖を逐う。能く七十二種の石と化す。餌を錬りて之を服せば、身を軽くし、神仙となる。

13 消石 (しょうせき)

〔原文〕辛，大寒，無毒．療五臟十二經脈中百二十疾，暴傷寒，腹中大熱，止煩滿消渴，利小便及蝕瘡．天地至神之物，能化成十二種石．一名芒硝，生益州山谷及武都，隴西，西羌，採無時．

〔和訓〕辛、大寒、毒無し。五臟十二經脈中百二十疾、暴傷寒、腹中大熱を療し、煩滿消渇を止め、小便及び瘻蝕瘡を利す。天地至神の物、能く十二種石を化成す。一名芒硝、益州山谷及武都、隴西、西羌に生ず。時無く採る。

〔注〕五臟積熱は、胃腸以外に熱が留まっていること。胃脹閉は、胃腸が便秘などにより腹満や便通が障害されている状態。滌去（じょうきょ）は洗い除き去ること。

〔解説〕消石は現在では、硝酸カリウムであり、薬用には用いられない。消石、芒硝、朴消の本態については、古来様々な説があり一定せず、混乱がある。『名医別録』では、消石は、一名芒硝であるとしている。現在は、芒硝は水硫酸ナトリウム $Na_2SO_4 \cdot 10H_2O$ の結晶、朴消は芒硝の粗製品で混有物のあるもの、消石は、硝酸カリウム KNO_3 と定めている。

〈参考〉
〔神農本草経・和訓〕消石、味は苦寒。山谷に生ず。五臟の積熱、胃脹閉を治す。飲食の蓄結せるものを滌去す。陳きを推し新しきを致し、邪気を除く。之を錬ること膏の如し、久しく服せば身を軽くす。

14 芒硝 (ぼうしょう)

〔原文〕芒硝，味辛，苦，大寒．主五臟積聚，久熱，胃閉，除邪氣，破留血，腹中痰實結搏，通經脈，利大小便及月水，破五淋，推陳致新．生於朴硝．

〔和訓〕芒硝、味辛、苦、大寒。五臟積聚，久熱、胃閉を主る。邪気を除き、留血、腹中痰實結搏を破り、經脈を通じ、大小便及月水を利し、五淋を破り、

消石／芒硝／礬石／滑石

陳を推して新しきを致す。朴硝において生ず。

〔解説〕芒硝は、朴消とほぼ同じである。

15 礬石 （ばんせき）

〔原文〕礬石，無毒．除固熱在骨髓，去鼻中息肉．歧伯云久服傷人骨．能使鐵為銅．一名羽澤．生河西山谷，及隴西武都，石門，採無時．

〔和訓〕礬石、毒無し。骨髓に在る固熱を除く、鼻中息肉を去る。歧伯云う久しく服せば人骨を傷る。能く鐵をして銅に為さしむ。一名羽澤。河西山谷、及び隴西武都、石門に生ず。時無く採る。

〔注〕鼻中息肉は、鼻ポリープである。

〔解説〕礬石は、白礬、礬石と同じである。天然の明礬石（はくばん）から作られた明礬 Alum である。『金匱要略』（中風歷節病の脉証并びに治第五）には、礬石湯としてあり、礬石湯は脚気衝心を治す、とある。また、『金匱要略』（黄疸病の脉証并びに治第十五）の消石礬石散に配合される。

〈参考〉

〔神農本草經・和訓〕礬石（ふんせき）、味は酸、寒。山谷に生ず。寒熱、泄利、白沃、陰蝕、惡瘡、目痛を治す。骨歯を堅くし、餌を錬りて之れを服せば、身を軽くし、老いず。年を増す。一名羽涅（うでつ）。〔注〕泄利は、泄瀉と痢疾を言う。古代では、泄瀉と痢疾の区別はされていない。ここでは、下痢のことを指す。白沃は、白色の帯下のこと。陰蝕は、膣炎に相当する疾患。惡瘡は、難治性の皮膚疾患のこと。目痛は結膜炎を指す。

16 滑石 （かっせき）

〔原文〕大寒，無毒．通九竅六腑津液，去留結，止渴，令人利中．一名液石，一名共石，一名脱石，一名番石．生赭陽山谷，及太山之陰，或掖北白山，或卷山，採無時．

〔和訓〕大寒、毒無し。九竅六腑津液を通じ、留結を去り、渇を止め、人をして中を利なさしめる。一名液石。一名共石。一名脱石。一名番石。赭陽山

谷、及び太山之陰、或は掖北白山、或は巻山に生ず。時無く採る。

〔注〕留結は、『難経』五十六難に記載がみられ、邪が臓器に停まって塊になること。

〔解説〕滑石は、ハロイサイト Halloysite、$Al_2O_3 \cdot 2SiO_4 \cdot 4H_2O$ である。猪苓湯などに用いられる。現在では、「癃閉を治す」という効能で使用することが多い。猪苓湯は、尿路感染症、前立腺肥大症、尿路結石症、腎炎などに用いる薬方である。

〈参考〉

〔神農本草経・和訓〕滑石、味は甘、寒。身熱、泄澼、女子の乳難、癃閉を治す。小便を利す。胃中積聚寒熱を蕩ぎ、精気を益す。久しく服せば身を軽くし、飢に耐え年を長くす。〔注〕泄澼は下痢のこと。乳難は、難産のことである。癃閉は、尿閉、排尿困難のこと。蕩は、洗い除くこと。

17 紫石英（しせきえい）

〔原文〕辛，無毒．療上気心腹痛，寒熱邪気結氣，補心気不足，定驚悸，安魂魄，填下焦，止消渇，除胃中久寒，散癰腫，令人悦澤．生太山山谷．採無時．

〔和訓〕辛、毒無し。上気心腹痛、寒熱邪気結気を療し、心気不足を補い、驚悸を定め、魂魄を安んじ、下焦を填め、消渇を止め、胃中久寒を除き、癰腫を散じ、人をして悦澤せしめる。太山山谷に生ず。時無く採る。

〔解説〕紫石英は、紫水晶 Amethyst、和名はムラサキスイショウである。浅田宗伯は、「紫石英は、味は甘、温。温は能く邪を散じ、甘は能く中を和す」と述べている。風引湯（金匱要略）に配合され、「風引湯 熱癱癇を治す」とある。風引湯は、脳血管障害、てんかん、小児の熱性痙攣性疾患に用いられる。

〈参考〉

〔神農本草経・和訓〕紫石英、味は甘、温。山谷に生ず。心腹、欬逆、邪気を主る。不足を補う。女子、風寒子宮に在りて、孕を絶ち、十年子無きを主る。久しく服せば中を温め、身を軽くし年を延ぶ。〔注〕「心腹、欬逆、邪気」は、心腹に邪気があるために欬逆を生じた病気のこと。欬逆は、咳嗽、

紫石英／白石英／青石、赤石、黄石、白石、黒石脂等

呼吸困難を指す。「女子風寒在子宮．絶孕十年無子」とは、子宮に風寒の邪気があるために、不妊症となったことを指す。

18 白石英 (はくせきえい)

〔原文〕辛，無毒。治肺痿，下氣，利小便，補五臟，通日月光．耐寒熱．生華陰山谷，及太山，大如指，長二、三寸，六面如削，白澈有光．其黄端白稜名黄石英，赤端名赤石英，青端名青石英，黑端名黑石英．二月採，亦無時．

〔和訓〕辛、無毒。肺痿を治し、気を下し、小便を利し、五臟を補い、日月の光を通じ、寒熱に耐え、華陰山谷、及太山に生ず。大きさ指の如く、長さ二、三寸、六面削る如く、白く澈(すきとお)り、光有り。其の黄端の白稜は黄石英と名づく、赤端は名赤石英と名づく、青端は青石英と名づく、黑端は黑石英と名づく。二月に採る。亦た時無し。

〔解説〕白石英は、水晶 rock crystal SiO_2 で、和名はシロスイショウである。白石英は、正倉院薬物の「種々薬帳」に記載された以外の帳外品として、現存しており、水晶であることが確認されている。浅田宗伯は、「白石英は、味は甘、温。主治は神を安んじ、消渇咳逆を止む」と述べている。

〈参考〉
〔神農本草経・和訓〕白石英、味、甘、微温。消渇、陰萎不足、欬逆、胸膈間の久寒を治す。気を益し、風湿痺を除く。久しく服せば身を軽くし、年を長くす。〔注〕消渇は、糖尿病に相当する。陰萎は、陰茎が勃起しないこと、インポテンツのこと。欬逆は、咳嗽、呼吸困難を指す。胸膈間の久寒は、胃の中の冷気を指す。風湿痺については、風、寒、湿の3つの気が集まり合わさって痺となるとあり、筋肉が腫れて痛む病気で関節炎や関節リウマチの様な疾患を指す。

19 青石、赤石、黄石、白石、黒石脂等

〔原文〕味甘，平．主黄疸，泄痢，腸澼膿血，陰蝕，下血赤白，邪氣，癰腫，疽，痔，惡瘡，頭瘍，疥瘙．久服補髓，益氣，肥健，不飢，

輕身，延年．五石脂各隨五色補五臟．

〔和訓〕青石（せいせき）、赤石（しゃくせき）、黄石（おうせき）、白石（はくせき）、黒石脂（こくせきし）等、味は甘、平。山谷に生ず。黄疸、泄利、腸澼、膿血、陰蝕、下血、赤白、邪気、癰腫、疽痔悪瘡、頭瘍、疥瘙を治す。久しく服せば髄を補い気を益す。肥え健にして飢えず。身を軽くし、年を延ぶ。五石脂は各、五色に随い五臓を補う。

〔注〕腸澼は下痢のこと。陰蝕は外陰部潰瘍や膣炎などを指す。赤白は、血液や膿を下痢する病気。癰腫は、化膿性病変を指す。疽痔悪瘡は、難治性の痔疾患である。頭瘍は、頭部の皮膚病変のこと。疥瘙は、皮膚の湿疹を指す。

〔解説〕青石脂、赤石脂、黄石脂、白石脂、黒石脂（五色石脂）は、それぞれ青、赤、黄、白、黒の色をした多水高嶺土（ハロイサイト）である。正倉院薬物には約 1300 年前の赤石脂が保存されており、分析により赤石脂は、白雲母質カオリンを基礎物質とする粘土である。赤石脂は、酸化第二鉄 Fe_2O_3 を含むため赤い色をしている。白石脂は、含まないので白色である。臨床では、赤石脂と白石脂のみを用いる。赤石脂は、烏頭赤石脂丸、赤石脂禹余糧湯、桃花湯、風引湯に用いられ、白石脂は風引湯に用いられる。

青石脂

〔原文〕青石脂 味酸，平，無毒．主養肝膽氣，明目，療黄疸，泄痢，腸澼，女子帶下百病，及疽痔，惡瘡．久服補髓，益氣，不飢，延年．生齊區山及海崖，採無時．

〔和訓〕青石脂 味酸、平、毒無し。肝胆の気を養うを主る。目を明らかにす。黄疸、泄痢、腸澼、女子帯下百病、及び疽痔、悪瘡を療す。久服すれば髄を補い、気を益し、飢えず、年を延ぶ。齊區山及び海崖に生じ、時無く採る。

赤石脂

〔原文〕赤石脂 味甘，酸，辛，大溫，無毒．主養心氣，明目，益精，

治腹痛, 泄, 下痢赤白, 小便利, 及癰疽瘡痔, 女子崩中漏下, 產難, 胞衣不出. 久服補髓, 好顏色, 益智, 不飢, 輕身, 延年. 生濟南、射陽及太山之陰, 採無時.

〔和訓〕赤石脂 味甘、酸、辛、大温、毒無し。心気を養うを主る、目を明らかにす。精を益し、腹痛、泄澼、下痢赤白、小便利、及び癰疽瘡痔、女子崩中漏下、産難、胞衣出でざるを療す。久服すれば髓を補い、顏色を好くし、智を益し、飢えず、身を軽くし、年を延ぶ。濟南、射陽及太山之陰に生ず。時無く採る。

〔解説〕赤石脂は、下痢や止血の治療薬として用いる。烏頭赤石脂丸、赤石脂禹余糧湯、桃花湯などに用いられる。

黃石脂

〔原文〕黃石脂 味苦, 平, 無毒. 主養脾氣, 安五臟, 調中, 大人小兒泄痢腸, 下膿血, 去白蟲, 除黃膽、癰疽蟲. 久服輕身延年. 生嵩山, 色如鶯雛, 採無時.

〔和訓〕黃石脂 味苦、平、毒無し。脾気を養い、五臟を安んずるを主る、大人小兒泄痢腸澼、膿血を下るに中を調う。白蟲を去り、黄疸、癰疽蟲を除く。久服すれば身を軽くし、年を延ぶ。嵩山, 色鶯雛の如くなるを生ず。時無く採る。

白石脂

〔原文〕白石脂 味甘, 酸, 平, 無毒. 主治養肺氣, 厚腸, 補骨髓, 治五臟驚悸不足, 心下煩, 止腹痛, 下水, 小腸熱溏, 便膿血, 女子崩中, 漏下, 赤白沃, 排癰疽瘡痔. 久服安心, 不飢, 輕身, 長年. 生太山之陰, 採無時.

〔和訓〕白石脂 味甘、酸、平、毒無し。肺氣を養い、腸を厚くし、骨髓を補い、五臟驚悸不足、心下煩、腹痛を止め、水を下し、小腸澼熱、溏便膿血、女子崩中、漏下、赤白沃を主る。癰疽瘡痔を排す。久服すれば心を安

んじ、飢えず、身を軽くし、年を長ず。太山之陰に生ず。時無く採る。

黒石脂

〔原文〕黒石脂 味鹹，平，無毒．主養腎気，強陰，主陰蝕瘡，止腸泄痢，療口瘡咽痛．久服益気，不飢，延年．一名石涅，一名石墨．出頴川陽城，採無時．

〔和訓〕黒石脂 味鹹、平、毒無し。腎氣を養うを主る、陰を強め、陰蝕瘡を主る。腸泄痢を止め、口瘡咽痛を療し、久しく服せば、気を益し、飢えず。年を延ぶ。一名石涅、一名石墨とす。頴川陽城に出づ。時無く採る。

20　太一禹余糧 (たいいつうよりょう)

〔原文〕太一禹余糧，無毒．主肢節不利，大飽絶力身重．生太山山谷．九月採．

〔和訓〕太一禹余糧、毒無し。肢節不利、大飽絶力身重を主る。太山山谷に生ず。九月に採る。

【解説】大一禹余粮は、殻内粘土が赤ないし紫色を呈する禹余粮としている。大一禹余粮は、止痢の効能があり、赤石脂禹余糧湯に用いられる。赤石脂禹余糧湯は、『傷寒論』太陽病下篇に記載された薬で、下焦の下痢に用いる。

〈参考〉

〔神農本草経・和訓〕大一禹余粮、味は甘、平。山谷に生ず。欬逆上気、癥瘕、血閉、漏下を治す。邪気を除く。久しく服せば、寒暑に耐え飢えず。身を軽くし、千里を飛行し、神仙となる。一名石腦(せきのう)。〔注〕欬逆は、咳嗽と呼吸困難を生ずる病気。上気は、気管支喘息の相当する。癥瘕は、腹部腫瘤のことであり、癥は固定して移動せず、一定の部位が痛む腫瘤、瘕は腫瘤が消失したり出現したりして一定の部位にないものを指す。血閉は、月経が停止した状態で無月経を指す。漏下は、性器出血のこと。

21　禹余糧 (うよりょう)

〔原文〕禹余糧,平,無毒．療小腹痛結煩疼．一名白余糧．生東海池澤,及山島中或池澤中．

〔和訓〕禹余糧、平、無毒。小腹痛結煩疼を療す。一名白余糧。東海の池、沢、及び山島中、或は池澤中に生ず。

【解説】禹余粮は、禹余石といい、黒褐色の泥鉄鉱で、小さい石が酸化鉄と結合したもの、内部が中空になっていて、その中に黄色の粘土が入っている、とある。和名は、コモチイシ、スズイシである。禹余粮、大一禹余粮は同一の物と考えられる。禹余粮は、下痢や止血の効能がある。

〈参考〉

〔神農本草経・和訓〕禹余粮、味は甘、寒。欬逆、寒熱、煩満、下利赤白、血閉、癥瘕、大熱を治す。餌を錬り之を服せば、飢えず、身を軽くし、年を延ぶ。〔注〕寒熱煩満は、熱病の時に胸腹が張った状態を言う。下利赤白は、血液や膿の混じる下痢をする病気。血閉は、月経が止まること、無月経のこと。癥瘕は、腹部の腫瘤で、固定したものを癥と言い、移動するものを瘕と言う。

22　金屑 (きんせつ)

〔原文〕金屑,味辛,平,有毒．主鎮精神,堅骨髄,通利五臓,除邪毒気,服之神仙．生益州,採無時．

〔和訓〕金屑、味辛、平、有毒。精神を鎮め、骨髄を堅くし、五臓を通利し、邪毒の気を除くを主る。之を服せば神仙となる。益州に生じ、時無く採る。

【解説】金屑は、砂金のこと (益富壽之助)。金屑は、『神農本草経』には記載はない。

23　銀屑 (ぎんせつ)

〔原文〕銀屑,味辛,平,有毒．主安五臓,定心神,止驚悸,除邪気,久服軽身長年．生永昌．採無時．

29

〔和訓〕銀屑、味辛、平、有毒。五臓を安んじ、心神を定め、驚悸を止め、邪気を除くを主る。久しく服せば身を軽くし、年を長ず。永昌に生ず。時無く採る。

〔解説〕銀屑は、銀の粉のこと（益富壽之助）。銀屑は、『神農本草経』には記載はない。

24　雄黄 (ゆうおう)

〔原文〕雄黄，甘，大温，有毒．療疥蟲，瘡，目痛，鼻中息肉，及絶筋，破骨，百節中大風，積聚，癖氣，中惡，腹痛，鬼疰，殺諸蛇虺毒，解藜蘆毒，悦澤人面．餌服之，皆飛入人脳中，勝鬼神，延年益壽，保中不飢．得銅可作金．生武都山谷，敦煌山之陽，採無時．

〔和訓〕雄黄、甘、大温、有毒。疥蟲、瘡、目痛、鼻中息肉、及び絶筋、破骨、百節中の大風、積聚、癖氣、中悪、腹痛、鬼疰を療し、諸の蛇虺の毒を殺し、藜蘆の毒を解し、人面を悦澤にす。餌として之を服せば、皆人脳の中に飛入して、鬼神に勝ち、年を延べ壽を益し、中を保ち飢えず。銅を得て金と作る。武都山谷、敦煌山之陽に生ず。時無く採る。

〔解説〕雄黄は、鶏冠石（二硫化砒素）Realgar、As_4S_4である。雄黄は、正倉院薬物として存在している。雄黄は、湿を乾かし、解毒作用がある。浅田宗伯は「雄黄は味甘温、能く毒を解し湿を去る」と述べている。

〈参考〉

〔神農本草経・和訓〕雄黄、味は苦、平。山谷に生ず。寒熱鼠瘻、悪瘡疽痔、死肌を治す。精物、悪鬼、邪気、百蟲毒腫を殺す。五兵に勝る。錬りて之を食せば、身を軽くし、神仙となる。一名黄食石（おうしょくせき）。〔注〕鼠瘻は、瘰癧の別名で頸部のリンパ節結核のこと。悪瘡は、癰膿など難治性の腫れ物のこと。疽は癰の一種で化膿性病変。痔は、痔核のこと。死肌は、知覚障害のこと。精物悪鬼邪気は、もののけ、ばけものの類。百蟲は、多くの寄生虫疾患のこと。五兵は、5種類の兵器で、戈（ほこ）、戟（げき）、鉞（まさかり）、楯（たて）、弓矢（ゆみや）のこと。

25　雌黄 (しおう)

〔原文〕雌黄，甘，大寒，有毒．蝕鼻中息肉，下部䘌瘡，身面白駁，散皮膚死肌，及恍惚邪氣，殺蜂蛇毒．令人腦滿．生武都山谷，與雄黄同山生．其陰山有金，金精熏則生雌黄，採無時．

〔和訓〕雌黄、甘、大寒、毒有り。鼻中の息肉、下部䘌瘡、身面の白駁を蝕（おか）し、皮膚死肌、及び恍惚邪気を散じ、蜂と蛇毒の殺し、人をして脳を満たさせしむ。武都山谷に生じ、雄黄と同じ山に生ず。其の陰山は金有り、金精熏すれば則ち雌黄を生ず。時無く採る。

〔解説〕雌黄は、三硫化砒素　Orpiment、As_2S_3 である。

〈参考〉

〔神農本草経・和訓〕雌黄、味は辛、平。悪瘡頭禿痂疥を治す。毒蟲虱、身痒、邪気、諸毒を殺す。之を錬りて、久しく服せば、身を軽くし、年を増し、老いず。〔注〕悪瘡は、癰膿など悪性の腫れ物のこと。禿は、はげのこと。痂は、かさぶた。疥は皮膚病変のこと。蟲虱(ちゅうしつ)は、しらみのこと。

26　石鐘乳 (せきしょうにゅう)

〔原文〕石鐘乳，無毒．益氣，補虛損，療脚弱疼冷，下焦傷竭，強陰．久服延年益壽，好顏色，不老，令人有子．不煉服之，令人淋．一名公乳，一名蘆石，一名夏石．生少室山谷及太山，採無時．

〔和訓〕石鐘乳、毒無し。気を益し、虚損を補い、脚弱疼冷、下焦傷竭を療し、陰を強くす。久しく服せば、年を延べ、壽を益し、顔色を好くし、老いず、人をして子有らしむ。煉らずして之を服せば、人をして淋ならしむ。一名公乳。一名蘆石。一名夏石。少室山谷、及び太山に生ず。時無く採る。

〔解説〕石鍾乳は、鍾乳石(しょうにゅうせき) stalactite の末端にみる管状の透明ないし半透明の部分即ち鍾乳管である。

〈参考〉

〔神農本草経・和訓〕石鍾乳、味は甘、温。欬逆上気を治す。目を明らかにし、精を益し、五藏を安んじ、百節を通じ、九竅を利し、乳汁を下す。

〔注〕百節は、多くの関節のこと。九竅とは、耳、目、口、鼻、尿道、肛門の9つの穴を言う。

27　殷孽 (いんけつ)

〔原文〕殷孽, 無毒. 脚冷疼弱. 鐘乳根也. 生趙國山谷, 又梁山及南海, 採無時.

〔和訓〕殷孽、毒無し。脚冷疼弱を主る。鐘乳根なり。趙國山谷、又梁山及南海に生ず。時無く採る。

〔解説〕殷孽は、鍾乳石の基部にあたる部分である。

〈参考〉
〔神農本草経・和訓〕殷孽、味は辛、温。爛傷瘀血、泄利、寒熱鼠瘻、癥瘕結気を治す。一名薑石(きょうせき)。〔注〕鼠瘻は、瘰癧の別名で頸部のリンパ節結核のこと。癥瘕は腹内の腫瘤であり、癥は固定したもの、瘕は移動するものである。結気は、気が集まり生じた病気。

28　孔公孽 (こうこうけつ)

〔原文〕孔公孽, 無毒. 男子陰瘡, 女子陰蝕, 及傷食病, 常欲眠睡. 一名通石, 殷孽根也, 青黄色. 生梁山山谷.

〔和訓〕孔公孽、毒無し。男子陰瘡、女子陰蝕、及び傷食病、常に眠睡を欲するを主る。一名通石、殷孽根なり。青黄色なり。梁山山谷に生ず。

〔注〕腸陰瘡、陰蝕は、陰部の皮膚病である。傷食病は、食餌性の胃腸疾患である。

〔解説〕鍾乳管の一部で、基部である殷孽と、石鍾乳の中間にあたる部分である。

〈参考〉
〔神農本草経・和訓〕孔公孽、味は辛、温。傷食不化、邪結気、悪瘡疽瘻痔を治す。九竅を利し、乳汁を下す。〔注〕悪瘡は、癰膿など悪性の腫れ物のこと。疽は癰の一種で化膿性病変。痔は、痔核のこと。

29　石脳 (せきのう)

〔原文〕石脳，味甘，温，無毒．主風寒虚損，腰脚疼痺，安五臟，益氣．一名石飴餅．生名山土石中，採無時．

〔和訓〕石脳、味甘、温、毒無し。風寒の虚損、腰脚の疼痺を主る。五臟を安んじ、気を益す。一名石飴餅 (せきいべい)。名山、土石中に生じ、時無く採る。

〔解説〕石脳は、滑石 (ハロイサイト) 中に含まれる方解石質の核 (益富壽之助)。『神農本草経』には記載はない。

30　石硫黄 (せきりゅうおう)

〔原文〕石硫黄，大熱，有毒．療心腹積聚，邪氣冷癖在脅，咳逆上気，脚冷疼弱無力，及鼻衄，悪瘡，下部䘌瘡，止血，殺疥蟲．生東海牧羊山谷中，及太山，河西山，礬石液也．

〔和訓〕石硫黄、大熱、有毒。心腹積聚、邪気冷癖脅に在り、咳逆上気、脚冷疼弱無力、及び鼻衄、悪瘡、下部䘌瘡を療す。血を止め、疥蟲を殺す。東海牧羊山谷中、及び太山、河西山に生ず。礬石の液なり。

〔注〕䘌は、昆虫のあぶのこと。

〔解説〕石流黄は、硫黄(いおう)のことである。

〈参考〉

〔神農本草経・和訓〕石流黄、味は酸、温。婦人陰蝕、疽痔悪血を治す。筋を堅くす。頭禿、能く金銀銅鐵奇物に化す。〔注〕女子陰蝕は女子陰部が爛れる疾患。疽は癰の一種で化膿性病変。痔は、痔核のこと。悪血は、瘀血のこと。

31　凝水石 (ぎょうすいせき)

〔原文〕凝水石，甘，大寒，無毒．除時氣熱盛，五臟伏熱，胃中熱，煩滿，口渇，水腫，少腹痺．一名寒水石，一名凌水石，色如雲母，可折者良，鹽之精也．生常山山谷，又中水縣及邯鄲．

〔和訓〕凝水石、甘、大寒、毒無し。時気の熱盛、五臓の伏熱、胃中の熱、煩満、口渇、水腫、少腹痺を除く。一名寒水石、一名凌水石、色は雲母の如くで、折(ひら)く可く者は良し、鹽の精なり。常山の山谷、又、中水縣及び邯鄲(かんたん)に生ず。

〔解説〕凝水石は寒水石と呼ばれ、石灰芒硝 glauberite Na2Ca（SO4）2であり、方解石 Calcite CaCO3 も用いる。

〈参考〉

〔神農本草経・和訓〕凝水石、味は辛、寒。山谷に生ず。身熱、腹中積聚邪気、皮中火の如く燒爛し、煩満するを治す。水之を飲み、久しく服せば、飢えず。一名白水石。〔注〕積聚(はつすいせき)は腹部の疼痛を伴う腫瘤であり、固定したものを積といい、固定しないものを聚という。煩満は、いらいらして胸が張ること。

32　石膏 (せっこう)

〔原文〕石膏, 甘, 大寒, 無毒. 除時氣頭痛, 身熱, 三焦大熱, 皮膚熱, 腸胃中膈氣, 解肌發汗, 止消渇, 煩逆, 腹脹, 暴氣喘息, 咽熱, 亦可作浴湯. 一名細石, 細理白澤者良, 黄者令人淋. 生齊山山谷及齊廬山, 魯蒙山, 採無時.

〔和訓〕石膏、甘、大寒、毒無し。時気の頭痛、身熱、三焦の大熱、皮膚の熱、腸胃中の膈気を除き、解肌發汗し、消渇、煩逆、腹脹、暴気喘息、咽熱を止む。浴湯を作す可し。一名細石、細理、白澤は良し。黄の者は人をして淋ならしむ。齊山の山谷及び齊の廬山、魯の蒙山に生ずる、時無く採る。

〔解説〕石膏は、天然の含水硫酸カルシウムであり、清熱作用がある。大青竜湯、越婢加半夏湯、麻杏甘石湯、白虎湯などに配合される。

〈参考〉

〔神農本草経・和訓〕石膏、味は辛、微寒。中風寒熱、心下逆気、驚喘、口乾舌焦、息する能わざるもの、腹中堅痛を治す。邪鬼、産乳、金創を除く。

33 陽起石 (ようきせき)

〔原文〕陽起石，無毒．療男子莖頭寒，陰下濕癢，去臭汗，消水腫。久服不飢，令人有子．一名石生，一名羊起石，雲母根也．生齊山山谷及琅琊或雲山，陽起山，採無時．

〔和訓〕陽起石、無毒。男子の莖頭寒、陰下の湿癢を療し。臭汗を去り。水腫を消す。久しく服せば、飢えず、人をして子有らしむ。一名石生、一名羊起石、雲母の根なり。齊山の山谷及び琅琊 (ろうや) 或は雲山、陽起山に生ずる。時無く採る。

〔注〕莖頭は、陰茎の尖端。湿癢は湿疹。
〔解説〕陽起石は、透角閃石 tremolite $Ca_2Mg_5Si_8O_{22}(OH、Fe)_2$ である。陽起石は、インポテンツを治すとされている。焼いて粉末にして、散、丸として短期間用い、湯薬には用いない。

〈参考〉
〔神農本草経・和訓〕陽起石、味は鹹、微温。崩中漏下を治す。子臓中血、癥瘕結気、寒熱腹痛、子無きもの、陰陽痿不合を破る。不足を補う。一名白石（はくせき）。〔注〕崩中漏下は、不正性器出血である。子臓は子宮。癥瘕は腹内の腫瘤であり、癥は固定したもの、瘕は移動するものである。陰陽痿不合はインポテンツを治す。

34 磁石 (じしゃく)

〔原文〕磁石，鹹，無毒．養腎臟，強骨氣，益精，除煩，通關節，消癰腫鼠瘻，頸核喉痛，小兒驚癇，煉水飲之．亦令人有子．一名處石．生大山川谷及慈山山陰，有鐵處則生其陽，採無時．

〔和訓〕磁石、鹹、毒無し。腎臟を養い、骨気を強め、精を益し、煩を除き、関節を通じ、癰腫鼠瘻、頸核喉痛、小兒驚癇を消す。水を煉り之を飲む。また人をして子有らしむ。一名處石。大山の川谷及び慈山の山陰に生ずる。鐵の有る處、則ちその陽を生ずる、時無く採る。

〔注〕鼠瘻は、頚部リンパ節結核。

〔解説〕磁石は、磁鉄鉱であり、難聴、耳鳴りなどに用いることがある。
〈参考〉
〔神農本草経・和訓〕磁石、味は辛、寒。周痺風湿、肢節中痛、物を持つべからざるもの、洗洗酸痟を治す。大熱、煩満及耳聾を除く。一名玄石(げんせき)。
〔注〕周痺風湿は、関節炎、関節リウマチ様な疾患。洗洗は、悪寒のこと。痟は、頭痛のこと。

35　玄石 (げんせき)

〔原文〕玄石，味鹹，温，無毒．主大人小兒驚癇，女子絶孕，少腹冷痛，少精，身重．服之令人有子．一名玄水石，一名處石．生太山之陽，山陰有銅．銅者雌，黒者雄．

〔和訓〕玄石、味鹹、温、毒無し。大人、小兒の驚癇、女子絶孕、少腹冷痛、精少なく、身重きを主る。之を服せば、人をして子有らしむ。一名玄水石、一名處石。太山の陽に生ず、山陰に銅有り。銅は雌。黒は雄。

〔解説〕『神農本草経』には、「磁石、一名玄石」という記載があり、玄石と磁石は同一のものかという疑問がある。

36　理石 (りせき)

〔原文〕甘，大寒，無毒．除栄衛中去来大熱，結熱，解煩毒，止消渇，及中風痿痺．一名肌石，如石膏，順理而細．生漢中山谷及盧山，採無時．

〔和訓〕甘、大寒、毒無し。栄衛中に去来する大熱、結熱を除く。煩毒を解し、消渇及び中風痿痺を止む。一名肌石。石膏の如く、順理にして細。漢中の山谷及び盧山に生ず。時無く採る。

〔解説〕陽理石は、繊維状の石膏 Fibrous gypsum $CaSO_4 \cdot 2H_2O$ である。石膏と同じ効能である。
〈参考〉
〔神農本草経・和訓〕理石、一名立制石(りっせいせき)、味は辛、寒。山谷に生ず。身熱を

治す。胃を利し、煩を解す。精を益し、目を明らかにし、積聚を破り、三蟲を去る。〔注〕積聚は腹部の疼痛を伴う腫瘤であり、固定したものを積といい、固定しないものを聚という。三蟲は、長虫（回虫）、赤虫、蟯虫のこと（『諸病源候論』）。

37 長石（ちょうせき）

〔原文〕苦，無毒．胃中結氣，止消渇，下氣，除脅肋肺間邪氣．一名土石，一名直石．理如馬齒，方而潤澤，玉色．生長子山谷及太山，臨淄，採無時．

〔和訓〕苦、毒無し。胃中結気を主り、消渇を止め、気を下し、脅肋肺間の邪気を除く。一名土石。一名直石。理は馬歯の如く、方にして潤澤、玉色なり。長子の山谷及び太山、臨淄（りんし）に生ず。時無く採る。

〔解説〕長石は、硬石膏（無水硫酸石灰）Anhydriteである。石膏と同じ効能である。

〈参考〉

〔神農本草経・和訓〕長石、味は辛、寒。山谷に生ず。身熱、四肢寒厥を治す。小便を利し、血脉を通じ、目を明らかにし、翳眇を去り、三蟲を去り、蠱毒を殺す。久しく服せば、飢えず。一名方石（ほうせき）。〔注〕翳眇は、片方の眼に膜がかかって小さくなって見にくくなっている病気。三蟲は、長虫（回虫）、赤虫、蟯虫のこと。蠱毒は、寄生虫疾患のこと。

38 膚青（ふせい）

〔原文〕鹹，平，無毒．不可久服．令人痩．一名推石．生益州川谷．

〔和訓〕鹹、平、毒無し。久しく服すべからず。人をして痩しむる。一名推石。益州川谷に生ずる。

〔解説〕基原は、不明である。『中薬大辞典』に記載はない。

〈参考〉

〔神農本草経・和訓〕膚青、味は辛、平。川谷に生ず。蠱毒、毒蛇、菜肉の

諸毒、悪瘡を治す。一名推青。

39 鐵落 (てつらく)

〔原文〕甘，無毒．除胸膈中熱氣，食不下，止心煩，去黑子．一名鐵液，可以染皂．生牧羊平澤及枊城，或析城，採無時．

〔和訓〕甘、毒無し。胸膈中の熱気、食下らざるを除く、心煩を止め、黒子を去る。一名鐵液、染皂もってすべし。牧羊平澤及び枊城、或は析城に生ず。時無く採る。

〔解説〕鉄落は、鉄屑のことである。鉄落は、鍛冶場で鉄を赤く焼いて、金敷で鍛えるとき、皮甲のようになってはげ落ちるものをいう。現在、通常用いる処方の中に鉄が含まれるものはない。

〈参考〉
〔神農本草経・和訓〕鉄落、味は辛、平。平沢に生ず。風熱悪瘡、瘍疽瘡痂、疥気皮膚中に在るを治す。鉄は肌を堅くし、痛に耐ゆ。鉄精は目を明らかにし、銅と化す。〔注〕悪瘡は、癰膿など悪性の腫れ物のこと。疽は癰の一種で化膿性病変。疥は、皮膚病の一種、ひぜんである。鉄精は、鉄を竈から出す時にでる塵のこと。

40 鐵 (てつ)

『名医別録』の原文はない。
〔解説〕鐵は、ふつうの鉄である。

〈参考〉
〔神農本草経・和訓〕鐵、肌を堅し、痛みに耐えるを主る。

41 生鐵 (せいてつ)

〔原文〕生鐵，微寒．主療下部及脱肛．

〔和訓〕生鐵、微寒。下部及び脱肛を療するを主る。

〔解説〕『神農本草経』には記載はない。

42 鋼鐵 (こうてつ)

〔原文〕鋼鐵，味甘，無毒．主金瘡，煩滿熱中，胸膈氣塞，食不化．一名跳鐵．

〔和訓〕鋼鐵、味甘、毒無し。金瘡、煩滿、熱に中る、胸膈の氣塞、食化せずを主る。一名跳鐵。

〔解説〕『神農本草経』には記載はない。

43 鐵精 (てつせい)

〔原文〕鐵精，微温．療驚悸，定心氣，小兒風癇，陰癀，脱肛．

〔和訓〕鐵精、微温。驚悸を療し、心氣を定め、小兒風癇、陰癀、脱肛を療す。

〔解説〕鐵精は鉄の粉である。

〈参考〉

〔神農本草経・和訓〕鐵精、平、明目を主る、銅に化す。

44 青琅玕 (せいろうかん)

〔原文〕青琅玕，無毒．白禿，浸淫在皮膚中．煮煉服之，起陰氣，可化為丹．一名青珠。生蜀郡平澤，採無時．

〔和訓〕青琅玕、毒無し。白禿、浸淫皮膚中に在る。煮て煉し之を服す。陰気起こす、化して丹と為す。一名青珠。蜀郡平澤に生ず。時無く採る。

〔解説〕青琅玕は、孔雀石との説があるが、基原は不明である。『中薬大辞典』に記載はない。

〈参考〉

〔神農本草経・和訓〕青琅玕、味は辛、平。身痒火瘡、癰傷疥瘙、死肌を治す。一名石珠(せきしゅ)。〔注〕火瘡は、火傷。癰は、化膿性皮膚疾患。疥瘙は湿疹。死肌は、知覚障害のこと。味辛、平、主身癢、火瘡、癰傷、疥瘙、死肌。一名石珠。

45 礜石 (よせき)

〔原文〕礜石, 甘, 生温、熟熱, 有毒. 癖邪氣, 除熱. 明目, 下氣, 除隔中熱, 止消渇, 益肝氣, 破積聚, 痼冷腹痛, 去鼻中息肉. 久服令人筋攣. 火煉百日, 服一刀圭. 不煉服, 則殺人及百獸. 一名白礜石, 一名大白石, 一名澤乳, 一名食鹽, 生漢中山谷及少室, 採無時.

〔和訓〕礜石、甘、生温、熟熱、毒有り。邪気を癖け、熱を除き、目を明らかにし、気を下し、隔中熱を除き、消渇を止め、肝気を益し、積聚、痼冷腹痛を破り、鼻中息肉を去り、久しく服せば、人をして筋攣せしむ。百日火煉し、一刀圭を服す。煉らずして服せば則ち、人及百獸を殺す。一名白礜石、一名大白石、一名澤乳、一名食鹽、漢中山谷及び少室を生ず。時無く採る。

〔解説〕礜石は、硫砒鉄鉱、Arsenopyrite FeAsS、砒鉄鉱 lollingite FeAs$_2$ である。有毒であり、内服すべきではない。

〈参考〉

〔神農本草経・和訓〕礜石、味は辛、大熱。山谷に生ず。寒熱鼠瘻蝕瘡、死肌風痺、腹中堅邪気を治す。熱を除く。一名青分石（せいぶんせき）、一名立制石（りっせいせき）、一名固羊石（こようせき）。〔注〕鼠瘻蝕瘡は、頚部リンパ節結核が自壊して潰瘍になっている状態。死肌は、知覚障害のこと。風痺は、関節炎のこと。腹中堅邪気は、腹部腫瘤のこと。

46 特生礜石 (とくせいよせき)

〔原文〕特生礜石, 味甘, 温. 有毒. 主明目, 利耳, 腹内絶寒, 破堅結及鼠瘻, 殺百蟲惡獸. 久服延年, 一名蒼礜石, 一名鼠毒. 生西城, 採無時.

〔和訓〕特生礜石、味甘、温。有毒。目を明らかにし、耳を利し、腹内の絶寒を主る。堅結及び鼠瘻を破る。百蟲悪獸を殺す。久しく服せば、年を延ぶ。一名蒼礜石、一名鼠毒。生西城、時無く採る。

〔解説〕特生礜石は、硫砒鉄鉱または砒鉄鉱の四周完全な単独の結晶である（益富壽之助）。『神農本草経』には記載はない。

47 方解石 (ほうかいせき)

〔原文〕方解石，味苦，辛，大寒，無毒．主胸中留熱，結氣，黄膽，通血脈，去蠱毒．一名黄石。生方山，採無時．

〔和訓〕方解石、味苦、辛、大寒、無毒。胸中の留熱、結気、黄疸を主る。血脈を通じ、蠱毒を去る。一名黄石。方山に生ず。時無く採る。

〔解説〕方解石は、炭酸石灰 Calcite である。『新修本草』には、「巴豆を悪む」とある。『神農本草経』には記載はない。

48 蒼石 (そうせき)

〔原文〕蒼石，味甘，平，有毒．主寒熱，下氣，瘻蝕，殺禽獸鼠．生西城，採無時．

〔和訓〕蒼石、味甘、平、有毒。寒熱、下氣、瘻蝕を主る。禽獸鼠を殺す。西城に生ず。時無く採る。

〔解説〕『本草綱目』では、蒼石と特生礜石と同じ物であるとしている。『神農本草経』には記載はない。

49 土殷孼 (どいんげつ)

〔原文〕土殷孼，味鹹，無毒．主婦人陰蝕，大熱，乾痂．生高山崖上之陰，色白如脂，採無時．

〔和訓〕土殷孼、味鹹、無毒。婦人陰蝕、大熱、乾痂を主る。高山崖上之陰に生ず。色は白く脂の如し、時無く採る。

〔解説〕土殷孼は、山さんご flos ferri、霰石 aragonite $CaCO_3$ の一種で樹枝状に分枝し純白、不透明、滑かな肌をしている（益富壽之助）。『神農本草経』には記載はない。

50　代赭 (たいしゃ)

〔原文〕代赭，無毒．帶下百病，産難，胞衣不出，墮胎，養血氣，除五臟血脈中熱，血痺，血瘀，大人小兒驚氣入腹及陰痿不起．一名血師．生齊國山谷，赤紅青色，如鷄冠有澤，染爪甲不渝者良，採無時．

〔和訓〕代赭、毒無し。帶下百病、産難、胞衣不出、墮胎を主る。血氣を養い、五臟血脈中の熱、血痺、血瘀、大人小兒驚氣腹に入り及び陰痿して起たざるを除く。一名血師。齊國山谷に生ず。赤紅青色で鷄冠の如き澤有り、爪甲を染めて渝 (かわ) らざるものは良し。時無く採る。

〔解説〕代赭は、代赭石と同じで、天然の赤鉄鉱 Haematite である。げっぷに用いる。旋覆代赭石湯などに配合される。

〈参考〉

〔神農本草経・和訓〕代赭 (たいしゃ)、味は苦、寒。鬼注、賊風、蠱毒、精物悪鬼、腹中毒、邪気を殺し、女子赤沃。漏下を主る。一名須丸 (しゅがん)。〔注〕鬼注は、肺結核様の疾患のこと。賊風は、人に病気を引き起こす風の邪気のこと、ウイルスや細菌に相当すると思われる。蠱毒は、寄生虫疾患のこと。精物悪鬼は、もののけ、ばけもののこと。女子赤沃は血性の帯下。漏下は不正性器出血である。

51　鹵鹹 (ろかん)

〔原文〕鹵鹹，無毒．去五臟腸胃留熱，結氣，心下堅，食已嘔逆，喘滿，明目，目痛．生河東鹽池．

〔和訓〕鹵鹹、毒無し。五臟腸胃の留熱、結気、心下堅、食已み嘔逆、喘満、明目、目痛を去る。河東鹽池に生ず。

〔解説〕鹵鹹は、塩化ナトリウム、硫酸ナトリウムおよび硫酸マグネシウム等の混合物である。

〈参考〉

〔神農本草経・和訓〕鹵鹹、味は苦、寒。池沢に生ず。大熱消渇狂煩を治す。邪及び吐下蠱毒を除き、肌膚を柔かにし、戎塩は目を明らかにし、目痛、気

を益し、肌骨を堅くし、毒蠱を去り、大塩は人をして吐せしむ。〔注〕消渇は、咽が乾いて水分を多くとり尿が多くでる病気で、糖尿病に類似した病気。狂煩は、非常にいらいらして胸苦しい状態。蠱毒は、寄生虫疾患のこと。

52 大塩 (たいえん)

〔原文〕大鹽．味甘，咸，寒，無毒．主腸胃結熱，喘逆，胸中病．生邯鄲及河東池澤．

〔和訓〕大塩。味甘、咸、寒、無毒。腸胃結熱、喘逆、胸中病を主る。邯鄲(かんたん)及び河東池澤に生ず。

〔解説〕大塩は、河東（現在の山西省）に産する塩のこと。
〈参考〉
〔神農本草経・和訓〕大塩は、人をして吐かせしむ。

53 戎塩 (じゅうえん)

〔原文〕戎鹽，味咸，寒，無毒．心腹痛，溺血，吐血，齒舌血出．一名胡鹽，生胡鹽山，及西羌北地，及酒泉福祿城東南角．北海青，南海赤。十月採．

〔和訓〕戎塩、味咸、寒、無毒。心腹痛、尿血、吐血、齒舌血出を主る。一名胡塩、胡鹽山、及び西羌北地、及び酒泉福祿城の東南角。北海青、南海赤に生ず。十月に採る。

〔解説〕戎塩は、中国北西辺境の乾燥地方の塩湖、塩池、土壌から採る食塩である（益富壽之助）。
〈参考〉
〔神農本草経・和訓〕戎鹽は、目を明らかにし、目痛、益気を主る。肌骨を堅め、毒蟲を去る。

54　白堊 (はくあく)

〔原文〕白堊，辛，無毒．陰腫痛，漏下．無子．止泄痢．不可久服，傷五臟，令人羸痩．一名白善．生邯鄲山谷，採無時．

〔和訓〕白堊、辛、毒無し。陰腫痛、漏下、無子を主り、泄痢を止む。久しく服すべからず、五臟を傷り、人をして羸痩せしむ。一名白善。邯鄲山谷に生ず。時無く採る。

〔解説〕白堊は白悪と同じ。『本草綱目』、孫星衍編の『神農本草経』、『本草経集注』では白堊(はくあく)である。白堊は、カオリナイト kaolinite $Al_2Si_2O_5(OH)_4$ を主成分とする粘土、すなわち、カオリン（高陵土、白陶土）である。

〈参考〉

〔神農本草経・和訓〕白堊、味は苦、温。女子寒熱癥瘕、月閉積聚、陰腫痛、漏下無子を治す。〔注〕癥瘕は、腹内の腫瘤であり、癥は固定したもの、瘕は移動するものである。月閉は、無月経のこと。積聚は、腹部の疼痛を伴う腫瘤であり、固定したものを積、固定しないものを聚という。陰腫痛は、陰部が腫れ痛む病気。漏下は、不正性器出血である。

55　鉛丹 (えんたん)

〔原文〕鉛丹，止小便利，除毒熱臍攣，金瘡溢血．一名鉛華，生於鉛．生蜀郡平澤．

〔和訓〕鉛丹、小便利を止め、毒熱臍攣、金瘡溢血を除く。一名鉛華、鉛より生ず。蜀郡平澤に生ず。

〔解説〕鉛丹は、四三酸化鉛 Pb_3O_4 である。柴胡加竜骨牡蠣湯に配合されるが、実際は、鉛丹を入れないで用いる。

〈参考〉

〔神農本草経・和訓〕鉛丹、味は辛、微寒。欬逆胃反、驚癇癲疾を治す。熱を除き、気を下し、錬化還をして九光を成す。久しく服せば、神明に通ず。
〔注〕胃反は、食後に嘔吐する病気で、食道狭窄や胃の腫瘍と思われる。驚癇は、痙攣性疾患のこと。癲疾は統合失調症様の疾患。錬は、金属をねりあ

白堊／鉛丹／粉錫／錫銅鏡鼻／銅弩牙

げること。

56　粉錫（ふんせき）

〔原文〕粉錫，無毒．去鱉瘕，治惡瘡，墮胎，止小便利．

〔和訓〕粉錫、無毒。鱉瘕を去り。悪瘡、墮胎を療し、小便利を止む。

〔解説〕粉錫は、鉛白 $PbCO_3$ である。皮膚疾患に外用するという。

〈参考〉

〔神農本草経・和訓〕粉錫、味は辛、寒。伏尸毒螫(ふくしどくせき)を治す。三蟲を殺す。一名解錫(かいせき)。〔注〕伏尸は、長い間五臓の中に潜んでいて、発作時には、胸腹の刺痛や腹の張満や呼吸困難の生ずる病気。螫は毒虫が刺すこと。毒螫は、毒虫に刺された病気。三虫は、長虫（回虫）、赤虫、蟯虫のこと。血閉は、無月経のこと。癥瘕は、腹内の腫瘤であり、癥は固定したもの、瘕は移動するものである。絶孕は、不妊症である。

57　錫銅鏡鼻（すずどうきょうび）

〔原文〕錫銅鏡鼻，及伏尸，邪氣，生桂陽山谷．

〔和訓〕錫銅鏡鼻、及び伏尸、邪氣を主る。桂陽山谷に生ず。

〔解説〕錫銅鏡鼻は、破れた古い銅鏡の鏡鼻で、古くは鏡は錫(すず)を用いていた。これを、赤く焼いて酒中に入れたり、酢の中に百回入れて叩くのである。

〈参考〉

〔神農本草経・和訓〕錫鏡鼻は、女子血閉、癥瘕伏腸、絶孕を主る。

58　銅弩牙（どうどが）

〔原文〕銅弩牙，主婦人產難，血閉，月水不通，陰陽隔塞．

〔和訓〕銅弩牙、婦人産難、血閉、月水不通、陰陽隔塞を主る。

〔注〕産難は難産のこと。血閉、月水不通は無月経のこと。

〔解説〕銅弩牙は、青銅で作った弓の鈎(かぎ)である。

59 金牙 (きんが)

〔原文〕金牙，味咸，無毒．主鬼疰，毒蠱，諸疰．生蜀郡，如金色者良．

〔和訓〕金牙、味咸、無毒。鬼疰、毒蠱、諸疰を主る。蜀郡に生ず。金色の如き者は良い。

〔注〕鬼疰は、結核様疾患。蠱毒は、寄生虫疾患のこと。諸疰は、結核様疾患。
〔解説〕金牙は、金牙石とも言い、黄鉄鉱のことである。『神農本草経』には記載はない。

60 石灰 (せっかい)

〔原文〕石灰，療髄骨疽．一名希灰．生中山川谷．

〔和訓〕石灰、髄骨疽を療す。一名希灰。中山川谷に生ず。

〔注〕髄骨疽は、脊髄や骨のできもので、脊椎カリエス様疾患と思われる。
〔解説〕石灰は、通常の石灰 Lime であり、酸化カルシウム CaO である。
〈参考〉
〔神農本草経・和訓〕石灰、味は辛、温。疽瘍疥瘙、熱気悪瘡、癩疾死肌堕眉を治す。痔蟲を殺す、黒子息肉を去る。一名悪灰(あくかい)。〔注〕疽は癰の一種で化膿性病変。瘍は、できもの、腫れ物のこと。疥瘙は湿疹と思われる。悪瘡、難治性の皮膚病変。癩疾は、ハンセン氏のこと。死肌は、知覚障害のこと。堕眉はハンセン氏の症状である。痔虫は蟯虫を指す。黒子は黒い皮膚病変。息肉は、ポリープ、腫瘤のこと。

61 冬灰 (とうかい)

〔原文〕生方谷川澤．

〔和訓〕方谷川澤に生ず。

〔解説〕冬灰は、冬の期間にかまどの中にたまる灰のことである。
〈参考〉
〔神農本草経・和訓〕冬灰、味は辛、微温。川沢に生ず。黒子を治す。肬息

肉、疽蝕疥瘙を去る。一名藜灰。〔注〕黒子は、黒い皮膚病変。肬は、疣と同じ。息肉は、ポリープ、腫瘤のこと。疽は癰の一種で化膿性病変。蝕は、潰瘍性皮膚病変。疥瘙は湿疹のこと。

62 鍛竈灰 (たんそうかい)

〔原文〕鍛竈灰，主癥瘕堅積，去邪悪氣．

〔和訓〕鍛竈灰、癥瘕堅積を主る。邪悪の氣を去る。

〔解説〕鍛竈灰は、竈(かまど)の中の灰である。

63 伏龍肝 (ぶくりゅうかん)

〔原文〕伏龍肝，味辛，微温．主婦人崩中，吐血，止咳逆，止血，消癰腫毒気．

〔和訓〕伏龍肝、味辛、微温。婦人崩中、吐血を主る。咳逆を止め。血を止む。癰腫毒気を消す。

〔解説〕伏龍肝は、竈(かまど)の中の、黄土である。長年にわたって使用した竈の熱された土で、竈を壊す時に取り出して用いる。『神農本草経』には記載はない。黄土湯（金匱要略）に配合される。出血に用いる。

64 東壁土 (とうへきど)

〔原文〕東壁土主下部瘡，脱肛．

〔和訓〕東壁土は、下部瘡、脱肛を主る。

〔解説〕東壁土は、家の東側にある壁の土のこと。『神農本草経』には記載はない。

65 五色符 (ごしきふ)

〔原文〕五色符味苦，微温．主咳逆，五臓邪氣，調中，益氣，明目，

殺虫。青符，白符，赤符，黒符，黄符，各隨色補其臓．白符一名女木．生巴郡山谷．

〔和訓〕五色符、味苦、微温。咳逆、五臓邪気を主る。中を調え、気を益し、目を明らかにし、虫を殺す。青符、白符、赤符、黒符、黄符、各の色に隨い、其の臓を補う。白符は一名女木。巴郡山谷に生ず。

〔解説〕五色符の基原は不明である。『神農本草経』には記載はない。

66 赤赭 (せきちょ)

〔原文〕赤赭，味苦，寒，有毒．主痂瘍惡敗瘡，除三蟲，邪氣．生益州川谷，二月、八月採．

〔和訓〕赤赭、味苦、寒、毒有り。痂瘍惡敗瘡を主る。三蟲、邪きを除く。益州川谷に生じ。二月、八月に採る。

〔解説〕赤赭の基原は不明である。『神農本草経』には記載はない。

67 青芝 (せいし)

〔原文〕生泰山．

〔和訓〕泰山に生ず。

〔解説〕青芝は、青い色をした芝のこと。芝はサルノコシカケ科 Polyporaceae の菌類で、マンネンタケ Ganogerma lucidum （Fr.）Karst. およびその近縁植物であろう。本草の芝は、菌類のレイシを指す。

〈参考〉

〔神農本草経・和訓〕青芝、味は酸、平。目を明らかにす。肝気を補い、精魂を安んじ、仁恕となす。久しく服せば身を軽くし、老いず。年を延べ、神仙となる。一名竜芝(りゅうし)。〔注〕精魂は、精神魂魄の略。仁恕は情け深くて思いやりがあること。

68　赤芝 (せきし)

〔原文〕生霍山.

〔和訓〕霍山に生ず。

〔解説〕赤芝は、赤い色をした芝のこと。芝はサルノコシカケ科 Polyporaceae の菌類で、マンネンタケ。

〈参考〉

〔神農本草経・和訓〕赤芝、味は苦、平。胸中結を治す。心気を益し、中を補い、智慧を増し、忘れず。久しく食せば身を軽くし、老いず。年を延べ、神仙となる。一名丹芝(たんし)。〔注〕胸中結は、胸中に気が集まってできる病気。

69　黄芝 (おうし)

〔原文〕生嵩山.

〔和訓〕嵩山に生ず。

〔解説〕黄芝は、芝の黄色のもの。芝はサルノコシカケ科 Polyporaceae の菌類で、マンネンタケ。

〈参考〉

〔神農本草経・和訓〕黄芝、味は甘、平。心腹五邪を治す。脾気を益す。神を安んじ、忠信にして和楽す。久しく食せば、身を軽くし、老いず。年を延べ、神仙となる。一名金芝(きんし)。〔注〕心腹五邪とは、心腹内の五臓の邪気のこと。忠信は、まごころを尽くして偽りのないこと。

70　白芝 (はくし)

〔原文〕生華山.

〔和訓〕華山に生ず。

〔解説〕白芝は、芝の白色をしているもの。芝はサルノコシカケ科 Polyporaceae の菌類で、マンネンタケ。

〈参考〉
〔神農本草経・和訓〕白芝、味は辛、平。欬逆上気を治す。肺気を益す。口鼻を通利し、志意を強くし、勇悍にし、魄を安んず。久しく食せば、身を軽くし、老いず。年を延べ、神仙となる。一名玉芝(ぎょくし)。〔注〕志意は、こころざし、こころばえ。

71　黒芝 (こくし)

〔原文〕 生常山.

〔和訓〕 常山に生ず。

〔解説〕 黒芝は、芝の黒色をしているもの。芝はサルノコシカケ科 Polyporaceae の菌類で、マンネンタケ *Ganogerma lucidum* (Fr.) Karst. およびその近縁植物であろう。

〈参考〉
〔神農本草経・和訓〕黄黒芝、味は鹹、平。癃を治す。水道を利し、腎気を益す。九竅を通じ、聡察す。久しく食せば、身を軽くし、老いず。年を延べ、神仙となる。一名玄芝(げんし)。〔注〕癃は、小便の通じにくい病気。聡察は、さとくて物事に明るいこと。

72　紫芝 (しし)

〔原文〕 生高夏山谷. 六芝皆無毒, 六月, 八月採.

〔和訓〕 高夏山谷に生ず。六芝皆毒無し。六月、八月に採る。

〔解説〕 紫芝は、芝の紫色をしているもの。芝はサルノコシカケ科 Polyporaceae の菌類で、マンネンタケ。

〈参考〉
〔神農本草経・和訓〕紫芝、味は甘、温。耳聾を治す。関節を利す。神を保ち、精気を益し、筋骨を堅くし、顔色を好くす。久しく服せば、身を軽くし、老いず。年を延べ、神仙となる。一名木芝(もくし)。〔注〕保神とは、精神を保つこと。

73 赤箭 (せきぜん) 〔天麻 (てんま)〕

〔原文〕赤箭，消癰腫，下支滿疝，下血．生陳倉，川谷，雍州及太山少室．三月四月八月採根，曝乾．

〔和訓〕赤箭、癰腫を消し、下支満疝、下血を主る。陳倉、川谷、雍州及太山少室に生ず。三月、四月、八月に根を採り、曝して乾かす。

〔解説〕赤箭は、天麻ともいい、ラン科の多年草、オニノヤガラ天麻 Gastrodia elata Blume の塊茎である。半夏白朮天麻湯などに用いられる。水毒やめまいなどに用いられる。

〈参考〉

〔神農本草経・和訓〕赤箭、味、辛、温。鬼精物を殺し、蠱毒悪気を治す。久しく服せば気を益す。陰を長じ肥して健やかにす。身を軽くし、年を増す。一名離母(りぼ)、一名鬼督郵(きとくゆう)。〔注〕鬼は、ばけもの、もののけの意味。精は、もののけ、怪しく不思議なものの意味。

74 伏苓 (ぶくりょう) 〔茯苓 (ぶくりょう)〕

〔原文〕茯苓，無毒．止消渇好唾，大腹淋瀝，膈中痰水，水腫淋結，開胸腑，調臟氣，伐腎邪，長陰，益氣力，保神守中．其有抱根者，名茯神．

〔和訓〕茯苓、無毒。消渇、好く唾る、大腹淋瀝、膈中の痰水、水腫淋結を止め、胸腑を開き、臟氣を調え、腎邪を伐ち、陰を長じ、気力を益し、神を保ち中を守る。其の抱根有る者は茯神と名づく。

〔解説〕伏苓は、茯苓と同じである。サルノコシカケ科のマツホド *Poria cocos* Wolf (Polyporaceae) の菌核で外層を除いたもの。利尿作用や健胃作用があり、五苓散、苓桂朮甘湯や四君子湯に用いられる。

〈参考〉

〔神農本草経・和訓〕伏苓、味は甘、平。胸脇逆気、憂恚、驚邪、恐悸、心下結痛、寒熱、煩満、欬逆を治す。口焦舌乾を止め、小便を利し、久しく服せば、魂魄を安んず。神を養い、飢えず、年を延ぶ。一名伏菟(ふくと)。

75 琥珀 (こはく)

〔原文〕琥珀,味甘,平,無毒.主安五臟,定魂魄,殺精魅邪鬼,消瘀血,通五淋.生永昌.

〔和訓〕琥珀、味甘、平、毒無し。五臟を安んじ、魂魄を定め、精魅邪鬼を殺し、瘀血を消し、五淋を通ずるを主る。永昌に生ず。

〔注〕魂魄は、たましいのこと。精魅(せいび)は、ばけもの、怪物のこと。

〔解説〕琥珀は古代の松の樹などの樹脂の化石である。『神農本草経』には記載はない。

76 松脂 (しょうし)

〔原文〕松脂,甘,無毒.胃中伏熱,咽乾,消渇,及風痺死肌.錬之令白.其赤者主悪痺.生大山山谷,六月採.

〔和訓〕松脂、甘、毒無し。胃中伏熱、咽乾、消渇、及び風痺、死肌を除く。之を錬って、白からしむ。其の赤き者は、悪痺を主る。大山山谷に生ず。六月に採る。

〔注〕消渇は、糖尿病。風痺、死肌は知覚障害。悪痺は、難治性のしびれ。

〔解説〕松は、マツ科のシナマツ Pinus sinensis である。松脂はマツ属の木から分泌される天然樹脂のことである。

〔神農本草経・和訓〕松脂、味は苦、温。癰疽、悪瘡、頭瘍白禿、疥瘙、風気を治す。五臟を安んじ、熱を除く。久しく服せば、身を軽くし、年を延ぶ。一名松膏(しょうこう)、一名松肪(しょうぼう)。〔注〕癰疽は、化膿性のできもの。白禿は、はげ頭のこと。疥瘙は、湿疹のこと。風は、熱を指し「風気」は熱気のこと。

77 柏実 (はくじつ) 〔柏子仁 (はくしにん)〕

〔原文〕柏実,無毒.療恍惚,虚損,吸吸歴節,腰中重痛,益血,止汗.生太山山谷.柏葉尤良.

〔和訓〕柏実、毒無し。恍惚として、虚損、吸吸たり、歴節、腰中重痛を療す。

琥珀／松脂／柏実／菌桂／牡桂

血を益し、汗を止む。太山山谷に生ず。柏葉は尤も良い。

〔解説〕柏実は、柏子仁のことで、ヒノキ科のコノテガシワ Thuja orientalis の種仁である。精神を安定させたり、下剤としての効果がある。

〔神農本草経・和訓〕柏実、味は甘、平。驚悸を治す。安五臓を安んじ、気を益し、風湿痺を除く、久しく服せば人をして潤澤美色、耳目聰明ならしむ。飢えず老いず。身を軽くし、年を延ぶ。〔注〕風湿痺は、関節炎、関節リウマチの様な疾患。潤澤美色は、皮膚、肌を美しくすること。

78 菌桂 (きんけい)

〔原文〕菌桂，無毒．生交址、桂林山谷岩崖間。無骨，正圓如竹，立秋採．

〔和訓〕菌桂、毒無し。交址、桂林山谷の岩崖の間に生ず。骨無し。竹の如く正円なり。立秋に採る。

〔注〕桂林は、広西省馬平県付近。交址は、漢代の郡名、今のベトナム北部、トンキン、ハノイ地方。

〔解説〕箘桂は、牡桂と同じく、桂皮（肉桂）のことで、Cinnamomum cassia Blume の幹や枝の皮だが、円筒形のものをいう。

〔神農本草経・和訓〕箘桂、味は辛、温。百病を治す。精神を養い、顔色を和し、諸薬の先娉、通使となす。久しく服せば、身を軽くし、老いず。面、光華を生じ、媚好は常に童子の如し。〔注〕先娉通使とは、処方の中で、先にその薬が病変に到達したり、他の薬を病変部位へ導くこと。

79 牡桂 (ぼけい)

〔原文〕牡桂，無毒．心痛，脅風，脅痛，温筋通脈，止煩出汗，生南海山谷．

〔和訓〕牡桂、毒無し。心痛、脇風、脇痛を主る、筋を温め脈を通ず、煩を止め汗を出だす、南海山谷に生ず。

〔注〕脇風は脇肋骨部が風の邪気にあたること。脇痛は、脇肋骨部が痛む病気。

53

〔解説〕牡桂は桂皮（肉桂）、桂枝のことで、Cinnamomum cassia Blumeである。桂枝湯などに配合される。

〔神農本草経・和訓〕牡桂、味は辛、温。山谷に生ず。上気欬逆、結気、喉痺、吐吸を治す。関節を利し、中を補い気を益す。久しく服せば、神に通じ、身を軽くし、老いず。〔注〕結気は、気が結ぼれて、滞る状態。喉痺は、喉頭のジフテリアなどを指す。喉痺吐吸は、喉頭の閉塞により呼吸の呼気と吸気が障害されることを言う。

80　桂（けい）

〔原文〕桂，味甘，辛，大熱，有小毒．温中，利肝肺氣，心腹寒熱，冷疾，霍亂，轉筋，頭痛，腰痛，出汗，止煩，止唾欬嗽，鼻齆，能墮胎，堅骨節，通血脈，理疏不足，宣導百藥，無所畏，久服神仙，不老。生桂陽。二月，七，八月，十月採皮，陰乾．

〔和訓〕桂、味甘、辛、大熱、小毒有り。主中を温め、肝肺の気を利す。心腹寒熱、冷疾、霍乱、転筋、頭痛、腰痛を主る。汗を出だし、煩を止め、唾欬嗽、鼻齆を止む。能く墮胎す。骨節を堅くし、血脈を通じ、不足を理疏し、百薬を宣導し、畏れる所無し。久しく服せば、神仙となり、老いず。桂陽に生ず。二月、七、八月、十月皮を採り、陰乾しす。

〔注〕転筋は、腓腹筋の痙攣を言い、こむら返りのこと。
〔解説〕菌桂、牡桂は、『神農本草経』にあるが、桂は『神農本草経』には記載はない。

81　天門冬（てんもんどう）

〔原文〕天門冬，甘，大寒，無毒．保定肺氣，去寒熱，養肌膚，益氣力，利小便，冷而能補．不飢．生奉高山谷．二月，三月，七月，八月採根，曝乾．

〔和訓〕天門冬、甘、大寒、毒無し。肺気を保定し、寒熱を去り、肌膚を養い、気力を益し、小便を利し、冷して能く補い、飢えず。奉高山谷に生ず。二月、

三月、七月、八月に根を採り、曝して乾かす。

〔解説〕ユリ科のクサスギカズラ Asparagus cochinchinensis である。天門冬は、陰を補い、熱を冷まし、鎮咳、止渇の作用がある。麻黄升麻湯、滋陰降火湯、清肺湯に含まれている。

〔神農本草経・和訓〕天門冬、味は苦、平。諸の暴な風湿、偏痺を治し、骨髄を強め、三虫を殺し、伏尸を去る。久しく服せば、身を軽くし、気を益し、年を延ぶ。一名顛勒。〔注〕偏痺は、片麻痺や半身の知覚障害を指す。三虫は長虫（回虫）、赤虫、蟯虫を言う。伏尸は、長い間五臓の中に潜んでいて、発作時には、胸腹の刺痛や腹の張満や呼吸困難の生ずる病気。

82　麦門冬 (ばくもんどう)

〔原文〕麦門冬，微寒，無毒．身重，目黄，心下支満，虚労客熱，口乾燥渇，止嘔吐，愈痿蹶，強陰益精，消穀調中，保神，定肺気，安五臓，令人肥健，美顔色，有子．秦名羊韭，齊名愛韭，楚名馬韭，越名羊蓍，一名禹葭，一名禹余糧．葉如韭，冬夏長生．生 谷川谷及堤 肥土石間久廢處．二月，三月，八月，十月採，陰乾．

〔和訓〕麦門冬、微寒、毒無し。身重、目黄、心下支満、虚労客熱、口乾燥渇を主る。嘔吐を止め、痿蹶を愈やし、陰を強め、精を益す。穀を消し中を調え、神を保ち、肺気を定め、五臓を安んず。人をして肥健ならしむ。顔色を美くし、子有らしむ。秦の名は羊韭、齊の名は愛韭、楚の名は馬韭、越の名は羊蓍、一名禹葭、一名禹余糧。韭の如き葉、冬夏に長生す。函谷の川谷及び堤坂、肥土、石間、久しき廢處に生ず。二月、三月、八月、十月に採り、陰乾す。

〔注〕痿蹶は、手足が萎えて力が入らず冷える病気。

〔解説〕麦門冬は、ユリ科 Liliaceae の多年草、ジャノヒゲ Ophiopogon japonicus Ker-Gawler、コヤブラン Liriope spicata Lour. の根の膨らんだ部分である。麦門冬湯などに用いる。

〔神農本草経・和訓〕麦門冬、味は甘、平。心腹結気、傷中傷飽、胃絡脉絶、羸痩短気を治す。久しく服せば、身を軽くし、老いず。飢えず。〔注〕心腹

結気は、心窩部に気が集まった状態。「傷中」は、内臓が障害された病気。傷飽は、腹いっぱい食べて胃腸を障害されること。胃絡脉絶は、胃の機能が衰えること。短気は、息切れのこと。

83 朮 (じゅつ)

〔原文〕朮，甘，無毒．主大風在身面，風眩頭痛，目涙出，消痰水，逐皮間風水結腫，除心下急満，及霍亂，吐下不止，利腰臍間血，益津液，暖胃，消穀，嗜食．一名山薑，一名山連．生鄭山山谷，漢中，南鄭。二月，三月，八月，九月採根，曝乾．

〔和訓〕朮、甘、無毒。身面に在る大風、風眩頭痛、目涙出づるを主る。痰水を消し、皮間の風水結腫を逐い、心下の急満、及び霍乱、吐下止まざるを除き、腰臍間の血を利し、津液を益し、胃を暖め、穀を消し、食を嗜(この)む。一名山薑、一名山連。鄭山山谷、漢中、南鄭に生ず。二月、三月、八月、九月根を採り、曝して乾す。

〔解説〕朮には、現代では、白朮と蒼朮があるが、古い時代では、白朮と蒼朮の区別はない。白朮は、キク科 Compositae 白朮 *Atractylodes ovata* オオバナオケラの根茎を乾燥したもの。蒼朮は、キク科 Compositae 蒼朮 *Atractylodes lancea* (Thunb.) DC. ホソバオケラの根茎である。真武湯や理中湯などに配合される。

〔神農本草経・和訓〕朮、味は苦、温。風寒湿痺、死肌、痙、疸を治す。汗を止め、熱を除き、食を消す。煎餌を作る。久しく服せば、身を軽くし、年を延ぶ。飢えず。一名山薊(さんけい)。〔注〕死肌は、皮膚の知覚障害を呈する病気。

84 女萎 (じょい) 〔萎蕤 (いずい)〕

〔原文〕萎蕤，無毒．心腹結氣，虛熱、濕毒、腰痛，莖中寒，及目痛皆，爛涙出．一名熒，一名地節，一名玉竹，一名馬薰．生太山山谷及丘陵．立春後採，陰乾．

〔和訓〕萎蕤、無毒。心腹の結気、虚熱、湿毒の腰痛、茎中の寒、及び目痛、

皆爛、涙出づるを主る。一名熒、一名地節、一名玉竹、一名馬薫。太山、山谷及び丘陵に生ず。立春後に採り。陰乾す。

〔注〕眥は、めじり。

〔解説〕女萎は、玉竹（萎蕤ともいう）のことで、*Polygonatum officinale* の根茎である。津液を補う効果がある。益胃湯（温病条弁）、玉竹麦冬湯（温病条弁）などに配合される。

〔神農本草経・和訓〕女萎、味は甘、平。中風暴熱、動搖能わざるもの、跌筋結肉、諸不足を治す。面黒䵟を去る。顔色を好くし、潤澤とし、久しく服せば、身を軽くし、老いず。〔注〕暴熱は、急な発熱。搖はゆれること。跌筋は、折跌絶筋の略である。跌はつまずくこと。折跌絶筋は、つまずいて、骨折や筋肉の損傷が起こること。結肉は、筋肉中に気が集まり滞り不通となったもの。黒䵟は顔面の皮膚が黒くなる病気。

85　黄精 (おうせい)

〔原文〕黄精，味甘，平，無毒．主補中益氣，除風濕，安五臟．久服輕身，延年，不飢。一名重樓，一名菟竹，一名雞格，一名救窮，一名鹿竹．生山谷，二月採根，陰乾．

〔和訓〕黄精、味甘、平、無毒。中を補い気を益し、風湿を除き、五臟を安んずるを主る。久しく服せば、身を軽くし、年を延ぶ。飢えず。一名重樓、一名菟竹、一名雞格、一名救窮、一名鹿竹。山谷に生ず。二月に根を採る、陰乾す。

〔解説〕黄精は、ユリ科のカギクルマバナルコユリ *Polygonatum sibiricum*、*P.cyrtonema* その他同属植物の根茎。黄精は、補中益気の効果がある。黄精は、『神農本草経』には記載はない。

86　乾地黄 (かんじおう)

〔原文〕乾地黄，苦，無毒．主男子五勞七傷，女子傷中，胞漏，下血，破惡血，溺血，利大小腸，去胃中宿食，飽力斷絶，補五臟内傷不足，

通血脈，益氣力，利耳目．

〔和訓〕乾地黄、苦、無毒。男子の五労七傷、女子の傷中、胞漏、下血を主る。悪血、溺血を破り。大小腸を利し、胃中宿食、飽力の断絶を去り、五臓内傷不足を補い、血脈を通じ、氣力を益し、耳目を利す。

〔注〕五労とは、志労、思労、心労、憂労、瘦労をいう（『諸病源候論』）。七傷は、陰寒、陰萎、裏急、精連連、精少なく陰下湿る、精清き、小便数に苦しみ事に臨みて卒せざる、をいう（『諸病源候論』）。傷中は、『説文解字』には「中は内なり」とあり、内が傷られた病気、則ち内臓の病気を指す。

〔解説〕ゴマノハグサ科の地黄 Rehmannia glutinosa (Gaertn.) Libosch. の根である。四物湯や十全大補湯などに配合される。

〔神農本草経・和訓〕乾地黄、味は甘、寒。折跌絶筋、傷中を治す。血痺を逐い、骨髄を填め、肌肉を長ず。湯を作り、寒熱積聚を除き、痺を除く。生の者は、尤も良し。久しく服せば、身を軽くし、老いず。一名地髄。〔注〕跌はつまずくこと。ず。絶筋は、つまずいて、骨折や筋肉の損傷が起こること。傷中は、筋脈が萎縮して弱くなったもの。血痺は皮膚の知覚障害。填は、うずめる、満たすという意味。積は、固定した腹部腫瘤、聚は、固定しない腹部腫瘤。

87　菖蒲（しょうぶ）

〔原文〕菖蒲，無毒．主耳聾，癰瘡，温腸胃，止小便利，四肢濕痺，不得屈伸，小兒温瘧，身積熱不解，可作浴湯．聰耳目，益心智，高志不老．生上洛池澤及蜀郡嚴道．一寸九節者良．露根不可用．五月，十二月採根，陰乾．

〔和訓〕菖蒲、無毒。耳聾、癰瘡を主る。腸胃を温め。小便利、四肢濕痺、屈伸するを得ざる、小兒温瘧、身積熱解せざるを止め、浴湯を作るべし。耳目を聰くし、心智を益し、志を高くし、老いず。上洛池澤及び蜀郡嚴道に生ず。一寸九節の者は良し。露根は不可用うべからず。五月、十二月に根を採り，陰乾す。

〔解説〕昌蒲は、菖蒲、石菖蒲(せきしょうぶ)と同じである。サトイモ科 Araceae のセキショウ *Acorus gramineus* Soland の根茎である。難聴、耳鳴りなどに用いられることがある。

〔神農本草経・和訓〕菖蒲、一名菖陽(しょうよう)、味は辛、温。池沢に生ず。風寒湿痺、欬逆上気を治す。心孔を開き、五臓を補い、九竅を通じ、耳目を明らかにし、音聲を出だす。久しく服せば、身を軽くし、忘れず、迷惑せず、年を延ぶ。
〔注〕「心孔を開き」とは、心に存在すると考えられる仮想的な孔が閉じることにより生じる病気を、心孔を開くことにより治療すること。意識障害を回復させることと考えられる。九竅とは、耳、目、口、鼻、尿道、肛門の9つの穴を言う。

88 遠志 (おんじ)

〔原文〕遠志, 無毒. 利丈夫, 定心氣, 止驚悸, 益精, 去心下膈氣, 皮膚中熱, 面目黄. 好顔色, 延年。主益精, 補陰氣, 止虛損, 夢泄. 生太山及冤句川谷. 四月採根, 葉, 陰乾.

〔和訓〕遠志、無毒。丈夫を利し、心気を定め、驚悸を止め、精を益し、心下膈気、皮膚中の熱、面目黄を去り、顔色を好くし、年を延ぶ。精を益し、陰気を補い、虚損を止め、夢泄を主る。太山及び冤句川谷に生ず。四月に採り、根、葉を陰乾す。

〔注〕丈夫は、男性。
〔解説〕遠志は、ヒメハギ科 Polygalaceae のイトヒメハギ *Polygala tenuifolia* Willdenow の根である。遠志は、鎮静、去痰作用があり、様々な精神疾患などに用いられ、帰脾湯、加味帰脾湯などに配合される。

〔神農本草経・和訓〕遠志、味は苦、温。川谷に生ず。欬逆傷中を治す。不足を補い、邪気を除き、九竅を利し、智慧を益し、耳目聰明にし、忘れず、志を強くし力を倍す、久しく服せば、身を軽くし、老いず。葉は小草と名づく。一名棘苑(きょくえん)、一名要繞(ようじょう)、一名細草(さいそう)。〔注〕傷中は、内臓の病気を指す。

89 澤瀉 (たくしゃ)

〔原文〕澤瀉，鹹，無毒．補虛損五勞，除五臟痞滿，起陰氣，止泄精，消渴，淋瀝，逐膀胱三焦停水．扁鵲云，多服病人眼．一名及瀉，生汝南池澤．五月，六月，八月採根，陰乾．

〔和訓〕澤瀉、鹹、無毒。虛損、五労を補い、五臟痞満を除き、陰気を起ち、泄精、消渇、淋瀝を止め、膀胱三焦停水を逐う。扁鵲云う、多く服せば人の眼を病ましむ。一名及瀉、汝南池澤に生ず。五月、六月、八月に根を採り、陰乾す。

〔注〕五労とは、志労、思労、心労、憂労、瘦労をいう(『諸病源候論』)。

〔解説〕沢瀉は、オモダカ科 Alismataceae のサジオモダカ Alisma orientale Juzepczuk またはその近縁植物の塊茎である。沢瀉は利水作用があり、五苓散、猪苓湯、沢瀉湯、八味地黄丸、当帰芍薬散、茯苓沢瀉湯などに配合される。

〔神農本草経・和訓〕沢瀉、味は甘、寒。池沢に生ず。風寒湿痺、乳難を治す。水を消し、五臟を養い、気力を益し、肥え健やかとなる。久しく服せば、耳目聰明にして、飢えず年を延べ、身を軽くし、面に光を生じ、能く水上を行く。一名水㵼(すいしゃ)、一名芒芋(ぼうう)、一名鵠瀉(こくしゃ)。〔注〕風寒湿痺は、関節炎、関節リウマチの様な疾患を指す。乳難は、難産を指す。

90 薯蕷 (しょよ)

〔原文〕薯蕷，平，無毒．主頭面游風，風頭目眩，下氣，止腰痛，補虛勞羸瘦，充五臟，除煩熱，強陰．秦楚名玉延，鄭越名土薯．生嵩山山谷．二月，八月採根，曝乾．

〔和訓〕薯蕷、平、無毒。頭面游風、風頭、目眩を主る。氣を下し、腰痛を止め、虛勞羸瘦を補い、五臟を充たし、煩熱を除き、陰を強む。秦楚は玉延と名づく、鄭越は土薯と名づく。嵩山山谷に生ず。二月、八月根を採り、曝乾す。

〔注〕游風は、急性湿疹と思われる。

60

〔解説〕薯蕷は、山薬と同じである。薯蕷はヤマノイモ科 Dioscoreaceae のヤマノイモ Dioscorea japonica Thunberg やナガイモ Dioscorea batatas Decne の地下塊茎である。薯蕷は、強壮、強精の効果がある。八味丸、薯蕷丸、栝楼瞿麦丸などに配合される。

〔神農本草経・和訓〕薯蕷、味は甘、温。傷中を治す。虚羸を補い、寒熱邪気を除き、中を補い、気力を益す。肌肉を長ず。久しく服せば、耳目聡明にして、身を軽くし、飢えず年を延ぶ。一名山芋(さんう)。〔注〕傷中は、内臓の病気を指す。

91　菊花 (きくか)

〔原文〕菊花，甘，無毒．療腰痛去來陶陶，除胸中煩熱，安腸胃，利五脈，調四肢．一名日精，一名女節，一名女花，一名女莖，一名更生，一名周盈，一名傅延年，一名陰成．生雍州川澤及田野．正月採根，三月採葉，五月採莖，九月採花，十一月採實皆陰乾．

〔和訓〕菊花、甘、無毒。腰痛、去來して陶陶たるものを療す。胸中の煩熱を除き、腸胃を安んじ、五脈を利し、四肢を調える。一名日精、一名女節、一名女花、一名女莖、一名更生、一名周盈、一名傅延年、一名陰成。雍州川澤及び田野に生ず。正月、根を採り、三月葉を採り、五月莖を採り、九月花を採り、十一月実を採る。皆、陰乾す。

〔注〕五陶陶(とうとう)は、長期間のこと。

〔解説〕菊花は、キク科 Compositae のキク Chrysanthemum morifolium Ramat. の頭花を乾したものである。菊花は、鎮静作用があり、頭部や眼疾患に用い、候氏黒散などに配合される。

〔神農本草経・和訓〕菊華、味は苦、平。風頭、頭眩、腫痛、目脱せんと欲し、涙出で、皮膚死肌、悪風湿痺を治す。久しく服せば、血気を利し、身を軽くし、老に耐え、年を延ぶ。一名節華(せつか)。〔注〕死肌は、皮膚の知覚障害を生ずる病気。湿痺は、関節炎、慢性関節リウマチの様な疾患。

92 甘草 (かんぞう)

〔原文〕甘草．無毒．温中下気，煩満短気，傷臓咳嗽，止渇，通經脈，利血気，解百薬毒，為九土之精，安和七十二種石，一千二百種草．一名密甘，一名美草，一名蜜草．一名蕗草．生河西川谷積沙山及上郡．二月．八月除日採根，曝乾，十日成．

〔和訓〕甘草、無毒。中を温め気、煩満短気、傷臓咳嗽を下す。渇を止め、經脈を通じ、血気を利し、百薬毒を解し、九土之精と為し、七十二種石、一千二百種草を安和す。一名密甘、一名美草、一名蜜草。一名蕗草。河西川谷積沙山及び上郡に生ず。二月、八月の末日に根を採り、曝乾す、十日にして成る。

〔解説〕甘草は、マメ科のウラルカンゾウ Glycyrrhiza uralensis Fischer、ナンキンカンゾウ Glycyrrhiza glabra L. などの根および匍匐茎(ほふくけい)である。甘草は、非常に多くの薬方に配合され、薬方の中の薬を調和させ、副作用を軽減したりする効能がある。

〔神農本草経・和訓〕甘草、味は甘、平。五臓六府、寒熱邪気を治す。筋骨を堅くし、肌肉を長じ力を倍す。金創、䩉、毒を解す。久しく服せば、身を軽くし、年を延ぶ。〔注〕䩉は、下腿の腫れる病気で、脚気様の疾患。

93 人参 (にんじん)

〔原文〕人参，微温，無毒．療腸胃中冷，心腹鼓痛，胸脅逆満，霍乱吐逆，調中，止消渇，通血脈，破堅積，令人不忘．一名神草，一名人微，一名土精，一名血参．如人形者有神．生上黨山谷及遼東．二月，四月，八月上旬採根，竹刀刮，曝乾，無令見風．

〔和訓〕人参、微温、無毒。腸胃中の冷、心腹鼓痛、胸脅逆満、霍乱吐逆を療す。中を調え、消渇を止め、血脈を通じ、堅積を破り、人をして忘れざらしむ。一名神草、一名人微、一名土精、一名血参。人の形の如き者は神有り。上黨山谷及び遼東に生ず。二月、四月、八月上旬根を採り、竹刀で刮(けず)り、曝乾す。風に見(さら)すことなかれ。

甘草／人参／石斛／石龍芮

〔解説〕人参は、ウコギ科 Araliaceae のオタネニンジン Panax ginseng C. A.Meyer の根である。人参は、大いに元気を補い、津液を生じ、健胃の効能があり、人参湯、茯苓四逆湯、小柴胡湯など多くの処方に配合される。

〔神農本草経・和訓〕人参、味は甘、微寒。五臓を補い、精神を安んじ、魂魄を定め、驚悸を止め、邪気を除き、目を明らかにす。心を開き智を益し、久しく服せば、身を軽くし、年を延ぶ。一名人衘、一名鬼蓋。〔注〕魂魄は、たましいのこと。

94　石斛 (せっこく)

〔原文〕石斛，無毒．益精，補内絶不足，平胃氣，長肌肉，逐皮膚邪熱痱氣，脚膝疼冷痺弱．定志除驚．一名林蘭，一名禁生，一名杜蘭，一名石　．生六安山谷水旁石上．七月，八月採莖，陰乾．

〔和訓〕石斛、毒無し。精を益し、内絶不足を補い、胃気を平らにし、肌肉を長じ、皮膚邪熱痱気、脚膝疼冷痺弱を逐い。志を定め驚を除く。一名林蘭、一名禁生、一名杜蘭、一名石　。六安山谷水旁石上に生ず。七月、八月に茎を採り、陰乾す。

〔解説〕石斛は、ラン科 Orchdaceae のホンセッコク Dendrobium officinale K.Kimura et Migo の茎である。

〔神農本草経・和訓〕石斛、味は甘、平。山谷に生ず。傷中を治す。痺を除き、気を下し、五臓、虚労、羸痩を補い、陰を強くし、久しく服せば、腸胃を厚くし、身を軽くし、年を延ぶ。一名林蘭。〔注〕傷中は、内臓の病気を指す。

95　石龍芮 (せきりゅうぜい)

〔原文〕石龍芮，無毒．平腎胃氣，補陰氣不足，失精，莖冷．令人皮膚光澤，有子．一名石熊，一名彭根，一名天豆。生太山川澤石邊．五月五日採子，二月，八月採皮，陰乾．

〔和訓〕石龍芮、無毒。腎と胃氣を平らにし、陰気不足、失精、莖冷を補う。

人をして皮膚を光澤せしむ。子を有らしむ。一名石熊、一名彭根、一名天豆。太山川澤石邊に生ず。五月五日子を採り、二月、八月皮を採り、陰乾す。

〔解説〕石龍芮は、キンポウゲ科 Ranunculaceae のタガラシ *Ranunculus sceleratus* Linn の果実である。

〔神農本草経・和訓〕石龍芮、一名魯果能(ろかのう)、一名地椹(ちじん)、味は苦、平。川沢に生ず。風寒湿痺、心腹邪気を治す。関節を利し、煩満を止める。久しく服せば、身を軽くし、目を明らかにし、不死せず。〔注〕風寒湿痺は、関節炎、関節リウマチの様な疾患。煩満は、いらいらして胸が張ること。

96 石龍芻 (せきりゅうすう)

〔原文〕石龍芻，微溫，無毒．補內虛不足，痞滿，身無潤澤，出汗，除莖中熱痛，殺鬼疰惡毒気．一名龍華，一名懸莞，一名草毒．九節多味者，良．生梁州山谷濕地．五月，七月採莖，曝乾．

〔和訓〕石龍芻、微溫、無毒。內虛不足を補い、痞滿、身に潤澤無く、出汗を主る、莖中熱痛を除き、鬼疰、惡毒の気を殺す。一名龍華、一名懸莞、一名草毒。九節多味の者は良し。梁州山谷濕地に生じ、五月、七月莖を採り、曝乾す。

〔解説〕石竜芻は、『中薬大辞典』にはイグサ科 Juncaceae の植物、石竜芻 *Juncus effusus* の全草とある。

〔神農本草経・和訓〕石竜芻(せきりゅうすう)、一名龍須(りゅうしゅ)、一名続断(ぞくだん)、一名龍朱(りゅうしゅ)、味は苦、微寒。山谷に生ず。心腹邪気、小便不利、淋閉、風湿、鬼注、悪毒を治す。久しく服せば、虚羸を補い、身を軽くし、耳目聰明にして、年を延ぶ。〔注〕淋閉は、尿減少すること。風湿は、関節炎の様な疾患。鬼注は、肺結核。悪毒は、感染症を指す。

97 絡石 (らくせき)

〔原文〕絡石，微寒，無毒．不通，大驚入腹，除邪氣，養腎，主腰髓痛，堅筋骨，利關節．通神．一名石蹉，一名略石，一名明石，一名領石，

一名懸石．生太山川谷，或石山之陰，或高山巌石上．或生人間。正月採．

〔和訓〕絡石、微寒、無毒。不通、大いに驚き入腹するを主る、邪気を除き、腎を養い、腰髖痛を主り、筋骨を堅め、関節を利し、神に通ず。一名石蹉、一名略石、一名明石、一名領石、一名懸石。太山川谷、或は石山の陰、或高山巌石上に生ず。或は人間（じんかん）に生ず。正月に採る。

〔解説〕絡石は、クワ科 Moraceae のオオイタビ Ficus pumila L. の幼枝およびキョウチクトウ科 Apocynaceae のタイワンテイカカズラ、絡石藤 Trachelospermum jasminoides の茎と葉である。

〔神農本草経・和訓〕絡石、味は苦、温。川谷に生ず。風熱、死肌、癰傷、口乾舌焦、癰腫不消、喉舌腫、水漿下らざるを治す。久しく服せば、身を軽くし、目を明らかにし、顔色を潤澤にして好くし、老いず、年を延ぶ。一名石鯪（せきりょう）。〔注〕死肌は、皮膚の知覚障害を呈する病気。喉舌腫は咽喉と舌が腫れる病気で、咽喉ジフテリア様の疾患と思われる。

98　千歳虆汁 (せんさいるいじゅう)

〔原文〕千歳虆汁，益氣，味甘，平，無毒．主補五臟，益氣、續筋骨，長肌肉，去諸痺．久服輕身不飢，耐老，通神明．一名虆蕪．生太山川谷．

〔和訓〕千歳虆汁、味甘、平、毒無し。主五臟を補い、気を益し、筋骨を続ぎ、肌肉を長じ、諸痺を去る。久しく服せば、身を軽くし、飢得ず、老に耐え、神明に通ず。一名虆蕪。太山川谷に生ず。

〔解説〕千歳虆汁は、『神農本草経』には記載はない。千歳虆汁は、『中薬大辞典』にはブドウ科の葛虆汁、サンカクヅル Vitis flexuosa. の樹液とある。

99　王不留行 (おうふるぎょう)

〔原文〕王不留行，甘平無毒．止心煩，鼻衄，癰疽，悪瘡，瘻乳，婦人難産．生太山山谷．二月，八月採．

〔和訓〕王不留行、甘平、毒無し。心煩、鼻衄、癰疽、悪瘡、瘻乳、婦人難産を止む。太山山谷に生ず。二月、八月に採る。

〔注〕悪瘡は、難治性皮膚病。瘻乳は、乳腺炎様疾患。

〔解説〕王不留行は、ナデシコ科 Caryophyllaceae のドウカンソウ *Vaccaria pyramidata* MEDIC. の種子である。王不留行散（金匱要略）に配合される。

〔神農本草経・和訓〕王不留行、味は苦、平。山谷に生ず。金創を治し、血を止め、痛を逐い、刺を出だし、風痺内寒を除く。久しく服せば、身を軽くし、老に耐え、壽を増す。

100 藍実 （らんじつ）

〔原文〕藍実,無毒.其葉汁,殺百薬毒,解野狼毒、射罔毒.其茎葉,可以染青.生河内平澤.

〔和訓〕藍実、毒無し。其の葉の汁は百薬の毒を殺し、狼毒、射罔毒を解す。其の茎葉は、以って青く染むべし。河内平澤に生ず。

〔注〕狼毒は有毒植物で、狼毒の副作用として、嘔吐、下痢、腹痛、めまい、ショックなどがある。射罔は、矢に付けるために烏頭を煎じて作った射毒のこと。

〔解説〕藍実は、タデ科 Polygonaceae のアイ *Polygonum tinctorium* Lour. の果実である。アイは染料に用いる。

〔神農本草経・和訓〕藍実、味は苦、寒。平沢に生ず。諸毒を解し、蠱、蚑、注鬼、螫の毒を殺す。久しく服せば、頭は、白からず、身を軽くす。〔注〕蠱は、寄生虫のこと。蚑は、乳児が黄色く痩せ、髪の毛が落ちて高熱が出る病気である。螫は毒虫が刺すこと。

101 景天 （けいてん）

〔原文〕景天,酸,無毒.諸蠱毒,痂疕,寒熱風痺,諸不足.久服通神不老.一名火母,一名救火,一名據火,生太山川谷.四月四日,七月七日採,陰乾.

〔和訓〕景天、酸、毒無し。諸蠱毒、瘑疿、寒熱風痺、諸不足を主る。久しく服せば、神に通じ老いず。一名火母、一名救火、一名據火、太山川谷に生ず。四月四日、七月七日に採り、陰乾す。

〔注〕蠱毒は、寄生虫疾患のこと。瘑疿は皮膚病のこと。

〔解説〕景天は、ベンケイソウ科 Crassulaceae のオオベンケイソウ 大弁慶草 *Hylotelephium spectabile*（= *Sedum spectabile*）である。

〔神農本草経・和訓〕景天、味は苦、平。川谷に生ず。大熱、火瘡、身熱煩、邪悪の気を治す。華は女人、漏下、赤白を治す。身を軽くし、目を明らかにす。一名戒火(かいか)、一名慎火(しんか)。〔注〕邪悪の気は、感染症を指す。

102　龍膽(りゅうたん)〔竜胆(りゅうたん)〕

〔原文〕竜胆，大寒，無毒．除胃中伏熱，時気温熱，熱泄下痢，去腸中小蟲，益肝胆気，止驚惕．生齊朐，山谷及冤句，二月，八月，十一月，十二月採根，陰乾．

〔和訓〕竜胆、大寒、毒無し。胃中伏熱、時気温熱、熱泄下痢を除き、腸中小蟲を去り、肝胆気を益し、驚惕を止め、齊朐山谷及び冤句に生ず。二月、八月、十一月、十二月根を採り、陰乾す。

〔解説〕竜胆は、リンドウ科 Gentianaceae の多年生植物である、トウリンドウ *Gentiana scabra* の根である。竜胆瀉肝湯に配合される。

〔神農本草経・和訓〕竜胆、味は苦、寒。山谷に生ず。骨間の寒熱、驚癇、邪気を治す。絶傷を続ぐ、五臓を定め、蠱毒を殺し、久しく服せば、久服益智を益し、忘れず、身を軽くし、老に耐ゆ。一名陵游(りょうゆう)。〔注〕驚癇は、痙攣性疾患のこと。蠱毒は、寄生虫疾患のこと。絶傷は、筋肉の障害された病気のこと。

103　牛膝(ごしつ)

〔原文〕牛膝，酸，平，無毒．療傷中少気，男子陰消，老人失溺，補中續絶，填骨髓，除腦中痛及腰脊痛，婦人月水不通，血結，益精，利陰氣，止髪白．生河内川谷及臨朐．二月，八月，十月採根，陰乾．

〔和訓〕牛膝、酸、平、無毒。傷中少気、男子陰消、老人失溺を療し、中を補い、絶を續き、骨髄を填(みた)し、腦中痛及び腰脊痛、婦人月水不通、血結を除く。精を益し、陰氣を利し、髮白を止め、河内川谷及び臨朐に生ず。二月、八月、十月に根を採り、陰乾す。

〔注〕男子陰消は、インポテンツのこと。失溺は尿失禁のこと。

〔解説〕牛膝は、ヒユ科 Amaranthaceae の牛膝 イノコズチ Acyranthes bidentata Blume の根を乾燥したもの。腰痛に用いられ、牛車腎気丸に配合される。

〔神農本草経・和訓〕牛膝、味は苦、平。川谷に生ず。寒湿痿痺、四肢拘攣、膝痛みて屈伸すべからざるを治す。血気、傷熱、火爛を逐い、堕胎す。久しく服せば、身を軽くし、老に耐ゆ。一名百倍(ひゃくばい)。〔注〕寒湿痿痺は、寒湿の邪気により四肢の障害を生ずる病気で、関節炎、関節リウマチの様な疾患。

104　杜仲 (とちゅう)

〔原文〕杜仲，甘，温，無毒．脚中酸疼，不欲踐地．一名思仲，一名木綿．生上虞山谷又上黨及漢中．二月，五月，六月，九月採皮，陰乾．

〔和訓〕杜仲、甘，温，無毒。脚中酸疼し，地を踐(ふ)むを欲せざるを主る。一名思仲，一名木綿。上虞山谷又、上黨及び漢中に生ず。二月、五月、六月、九月に皮を採り，陰乾す。

〔解説〕杜仲は、トチュウ科 Eucommiaceae の杜仲 Eucommia ulmoides Oliver の樹皮である。杜仲は、腰痛に用いられる。高血圧症にも用いられ、七物降下湯に加味する場合もある。

〔神農本草経・和訓〕杜仲、味は辛、平。腰脊痛を治す。中を補い、精気を益し、筋骨を堅くし、志を強め、陰下痒湿、小便余瀝を除く。久しく服せば、身を軽くし、老に耐ゆ。一名思仙(しせん)。〔注〕陰下痒湿は、陰部の湿疹である。小便余瀝は、尿がしたたる病気。

105　乾漆 (かんしつ)

〔原文〕乾漆，有毒．療咳嗽，消瘀血，痞結，腰痛，女子疝瘕，利小腸，去蚘蟲．生漢中川谷．夏至後採，乾之．

〔和訓〕乾漆、有毒。咳嗽を療し、瘀血、痞結、腰痛、女子疝瘕を消し、小腸を利し、蚘蟲を去る。漢中川谷に生ず。夏至の後に採り、之を乾す。

【注】疝瘕は、下腹部の熱痛と尿道に分泌物の生ずる病気で、泌尿器の炎症性疾患。

【解説】乾漆は、ウルシ科 Anacardiaceae のウルシ 漆 *Toxicodendron vernicifluum* Stokes の樹幹からとったうるしを乾燥したものである。大黄䗪虫丸などに配合される。

〔神農本草経・和訓〕乾漆、味は辛、温。毒なし。絶傷を治す。中を補い、筋骨を続ぐ、髄脳を填め、五臓、五緩六急、風寒湿痺を安んじ、生漆は、長蟲を去る。久しく服せば、身を軽くし、老に耐ゆ。〔注〕絶傷は、筋肉の障害された病気。五緩六急は古代の病名と思われるが不詳である。

106　卷柏 (けんぱく)

〔原文〕卷柏，甘，平，微寒，無毒．止咳逆，治脱肛，散淋結，頭中風眩，痿蹶，強陰益精。令人好容體．一名豹足，一名求股，一名交時．生常山山谷石間．五月，七月採，陰乾．

〔和訓〕卷柏、甘、平、微寒，毒無し。咳逆を止め、脱肛を治し、淋結、頭中風眩、痿蹶を散ず。陰を強め、精を益し。人をして好き容體せしむ。一名豹足、一名求股、一名交時。常山山谷石間に生ず。五月、七月に採り、陰乾す。

【注】淋結は、淋の病の一種と思われる。痿蹶は、下肢が萎縮して歩行できないこと。

【解説】卷柏は、イワヒバ科のイワヒバ、卷柏 *Selaginella tamariscina* (Beauv.) Spring の全草である。

〔神農本草経・和訓〕卷柏、味は辛、温。五臓邪気、女子陰中寒熱痛、癥瘕、

血閉、絶子を治す。久しく服せば、身を軽くし、顔色を和す。一名萬歳(ばんざい)。
〔注〕女子陰中寒熱痛は、悪寒発熱を生じて女子の陰部が痛む病気。癥瘕は、腹部腫瘤。血閉は、無月経。絶子は、不妊症。

107 細辛 (さいしん)

〔原文〕細辛，無毒．温中，下氣，破痰，利水道，開胸中，除喉痺，齆鼻，風癇，癲疾，下乳結，汗不出，血不行，安五臟，益肝膽，通精氣．生華陰山谷．二月，八月採根，陰乾．

〔和訓〕細辛、毒無し。中を温め、気を下し、痰を破り、水道を利し、胸中を開き、喉痺、齆鼻、風癇、癲疾を除き、乳結を下し、汗出でざる、血行らず、五臟を安んじ、肝胆を益し、精気を通ず。華陰山谷に生ず。二月、八月に根を採り、陰乾す。

〔解説〕細辛は、ウマノスズクサ科 Alistolochiaceae のケイリンサイシン Asarum heterotropoides var. mandshuricum、ウスバサイシン Asarum sieboldii の全草である。小青竜湯、苓甘姜味辛夏仁湯、麻黄附子細辛湯などに配合される。
〔神農本草経・和訓〕細辛、味は辛、温。欬逆、頭痛、脳動、百節拘攣、風湿痺痛、死肌を治す。目を明らかにし、九竅を利す。久しく服せば、身を軽くし、年を長ず。一名小辛(しょうしん)。〔注〕頭痛脳動は、激しい頭痛のこと。百節は多くの関節のこと。風湿痺痛は、関節炎の疼痛。死肌は、知覚障害のこと。

108 独活 (どっかつ)

〔原文〕独活，甘，微温，無毒．療諸賊風，百節痛風無久新者．一名胡王使者，一名獨搖草．此草得風不搖，無風自動．生雍州川谷，或隴西南安．二月，八月採根，曝乾．

〔和訓〕独活、甘、微温、毒無し。諸の賊風、百節の痛風、久新無き者を療す。一名胡王使者、一名獨搖草。此の草、風を得て搖らず、風無くて自ら動く。雍州川谷、或は隴西南安に生ず。二月、八月に根を採り、曝乾す。

〔注〕無久新者は、古い新しいに関係ないこと。

細辛／独活／升麻

〔解説〕独活は、セリ科 Apiaceae のシシウド Angelica pubescens やウコギ科 Araliaceae のウド Aralia cordata Thunberg の根である。現在日本では、ウドが独活として流通している。関節炎などに用いられ、独活寄生湯などに配合される。

〔神農本草経・和訓〕独活、味、苦、平。風寒所撃、金創を治す。痛を止め、賁豚、癇痓、女子疝瘕を治す。一名羌活、一名羌青、一名護羌使者。
〔注〕風寒所撃は、風寒の邪気により障害された病気。賁豚は奔豚病のことで、下腹部から昇って咽を突き上げる病気、一種のパニック症候群など。癇痓は、痙攣性疾患のこと。疝瘕は、寒邪のために腹内に移動性の腫瘤ができ腹痛が腰背に及ぶもの。

109　升麻（しょうま）

〔原文〕升麻，味甘，苦，平，微寒，無毒．主解百毒。殺百精老物殃鬼，辟温疫，瘴氣，邪氣，蠱毒．入口皆吐出，中悪腹痛，時氣毒癘，頭痛寒熱，風腫諸毒，喉痛口瘡。久服不夭，輕身長年．一名周麻。生益州山谷．二月，八月採根，日乾．

〔和訓〕升麻、味甘、苦、平、微寒、毒無し。百毒を解し、百精、老物、殃鬼を殺し、温疫、瘴氣、邪氣、蠱毒を辟け、口に入れば皆吐出す、中悪、腹痛、時気毒癘、頭痛寒熱、風腫諸毒、喉痛口瘡を主る。久しく服せば、夭せず、身を軽くし、年を長ず。一名周麻。益州山谷に生ず。二月、八月に根を採り、日乾す。

〔注〕夭は、若死にすること。
〔解説〕升麻は、キンポウゲ科 Ranunculaceae のサラシナショウマ Cimicifuga simplex Wormskjord の根茎を乾燥したもの。升麻には、抗炎症作用があり、乙字湯、補中益気湯、麻黄升麻湯、升麻鼈甲湯、立効散などに含まれている。
〔神農本草経・和訓〕升麻、味は甘、平。山谷に生ず。百毒を解す。百精老物殃鬼を殺し、温疫、鄣邪、蠱毒を辟く。久しく服せば、夭せず。身を軽くし、年を長ず。一名周麻。〔注〕精は、「もののけ」であり、百精老物は、多くのもののけの類である。殃は「わざわい」の意味。鬼は「ばけもの」で

71

あり、殃鬼は、災いを引き起こす邪気のことと思われる。鄣は、「障」と同じ意味で、「ふさぐ」こと。鄣邪は邪気のことである。蠱毒は、寄生虫疾患のこと。

110　茈胡 (さいこ)〔柴胡 (さいこ)〕

〔原文〕柴胡，微寒，無毒．除傷寒心下煩熱，諸痰熱結實，胸中邪逆，五臟間游氣，大腸停積水脹，及濕痺拘攣，亦可作浴湯．一名山菜，一名茹草葉，一名芸蒿，辛香可食．生洪農川谷及冤句，二月，八月採根，曝乾．

〔和訓〕柴胡、微寒、無毒。傷寒、心下煩熱、諸の痰熱結實、胸中の邪逆、五臟間の游氣、大腸停積水脹、及濕痺拘攣を除く。また、浴湯に作るべし。一名山菜、一名茹草葉、一名芸蒿、辛で香で食すべし。洪農川谷及び冤句に生ず。二月、八月に根を採り、曝乾す。

〔解説〕茈胡は、柴胡と同じである。セリ科 Apiaceae のミシマサイコ *Bupleurum scorzonerifolium* の根である。柴胡は、抗炎症作用、解熱作用などがあり、肝機能を改善する効果がある。小柴胡湯、柴胡桂枝湯、柴胡桂姜湯、大柴胡湯、柴胡加芒消湯、柴胡加龍骨牡蛎湯に配合される。
〔神農本草経・和訓〕柴胡、味は苦、平。心腹を治し、腸胃中結気、飲食、積聚、寒熱邪気を去る。陳きを推して新しきを致す。久しく服せば、身を軽くし、目を明らかにし、精を益す。一名地薫(じくん)。

111　防葵 (ぼうき)

〔原文〕防葵，甘，苦，無毒．療五臟虛氣，小腹支滿，臚脹，口乾，除腎邪，強志．中火者不可服，令人恍惚見鬼．一名房慈，一名爵離，一名農果，一名利茹，一名方蓋．生臨淄川谷，及嵩高，太山，少室．三月三日採根，曝乾．

〔和訓〕防葵、甘、苦、無毒。五臟の虛気、小腹支滿、臚脹、口乾を療す。腎邪を除き、志を強くし、中火の者は服すべからず。人をして恍惚として鬼

を見わせしむ。一名房慈、一名爵離、一名農果、一名利茹、一名方蓋。臨淄川谷、及び嵩高、太山、少室に生ず。三月三日に根を採り、曝乾す。

〔注〕臚は、はら、腹の前部。
〔解説〕防葵は、房葵とあり、基原は不明である。
〔神農本草経・和訓〕防葵、味は辛、寒。疝瘕腸泄、膀胱熱結、溺下さず。欬逆、温瘧癲癇、驚邪狂走を治す。久しく服せば、骨髄を堅くし、気を益し身を軽くす。一名梨蓋(りがい)。

112 䔡実 (しじつ)

〔原文〕䔡実，酸，無毒．生少室山谷．八月，九月採実，日乾．

〔和訓〕䔡実、酸、毒無し。少室山谷に生ず。八月、九月に実を採り、日乾す。

〔解説〕䔡実は、䔡実とある。基原不明である。
〔神農本草経・和訓〕䔡実、味は苦、平。気を益し、肌膚を充たし、目を明らかにし、慧を聡り先ず知り、久しく服せば、飢えず、老いず。身を軽くす。

113 酸棗 (さんそう)

〔原文〕酸棗，無毒．煩心不得眠，臍上下痛，血轉，久泄，虛汗，煩渇．補中，益肝気，堅筋大骨，助陰気，令人肥健．生河東川澤．八月採實。陰乾四十日成．

〔和訓〕酸棗、無毒。煩心、眠り得ざるもの、臍の上下痛、血轉、久泄、虚汗、煩渇を主る。中を補い、肝気を益し、筋大骨を堅め、陰気を助け、人をして肥健せしむ。河東川澤に生ず。八月に実を採り、陰乾して四十日にして成る。

〔解説〕酸棗は、現代の酸棗仁であり、クロウメモドキ科 Rhamnaceae のサネブトナツメ Zizyphus jujuba Miller の種子である。不眠症に用いる。加味帰脾湯、酸棗仁湯に配合される。
〔神農本草経・和訓〕酸棗、味は酸、平。心腹寒熱、邪結気、四肢酸疼、湿痺を治す。久しく服せば、五臓を安んじ、身を軽くし、年を延ぶ。〔注〕邪結気は、邪気が集まって生ずる病気。

114 槐実 (かいじつ)

〔原文〕槐実，酸，鹹，無毒．以七月七日取之，搗取汁，銅器盛之，日煎，令可作丸，大如鼠屎，内竅中，三易乃愈．又堕胎。久服明目，益気，頭不白，延年．枝主洗瘡及陰囊下湿痒．皮主爛瘡．根主喉痺寒熱．生河南平澤．可作神燭．

〔和訓〕槐実、酸、鹹、無毒。以って七月七日之を取り、搗(つ)きて汁を取り、銅器に之を盛りて、日に煎じ、丸と作らせしむ、大きさ鼠屎の如きを、竅中に内(い)れ、三易すれば乃ち愈ゆ。また、胎を堕す。久しく服せば、目を明らかにし、気を益し、頭、白くせず、年を延ぶ。枝は、洗瘡及び陰囊下湿痒を主る。皮は爛瘡を主る。根は喉痺寒熱を主る。河南平澤に生ず。神燭を作るべし。

〔解説〕槐実は、マメ科 Leguminosae のエンジュ、槐 *Sophora japonica* L. の果実である。槐の蕾は槐花と呼ばれる生薬である。
〔神農本草経・和訓〕槐実、味は苦、寒。平沢に生ずる。五内邪気、熱を治す。涎唾を止め。絶傷を補う。五痔火瘡、婦人乳瘕、子臓の急痛。〔注〕五内は、五臓のこと。五内邪気は、五臓の邪気のこと。絶傷は、絶筋傷中の省略したものである。筋肉の障害された病気。五痔は、五種類の痔の病気で、牡痔、牝痔、脈痔、腸痔、血痔を言う。婦人乳瘕は、産後の腫瘤のこと。子臓は子宮のこと。

115 楮実 (ちょじつ)

〔原文〕楮実，味甘，寒，無毒．主陰痿水腫，益気，充肌膚，明目．久服不飢，不老軽身．生少室山，一名谷實，所在有之．八月，九月採実，日乾，四十日成．

〔和訓〕楮実、味甘、寒、無毒。陰痿水腫を主り、気を益し、肌膚を充たし、目を明らかにし、久しく服せば、飢えず。老いず、身を軽くし、少室山に生ず。一名谷実，所在有之。八月、九月に実を採り、日乾し、四十日にして成る。

〔解説〕楮実は『神農本草経』には記載はない。『中薬大辞典』では、くわ科 Moraceae のカジノキ Broussonetia papyrifera の実としている。

116　枸杞 (くこ)

〔原文〕枸杞，根大寒，子微寒，無毒．風濕，下胸脅氣，客熱，頭痛，補內傷，大勞、嘘吸、堅筋骨，強陰，利大小腸．耐寒暑．一名羊乳，一名卻暑，一名仙人杖，一名西王母杖．生常山平澤、及諸丘陵阪岸上．冬採根，春，夏採葉，秋採莖，實，陰乾．

〔和訓〕枸杞、根は大寒、子は微寒、毒無し。風濕、胸脅の氣を下し、客熱、頭痛を主る。内傷、大勞、嘘吸を補う。筋骨を堅め、陰を強め、大小腸を利し、寒暑に耐ゆ。一名羊乳、一名卻暑、一名仙人杖、一名西王母杖。常山平澤、及び諸丘陵阪岸上に生ず。冬に根を採り、春、夏に葉を採り、秋莖と實を採り、陰乾す。

〔注〕内傷は内臓の病気。大勞は、肺結核様疾患。嘘吸は呼吸のこと。

〔解説〕枸杞は、現代の枸杞子である。枸杞子は、ナス科 Solanaceae の枸杞 Lycium chinense Miller の成熟果実を乾燥したもの。杞菊地黄丸などに配合される。

〔神農本草経・和訓〕枸杞、味は苦、寒。平沢に生ずる。五内、邪気、熱中消渇、周痺を治す。久しく服せば、筋骨を堅くし、身を軽くし、老に耐ゆ。一名杞根(きこん)、一名地骨(じこつ)、一名苟忌(くき)、一名地輔(じほ)。〔注〕五内は、五臓のこと。消渇は、糖尿病様の疾患。周痺は、全身の疼痛麻痺、頸部の強張りなどを生ずる病気。

117　蘇合香 (そごうこう)

〔原文〕蘇合香，味甘，温，無毒．主辟惡，殺鬼精物，温瘧，蠱毒，癇，去三蟲，除邪，令人無夢魘，通神明．久服輕身長年．生中台川谷．

〔和訓〕蘇合香、味甘、温、毒無し。悪殺鬼、精物、温瘧、蠱毒、癇を辟けるを主る。三蟲を去き、邪を除き、人をして夢魘(むえん)無からしむ、神明

に通じ、久しく服せば、身を軽くし、年を長ずる。中台川谷に生ず。

〔注〕三蟲は、長虫（回虫）、赤虫、蟯虫のこと（『諸病源候論』）。夢魘は悪夢。
〔解説〕蘇合香は、マンサク科 Hamamelidaceae の植物 Liquidambar orientalis MILL. の樹幹に傷をつけて流れ出てくる樹脂である。『神農本草経』には記載はない。

118 橘柚 (きつゆう)〔陳皮 (ちんぴ)〕

〔原文〕橘柚，無毒．下氣，止嘔欬，除膀胱留熱，下停水，五淋，利小便，主脾不能消穀，気沖胸中吐逆，霍乱，止泄，去寸白．輕身長年，生南山川谷，生江南．十月採．

〔和訓〕橘柚、無毒。気を下し、嘔欬を止め、膀胱留熱を除き、停水、五淋を下し、小便を利す。脾の不消穀する能わざるを主る。気を胸中に衝き、吐逆、霍乱を主る。泄を止め、寸白を去り、身を軽くし年を長じ、南山川谷に生じ、江南に生ず。十月に採る。

〔注〕寸白は、寄生虫。
〔解説〕橘柚は現代の橘皮(きっぴ)、陳皮(ちんぴ)である。ミカン科 Rutaceae のうんしゅうみかん Citrs unshiu Marcov の果実の果皮乾燥させたものである。山本高明は「陳橘皮は、中を調え、膈を快くし、滞を導き、気を理め、湿を燥す」と述べている。
〔神農本草経・和訓〕橘柚、味は辛、温。胸中痩熱、逆気を治す。水穀を利す。久しく服せば、臭を去り、気を下し、神に通ず。一名橘皮(きっぴ)。〔注〕痩は、腹内にしこりのできる病気。

119 菴䕡子 (えんろし、あんろし)

〔原文〕菴䕡子，微温，無毒．療心下堅，膈中寒熱，周痺，婦人月水不通，消食，明目．食之神仙。生雍州川谷，亦生上黨及道邊．十月採實，陰乾．

〔和訓〕菴䕡子、微温、無毒。心下堅、膈中の寒熱、周痺、婦人月水不通を

橘柚／菴䕡子／薏苡仁／車前子

療す。食を消し、明目す。之を食せば神仙となる。雍州川谷に生じ、また、上黨及び道邊に生ず。十月に実を採り、陰乾す。

〔解説〕菴䕡子は、キク科 Compositae のハイイロヨモギ Artemisia sieversiana Willd. の果実である。

〔神農本草経・和訓〕菴䕡子、味は、苦、微寒。五臓瘀血、腹中水気、臚脹（ろちょう）留熱、風寒濕痺、身体諸痛を治す。久しく服せば、身を軽くし、年を延べ、老いず。〔注〕臚脹は頭皮がすべすべに光り、こめかみが脹大する病気。

120 薏苡仁 (よくいにん)

〔原文〕薏苡仁，無毒．除筋骨邪気不仁，利腸胃，消水腫，令人能食．一名屋菼，一名起實，一名贛。生真定平澤及田野．八月採實，採根無時．

〔和訓〕薏苡仁、無毒。筋骨の邪気不仁を除き、腸胃を利し、水腫を消し、人をして能く食せしむ。一名屋菼、一名起實、一名贛。真定平澤及び田野に生ず。八月に実を採り、時無く根を採る。

〔解説〕薏苡仁は、イネ科 Poaceae のハトムギ Coix lacryma-jobi var. frumentacea である。薏苡附子散、麻杏薏甘湯、薏苡附子敗に配合される。
〔神農本草経・和訓〕薏苡人（よくいにん）、味は甘、微寒。平沢に生ず。筋急拘攣、屈伸するべからざるもの、風濕痺を治す。気を下し、久しく服せば、身を軽くし、気を益し、其の根、三蟲を下す。一名解蠡（かいれい）。〔注〕『神農本草経』には薏苡人と記載されている。

121 車前子 (しゃぜんし)

〔原文〕車前子，鹹，無毒．男子傷中，女子淋瀝，不欲食，養肺，強陰，益精，令人有子，明目，治赤痛．葉及根，味甘．寒．主金瘡，止血，衄鼻，瘀血，血瘕，下血，小便赤，止煩，下気，除小蟲．一名芣苢，一名蝦蟆衣，一名牛遺，一名勝舃．生真定平澤丘陵阪道中．五月五日採陰乾．

〔和訓〕車前子、鹹、無毒。男子の傷中、女子の淋瀝、食を欲せざるを主る、肺を養い、陰を強め、精を益し、人をして子有らしむ。目を明らかにし、赤痛を療す。葉及び根、味甘、寒。金瘡、止血、衄鼻、瘀血、血瘕、下血、小便赤、止煩、下気を主る。小蟲を除く。一名芣苢、一名蝦蟆衣、一名牛遺、一名勝舄。真定平澤、丘陵、阪道中に生ず。五月五日採り、陰乾す。

〔注〕淋瀝は、淋病、膀胱炎など。

〔解説〕車前子は、オオバコ科 Plantaginaceae のオオバコ 大葉子 *Plantago asiatica* の成熟種子である。全草は車前草である。車前子は、利尿や目を明らかにする作用がある。牛車腎気丸などに配合される。

〔神農本草経・和訓〕車前子、味は甘、寒。平沢に生ず。気癃を治す。痛を止め、水道小便を利し、湿痺を除く、久しく服せば、身を軽くし、老に耐ゆ。一名当道。〔注〕気癃は、皮膚の上に隆起する腫れものの一種。

122 蛇床子 (じゃしょうし)

〔原文〕蛇床子，辛甘，無毒．温中下氣，令婦人子臟熱，男子陰強．好顏色，令人有子．一名蛇粟，一名虺床，一名思益，一名繩毒，一名棗棘，一名薔蘼．生臨淄川谷及田野，五月採實，陰乾．

〔和訓〕蛇床子、辛甘、無毒。中を温め気を下し、婦人の子臟を熱せしむ、男子陰を強める。顔色を好せしめ、人をして子有らしむ。一名蛇粟、一名虺床、一名思益、一名繩毒、一名棗棘、一名薔蘼。臨淄川谷及び田野に生ず。五月に実を採り、陰乾す。

〔解説〕蛇床子は、セリ科 Umbelliferae オカゼリ 蛇床 *Cnidium monnieri* (L.) Cuss. の果実である。蛇床子散（金匱要略）などに配合される。

〔神農本草経・和訓〕蛇牀子、味は苦、平。川谷に生ず。婦人陰中腫痛、男子陰痿湿痒を治す。痺気を除き、関節を利し、癲癇、悪瘡。久しく服せば、身を軽くす。一名蛇粟、一名蛇米。〔注〕この湿痒は陰部湿疹のこと。

123　茵蔯蒿（いんちんこう）

〔原文〕茵蔯蒿，微寒，無毒．通身發黄，小便不利，除頭熱，去伏瘕．面白悦長年．白兎食之，仙。生太山及丘陵坡岸上．五月及立秋採，陰乾．

〔和訓〕茵蔯蒿、微寒、無毒。通身の發黄、小便利せずを主る。頭熱を除き、伏瘕を去り、面を白く悦し、年を長ず。白兎が之を食せば、仙となる。太山及び丘陵坡岸上に生ず。五月及び立秋に採り、陰乾す。

〔解説〕茵蔯蒿は、キク科 Compositae のカワラヨモギ *Artemisia capillaris* Thunb. の頭花である。利尿作用や利胆作用がある。茵蔯蒿湯、茵蔯五苓散に配合される。

〔神農本草経・和訓〕茵蔯蒿、味は苦、平。風湿、寒熱邪気、熱結、黄疸を治す。久しく服せば、身を軽くし、気を益し、老に耐ゆ。

124　漏蘆（ろうろ）

〔原文〕漏蘆，大寒，無毒．止遺溺，熱氣瘡瘍如麻豆，可作浴湯．生喬山山谷．八月採根，陰乾．

〔和訓〕漏蘆、大寒、毒無し。遺溺、熱氣、麻豆の如き瘡瘍を止め、浴湯を作るべし。喬山山谷に生ず。八月に根を採り、陰乾す。

〔解説〕漏蘆は、キク科 Compositae のオクルリヒゴタイ　藍刺頭 *E. latifolius* 及びタイリンアザミ　祁州漏蘆 *Rhaponticum uniflorum* の根である。
〔神農本草経・和訓〕漏蘆、一名野蘭、味は苦、寒。川谷に生ず。皮膚熱、悪瘡、疽痔、湿痺を治す。乳汁を下す。久しく服せば、身を軽くし、気を益し、耳目を聡明にし、老いず、年を延ぶ。〔注〕悪瘡は難治性の湿疹。湿痺は、湿邪の甚だしい痺証（関節炎）である。

125　菟絲子（としし）

〔原文〕菟絲子，甘無毒．養肌，強陰，堅筋骨，主莖中寒，精自出，

溺有餘瀝, 口苦, 燥渇, 寒血為積. 一名菟縷, 一名唐蒙, 一名玉女, 一名赤網, 一名菟累. 生朝鮮川澤田野, 蔓延草木之上, 色黄而細為赤網, 色淺而大為菟累. 九月採實, 曝乾.

〔和訓〕菟絲子、甘、毒無し。肌を養い、陰を強め、筋骨を堅くす。莖中寒、精自ら出で、溺に餘瀝有り、口苦、燥渇、寒血積と為すを主る。一名菟縷、一名唐蒙、一名玉女、一名赤網、一名菟累。朝鮮川澤田野に生じ、草木之上に蔓延し、色黄にして細く赤網と為し、色淺して大は菟累と為し、九月に實を採り、曝乾す。

〔解説〕菟絲子は、ヒルガオ科 Convolvulaceae マメダオシ Cuscuta chinensis Lam. やネナシカズラ Cuscuta japonica Choisy の種子である。
〔神農本草経・和訓〕菟絲子、一名菟蘆（とろ）、味は辛、平。川谷に生ず。絶傷続ぎ、不足を補い、気力を益し、肥し健にす。汁、面皯を去る。久しく服せば、目を明らかにし、身を軽くし、年を延ぶ。〔注〕絶傷は、絶筋傷中の省略したものである。筋肉の障害された病気。

126 白英 (はくえい) 白莫 (はくぼ)

〔原文〕白英, 無毒. 一名白草. 生益州山谷. 春採葉, 夏採莖, 秋採花, 冬採根.

〔和訓〕白英、毒無し。一名白草。益州山谷に生ず。春に葉採り、夏に莖を採り、秋に花を採り、冬に根を採る。

〔解説〕白英は、白莫と同じである。白英は、ナス科 Solanaceae のヒヨドリジョウゴ Solanum lyratum Thunb. の茎葉である。『中薬大辞典』に記載はない。
〔神農本草経・和訓〕白英、味は、甘、寒。寒熱八疸消渇を治す。中を補い、気を益し、身を軽くし、年を延ぶ。一名穀菜（こくさい）。〔注〕八疸は、八種類の黄疸のこと。

白英・白莫／白蒿／肉縦容

127　白蒿 （はくこう）

〔原文〕白蒿，無毒．

〔和訓〕白蒿、毒無し。

〔解説〕『意釈神農本草経』には、白蒿はキク科 Compositae タカヨモギ *Artemisia selengensis* Turcz の茎と葉を用いるものと思われる、とある。基原は明確ではない。また、『中薬大辞典』には、白蒿は、ハイイロヨモギ *Artemisia sieversiana* であり、細菌性下痢症などに用いられる、と記載されている。

〔神農本草経・和訓〕白蒿、味は甘、平。五臓邪気、風寒湿痺を治す。中を補い、気を益し、毛髪を長じて黒からしむ、心懸、少食、常飢を療す。久しく服せば、身を軽くし、耳目を聰明にし、老いず。〔注〕心懸は、心窩部が引っ張られて痛む病気。少食、常飢は食事を少量しか取らず常に飢えている病気。

128　肉縦容 （にくじゅよう）

〔原文〕肉蓯蓉，酸鹹無毒．除膀胱邪気，腰痛，止痢．生河西山谷及代郡雁門．五月五日採，陰乾．

〔和訓〕肉蓯蓉、酸鹹、毒無し。膀胱の邪気、腰痛を除き、痢を止む。河西山谷及び代郡雁門に生じ、五月五日に採る。陰乾す。

〔解説〕肉縦容は現代では、肉蓯蓉である。肉蓯蓉は、ハマウツボ科 Orobanchaceae のホンオニク 肉蓯蓉 *Cistanche salsa* （C.A.Mey.) G.Beck, 蓯蓉 *Cistanche deserticola* Y.S.Ma, の全草である。『中薬大辞典』には、「腎を補う、精を益す、燥を潤す、腸を"滑らかにする」効能があると記載されている。

〔神農本草経・和訓〕肉縦容、味は甘、微温。五労七傷を治す。中を補い、茎中寒熱痛を除き、五臓を養い、陰を強め、精気を益し、子を多くす。婦人癥瘕、久しく服せば、身を軽くす。〔注〕五労は、志労、思労、心労、憂労、瘦労をいう（『諸病源候論』）。七傷は、①陰寒、②陰萎、③裏急、④精連連、⑤精少なく陰下湿る、⑥精清き、⑦小便数に苦しみ事に臨み卒せざる、をい

81

う(『諸病源候論』)。茎中寒熱痛とは、尿道炎、膀胱炎様の疾患と思われる。癥瘕は腹内の腫瘤であり、癥は固定したもの、瘕は移動するものである。

129　地膚子 (じふし)

〔原文〕地膚子, 無毒. 去皮膚中熱気, 散悪瘡疝瘕, 強陰. 使人潤澤. 一名地麥. 生荊州平澤及田野. 八月, 十月採實, 陰乾.

〔和訓〕地膚子、毒無し。皮膚中熱気を去る。悪瘡疝瘕を散る。陰を強め、人をして潤澤ならしむ。一名地麥。荊州平澤及田野に生ず。八月、十月實を採り、陰乾す。

〔解説〕地膚子は、アカザ科 Chenopodiaceae のホウキギ 地膚 Kochia scoparia (L.) Schrad. の果実である。
〔神農本草経・和訓〕地膚子、一名地葵(じ)、味は苦、寒。平沢に生ず。膀胱熱を治す。小便を利し、中を補い、精気を益し、久しく服せば、耳目を聡明にす。身を軽くし、老に耐ゆ。

130　忍冬 (にんどう)

〔原文〕忍冬, 味甘, 温, 無毒. 主寒熱身腫. 久服輕身, 長年益壽. 十二月採, 陰乾.

〔和訓〕忍冬、味甘、温、毒無し。寒熱、身腫を主る。久しく服せば、身を軽くし、長年を長じ、壽を益す。十二月に採り、陰乾す。

〔解説〕忍冬は、スイカズラ科 Caprifoliaceae のスイカズラ Lonicera japonica Thunberg の葉および茎である。開花前の花のつぼみは、金銀花(きんぎんか)である。『神農本草経』には記載はない。忍冬には、抗炎症、抗菌作用がある。

131　析蓂子 (しゃくみゃくし)

〔原文〕析蓂子, 無毒. 療心腹腰痛. 一名大薺. 生咸陽川澤及道傍. 四月, 五月採, 曝乾.

地膚子／忍冬／析蓂子／茺蔚子／木香

〔和訓〕析蓂子、毒無し。心腹腰痛を療す。一名大薺。咸陽川澤及道傍に生ず。四月、五月に採り、曝乾す。

〔解説〕析蓂子は、アブラナ科 Brassicaceae の1年または2年草、ナズナ薺 Capsella bursa-pastoris Moench. の種子である（『国訳本草綱目』『意釈神農本草経』）。

〔神農本草経・和訓〕析蓂子、味は辛、微温。川沢に生ず。目を明らかにし、目痛、涙出で、痺を除く。五臓を補い、精光を益し、久しく服せば、身を軽くし、老いず。一名蔑菥、一名大蕺、一名馬辛。

132 茺蔚子（じゅういし）

〔原文〕茺蔚子，甘，微寒，無毒．療血逆大熱，頭痛，心煩．一名貞蔚．生海濱池澤，五月採．

〔和訓〕茺蔚子、甘、微寒、毒無し。血逆、大熱、頭痛、心煩を療す。一名貞蔚。海濱池澤に生ず。五月に採る。

〔解説〕茺蔚子は、シソ科 Labiatae のメハジキ 益母草 Leonurus hetrophyllus Sweet および、ホソバメハジキ 大花益母草 Leonurus sibiricus L. の種子であり、全草は益母草である。

〔神農本草経・和訓〕茺蔚子、味は辛、微温。目を明らかにし、精を益し、水気を除く。久しく服せば、身を軽くし、茎は隠軫の痒を治す。浴湯を作るべし。一名益母、一名益明、一名大札。

133 木香（もっこう）

〔原文〕木香，温，無毒．療氣劣，肌中偏寒，主氣不足，消毒，殺鬼精物，温瘧，蠱毒，行藥之精．輕身致神仙．一名蜜香。生永昌山谷．

〔和訓〕木香、温、毒無し。気劣、肌中偏寒を療す。気不足を主り、毒を消し、鬼精物、温瘧、蠱毒を殺す。薬の精を行らす。身を軽くし、神仙に致る。一名蜜香。永昌山谷に生ず。

〔注〕鬼精は、疫病や伝染病のこと。温瘧は、マラリアのこと。蠱毒は、寄

生虫疾患のこと。

〔解説〕木香は、キク科 Compositae のモッコウ 木香 Saussurea costus (Falconer) Lipschitz の根である。

〔神農本草経・和訓〕木香、味は辛、温。山谷に生ず。邪気を治す。毒疫温鬼を辟け、志を強くし、淋露を治す。久しく服せば、夢寤魘寐せず。

134 蒺藜子 (しつりし)

〔原文〕蒺藜子，辛，微寒，無毒．身體風癢，頭痛，咳逆，傷肺，肺痿，止煩，下氣．小兒頭瘡，癰腫，陰㿗，可作摩粉．其葉，主風癢，可煮以浴．一名即藜，一名茨．生馮翊平澤或道傍．七月，八月採實，曝乾．

〔和訓〕蒺藜子、辛、微寒、毒無し。身体風癢、頭痛、咳逆、傷肺、肺痿、止煩、下気、小兒頭瘡、癰腫、陰㿗を主る。摩粉で作るべし。其の葉は、風癢を主る。煮て以って浴すべし。一名即藜、一名茨。馮翊平澤或は道傍に生ず。七月、八月に實を採り、曝乾す。

〔注〕陰㿗は、陰部の腫れる病気、ソケイヘルニア様疾患。

〔解説〕蒺藜子は、ハマビシ科 Zygophyllaceae のハマビシ 蒺藜 Tribulus terrestris L. の果実である。皮膚疾患に用いられ、当帰飲子に配合される。

〔神農本草経・和訓〕蒺藜子、味は苦、温。悪血を治す。癥結、積聚、喉痺、乳難を破る。久しく服せば、肌肉を長じ、目を明らかにし、身を軽くす。一名旁通(ぼうつう)、一名屈人(くつじん)、一名止行(しこう)、一名豺羽(さいう)、一名升推(しょうすい)。

135 天名精 (てんめいせい)

〔原文〕天名精，無毒．渇．逐水，大吐下．一名天門精，一名玉門精，一名麥藋，一名蟾蜍蘭，一名覲。生平原川澤．五月採．

〔和訓〕天名精、毒無し。渇、逐水、大いに吐下するを主る。一名天門精、一名玉門精、一名麥藋、一名蟾蜍蘭、一名覲。平原川澤に生ず。五月に採る。

〔解説〕天名精は、キク科 Compositae のヤブタバコ Carpesium abrotanoides

L.の葉とされる。

〔神農本草経・和訓〕天名精、味は甘、寒。瘀血、血瘕死せんと欲するもの、下血を治す。血を止め、小便を利し、小蟲を除き、痺を去り、胸中結熱を除き、煩渇を止む。久しく服せば、身を軽くし、老に耐ゆ。一名麥句薑、一名蝦蟇藍、一名豕首。〔注〕血瘕は、婦人の下腹部の腫瘤のこと。小蟲は、蟯虫のこと。

136　蒲黄 (ほおう)

〔原文〕蒲黄，無毒．生河東池澤．四月採．

〔和訓〕蒲黄、毒無し。河東池澤に生ず。四月に採る。

〔解説〕蒲黄は、ガマ科 Typhaceae のガマ 蒲 香蒲 *Typha latifolia* L. の花粉である。『国訳本草綱目』で、牧野富太郎は、ガマの他、コガマ、ヒメガマの3種があり、これらの花粉は皆、蒲黄として用いるに耐えると述べている。
〔神農本草経・和訓〕蒲黄、味は甘、平。心腹膀胱寒熱を治し、小便を利し、血を止め、瘀血を消す。久しく服せば、身を軽くし、気力を益し、年を延べ、神仙となる。

137　香蒲 (こうほ)

〔原文〕香蒲，無毒．一名醮．生南海池澤．

〔和訓〕香蒲、毒無し。一名醮。南海池澤に生ず。

〔解説〕香蒲は、ガマ科 Typhaceae のガマ 蒲 寛葉香蒲 *Typha latifolia* L. と、その同属植物の茎と葉である。
〔神農本草経・和訓〕香蒲、一名雎、味は甘、平。池沢に生ず。五臓心下の邪気、口中爛臭を治す。歯を堅くし、目を明らかにし、耳を聰くし、久しく服せば、身を軽くし、老に耐ゆ。

138　蘭草 (らんそう)

〔原文〕蘭草，無毒．除胸中痰癖．生大呉池澤，四月，五月採．

〔和訓〕蘭草、毒無し。胸中痰癖を除く。大呉池澤に生ず。四月、五月に採る。

〔注〕痰癖は、水毒のこと。

〔解説〕蘭草は、キク科 Compositae のフジバカマ Eupatorium fortunei Turcz. の全草である。秋の七草として知られおり、糖尿病などに用いる。

〔神農本草経・和訓〕蘭草、味は辛、平。水道を利し、蠱毒を殺し、不祥を辟く。久しく服せば、気を益し、身を軽くし、老いず。神明に通ず。一名水香。

139 雲実 (うんじつ)

〔原文〕雲実, 苦, 無毒. 消渇. 花, 殺精物, 下水, 燒之致鬼. 益壽. 一名員実, 一名雲英, 一名天豆. 生河間川谷. 十月採, 曝乾.

〔和訓〕雲実、苦、毒無し。消渇を主る。花、精物を殺す。水を下す。之を燒けば、鬼に致す。壽を益す。一名員実、一名雲英、一名天豆。河間川谷に生ず。十月に採り、曝乾す。

〔注〕精物は、もののけ、ばけもののこと。

〔解説〕雲実は、マメ科 Fabaceae のシナジャケツイバラ Caesalpinia sepiaria Roxb. の実である。花も用いる。

〔神農本草経・和訓〕雲実、味は辛、温。川谷に生ず。泄利腸澼を治す。蟲、蠱毒を殺し、邪悪結気を去り、痛を止め、寒熱を除く。花は鬼、精物を見る。多く食すれば人を狂走せしむる。久しく服せば、身を軽くし、神明に通ず。

〔注〕蠱毒は、寄生虫疾患のこと。邪悪結気は、悪い気が集まってできる病気。鬼は「ばけもの」である。

140 徐長卿 (じょちょうきょう)

〔原文〕徐長卿, 無毒. 益氣, 延年. 生太山山谷及隴西, 三月採.

〔和訓〕徐長卿、毒無し。気を益し、年を延ぶ。太山山谷及隴西に生ず。三月に採る。

〔解説〕徐長卿は、ガガイモ科 Asclepiadaceae のスズサイコ Cynanchum

paniculatum KITAG. の根である。

〔神農本草経・和訓〕徐長卿、味は辛、温。山谷に生ず。鬼物、百精、蠱毒、疫疾の邪、悪気、温瘧を治す。久しく服せば、強悍にて、身を軽くす。一名鬼督郵(きとくゆう)。〔注〕鬼物は「ばけもの」のこと。百精は、「多くのもののけ」のこと。蠱毒は、寄生虫疾患のこと。疫疾の邪、悪気は、感染症を指す。温瘧はマラリアのこと。悍(かん)は、「いさましい、強い」という意味。

141　茜根 (せいこん)

〔原文〕茜根，無毒．止血，内崩，下血，膀胱不足，跬跌，蠱毒．久服益精氣，輕身．可以染絳．一名地血，一名茹，一名茅蒐，一名倩．生喬山川谷．二月，三月採根，曝乾．

〔和訓〕茜根、毒無し。血内崩、下血、膀胱不足、跬跌、蠱毒を止む。久しく服せば、久服精気を益し、身を軽くす。以て絳を染むべし。一名地血、一名茹、一名茅蒐、一名倩。喬山川谷を生ず。二月、三月に根を採り、曝乾す。

〔注〕血内崩は、子宮出血。跬跌は、つまずき倒れる病気。

〔解説〕茜根は、アカネ科 Rubiaceae アカネ 茜草 *Rubia cordifolia* L. の根である。染料に用いる。

〔神農本草経・和訓〕茜根、味は苦、寒。山川に生ず。乾湿風痺、黄疸を治す。中を補う。

142　営実 (えいじつ)

〔原文〕營實，微寒，無毒．久服輕身益氣．根，止泄痢腹痛，五臟客熱，除邪逆氣，疽癩，諸惡瘡，金瘡傷撻，生肉複肌．一名牛勒，一名薔蘼，一名山棘．生零陵川谷及蜀郡．八月，九月採，陰乾．

〔和訓〕営実、微寒、毒無し。久しく服せば、身を軽くし、気を益す。根は止泄痢腹痛、五臓客熱、除邪逆気、疽癩、諸悪瘡、金瘡傷撻を止め、肉を生じ、肌を復す。一名牛勒、一名薔蘼、一名山棘。零陵川谷及び蜀郡に生ず。八月、九月に採り、陰乾す。

〔注〕金瘡は、刃物の傷。傷撻は鞭による傷。
〔解説〕営実は、バラ科 Rosaceae のノイバラ *Rosa multiflora* Thunb. の果実である。

〔神農本草経・和訓〕営実、味は酸、温。川谷に生ず。癰疽悪瘡、結肉、跌筋、敗瘡、熱気、陰蝕癢えざるを治す。関節を利す。一名 牆薇(しょうび)、一名 牆麻(しょうま)、一名 牛棘(ぎゅうきょく)。

143 旋花 (せんか)

〔原文〕旋花，無毒．一名美草．生豫州平澤．五月採，陰乾．

〔和訓〕旋花、毒無し。一名美草。豫州平澤に生ず。五月に採る。陰乾す。

〔解説〕旋花は、ヒルガオ科 Convolvulaceae のヒロハヒルガオ *Calystegia sepium* (L.) R. Br. の全草である。

〔神農本草経・和訓〕旋花、味は甘、温。気を益し、面皯黒色を去り、媚好にす。根は、腹中寒熱邪気を治す。小便を利す。久しく服せば、飢えず、身を軽くす。一名筋根華(きんこんか)、一名金沸(きんふつ)。〔注〕面皯は、顔面の皮膚が黒くなる皮膚病。

144 青蘘 (せいじょう)

〔原文〕青蘘，無毒．生中原川谷．

〔和訓〕青蘘、毒無し。中原川谷に生ず。

〔解説〕青蘘は、ゴマ科 Pedaliaceae ゴマ 胡麻 *Sesamum orientale*, L. の苗葉をいう。

〔神農本草経・和訓〕青蘘、味は甘、寒。五藏邪気、風寒湿痺を治す。気を益し、脳髄を補い、筋骨を堅くし、久しく服せば、耳目を聰明にし、飢えず、老いず。壽を増す。巨勝の苗なり。

145 蔓荊実 (まんけいじつ)

〔原文〕蔓荊実，辛，平，温，無毒．長蟲．主風頭痛，脳鳴，目涙出．

益氣，令人光澤，脂緻．

〔和訓〕蔓荊実、辛、平、温、毒無し。長蟲を去る。風頭痛、脳鳴、目涙出。益気を主る。人をして光澤脂緻せしめる。

〔注〕風頭痛は、風痰の邪気による頭痛。脳鳴は、脳内に虫やかえるが鳴いている感じがする病気。脂緻は、脂ぎってきめが細かいこと。

〔解説〕蔓荊実は、蔓荊子と同じである。クマツヅラ科 Verbenaceae ハマゴウ 浜栲 *Vitex rotundifolia* L. fil. の果実である。

〔神農本草経・和訓〕蔓荊実、味は苦、微寒。筋骨間の寒熱、湿痺拘攣を治す。目を明らかにし、歯を堅くし、九竅を利し、白蟲を去る。久しく服せば、身を軽くし、老に耐ゆ。小荊実も亦た等し。

146　牡荊実 (ぼけいじつ)

〔原文〕牡荊実，味苦，温，無毒．主除骨間寒熱，通利胃氣，止咳逆，下氣．生河間南陽冤句山谷，或平壽，都郷高堤岸上及田野中．八月，九月採実，陰乾．

〔和訓〕牡荊実、味苦、温、毒無し。骨間の寒熱を除き、胃気を通利し、咳逆を止め、気を下すを主る。河間南陽冤句山谷、或は平壽、都郷高堤岸上及び田野中に生ず。八月、九月に実を採り、陰乾す。

〔解説〕蔓牡荊実は、牡荊子 (ボケイシ) と同じである。牡荊子は、クマツヅラ科 Verbenaceae のニンジンボク *Vitex negundo* L. var. Vitex cannabifolia の果実である。葉の形が薬用人参に似ているのでこの名称がある。『中薬大辞典』には、小児喘息に効果があると記載されている。

147　秦椒 (しんしょう)

〔原文〕秦椒，生温熟寒，有毒．療喉痺，吐逆，疝瘕，去老血，産後餘疾，腹痛，出汗，利五臓．生太山川谷及秦嶺上，或琅琊．八月，九月採實．

〔和訓〕秦椒、生温熟寒、毒有り。喉痺、吐逆、疝瘕を療す。老血、産後餘疾、腹痛を去る。汗を出だし、五臓を利す。太山川谷及び秦嶺上、或は琅琊に生ず。八月、九月採実を採る。

〔注〕喉痺は、喉頭ジフテリア様疾患。疝瘕は、寒邪のために生じた腹痛を伴う腹内の移動性の腫瘤。

〔解説〕秦椒は、ミカン科 Rutaceae のフユサンショウ 冬山椒 *Zanthoxylum alatum* の実である。

〔神農本草経・和訓〕秦椒、味は辛、温。風邪気を治す。中を温め、寒痺を除き、歯を堅くし、髪を長くし、目を明らかにし、久しく服せば、身を軽くし、顔色を好くし、老に耐ゆ。年を増し、神に通ず。〔注〕寒痺は、寒により四肢の疼痛が増悪するもので、関節リウマチ様な疾患。

148 女貞実 (じょていじつ)

〔原文〕女貞実，甘，無毒．生武陵川谷．立冬採．

〔和訓〕女貞実、甘、毒無し。武陵川谷に生ず。立冬に採る。

〔解説〕女貞実は、女貞子と同じ。モクセイ科 Oleaceae のトウネズミモチ *Ligustrum lucidum* Alt. の成熟果実である。

〔神農本草経・和訓〕女貞実、味は苦、平。中を補い、五臓を安んじ、精神を養い、百疾を除き、久しく服せば、肥え健やかとなり、身を軽くし、老いず。

149 桑上寄生 (そうじょうきせい)

〔原文〕桑上寄生，甘，無毒．主金創，去痺，女子崩中，内傷不足，産後餘疾，下乳汁．一名蔦．生弘農川谷桑樹上．三月三日採茎，葉，陰乾．

〔和訓〕桑上寄生、甘、毒無し。金創を主る。痺、女子崩中、内傷不足、産後餘疾を去る。乳汁を下す。一名蔦。弘農川谷桑樹上に生ず。三月三日に茎、葉を採り、陰乾す。

〔注〕痺は、関節リウマチ様疾患。崩中は子宮出血。
〔解説〕桑上寄生は、桑寄生と同じである。桑寄生は、ヤドリギ科 Loranthaceae の Loranthus parasiticus Merr. の各種植物の葉を帯びた茎枝で、寄生は、桑とは限らず多種の樹木に寄生する。

〔神農本草経・和訓〕桑上寄生、味は苦、平。腰痛、小児背強、癰腫を治す。胎を安んじ、肌膚を充たし、髪歯を堅くし、鬚眉を長ず。其の実は、目を明らかにし、身を軽くし、神に通ず。一名寄屑（きせつ）、一名寓木（ぐうぼく）、一名宛童（えんどう）。

150　蕤核 (ずいかく)

〔原文〕蕤核，微寒，無毒．目腫皆爛，齆鼻，破心下結淡痞氣．生函谷川谷及巴西．

〔和訓〕蕤核、微寒、毒無し。目腫れ、皆爛れ、齆鼻、心下結淡痞氣を破る。函谷川谷及び巴西に生ず。

〔注〕齆鼻は、鼻づまり。
〔解説〕蕤核は、和名は不詳であり、正倉院薬物の研究により、バラ科 Rosaceae の Prinsepia uniflora Batal. の果核であろうと推定されている（『正倉院薬物』）。

〔神農本草経・和訓〕蕤核、味は甘、温。川谷に生ず。心腹に邪、結気するを治す。目を明らかにし、目痛、赤傷、涙出。久しく服せば、身を軽くし、気を益し、飢えず。〔注〕目痛、赤傷、涙出は、結膜炎と思われる。

151　沉香 (じんこう)　〔沈香 (じんこう)〕

〔原文〕沉香，微温．療風水毒腫，去惡氣．

〔和訓〕沈香、微温。風水毒腫を療す。悪気を去る。

〔解説〕沈香は、ジンチョウゲ科 Thymelaeaceae の高木の Aquilaria agallocha である。正倉院の薬物の中に「蘭奢侍（らんじゃたい）」として保存されている。香木として用いられる。気を調節する効能がある。正倉院の「蘭奢侍」は、織田信長、明治天皇などが切って使用したとされている。

152　辛夷（しんい）

〔原文〕辛夷，無毒．温中，解肌，利九竅．通鼻塞涕出．治面腫引齒痛，眩冒，身洋洋如在車船之上者．生鬚髮，去白蟲．可作膏藥，用之去中心及外毛，毛射人肺，令人咳．生漢中川谷．九月採實，曝乾．

〔和訓〕辛夷、毒無し。中を温め、肌を解し、九竅を利す。鼻塞涕出を通し、面腫、歯痛を引き、眩冒、身洋洋として車船の上に在るが如くの者を治す。鬚髪を生じ、白蟲を去る。膏薬を作るべし。之を用いるに中心及び外毛を去る。毛は人の肺を射る，人をして咳せしむ。漢中川谷に生ず。九月に実を採り、曝乾す。

〔注〕鬚は、ひげのこと。髪は髪の毛のこと。白蟲は、寸白虫ともいい、条虫であり「さなだむし」のこと。

〔解説〕辛夷は、モクレン科 Magnoliaceae のコブシ 辛夷 *Magnolia kobus* の花蕾である。鼻炎、副鼻腔炎に用いる。

〔神農本草経・和訓〕辛夷、味は辛、温。五臓身体寒熱、風頭脳痛、面皯を治す。久しく服せば、気を下し、身を軽くし、目を明らかにし、年を増し、老いず。一名辛矧、一名侯桃、一名房木。〔注〕風頭脳痛は、風の邪気によって引き起こされる頭痛。面皯は、顔面の皮膚が黒くなる皮膚病。

153　木蘭（もくらん）

〔原文〕木蘭，無毒．療中風傷寒，及癰疽水腫，去臭氣．一名杜蘭．皮似桂而香．生零陵山谷，生太山．十二月採皮，陰乾．

〔和訓〕木蘭、毒無し。中風傷寒、及び癰疽水腫を療す。臭氣を去る。一名杜蘭。皮は桂に似て香る。零陵山谷に生ず。太山に生ず。十二月に皮を採り、陰乾す。

〔解説〕木蘭は、モクレン科 Magnoliaceae モクレン 木蘭 *Magnolia liliiflora* Desr の樹皮である。

〔神農本草経・和訓〕木蘭、味は苦、寒。山谷に生ず。身に大熱有り、皮膚中に在るを治し、面熱赤皰酒皶、悪風癲疾、陰下痒湿を去り、目を明らかに

辛夷／木蘭／楡皮／当帰

す。一名林蘭。〔注〕赤皰は、にきびのこと。酒皶は酒皶鼻のこと。悪風癩疾は、ハンセン氏病のこと。陰下痒湿は、陰部疾患のこと。

154 楡皮 (ゆひ)

〔原文〕楡皮，無毒．腸胃邪熱氣，消腫，性滑利．療小兒頭瘡痂疕．花，主小兒癇，小便不利，傷熱．生潁川山谷．二月採皮，取白曝乾．八月採實，並勿令中濕，濕則傷人．

〔和訓〕楡皮、毒無し。腸胃の邪熱の氣、腫を消すを主る。性は滑利す。小兒頭瘡痂疕を療す。花は、小兒癇、小便不利、傷熱を主る。潁川山谷に生ず。二月に皮を採り、白を取りて曝乾す。八月に實を採り、並びに中を湿せしむる勿れ、湿は則ち人を傷る。

〔解説〕楡皮は、ニレ科 Ulmaceae のノニレ シナニレ *Ulmus pumila* L. の樹皮である。
〔神農本草経・和訓〕楡皮、一名零楡、味は甘、平。山谷に生ず。大小便不通を治し、水道を利し、邪気を除く。久しく服せば、身を軽くし、飢えず。其の実、尤も良し。

155 当帰 (とうき)

〔原文〕当帰，辛，大温，無毒．温中止痛，除客血內塞，中風，汗不出，濕痺，中悪，客氣虛冷，補五臟，生肌肉．生隴西川谷．二月，八月採根，陰乾．

〔和訓〕当帰、辛、大温、毒無し。中を温め、痛を止む。客血内塞、中風、汗不出、湿痺、中悪、客気虚冷を除く。五臓を補い、肌肉を生ず。隴西川谷に生ず。二月、八月に根を採り、陰乾す。

〔解説〕当帰は、日本ではセリ科 Apiaceae のトウキ *Angelica acutiloba* Kitagawa 又はその他近縁植物の根である。中国産の当帰は、*Angelica sinensis* の根である。補血、強壮作用があり、四物湯、芎帰膠艾湯、十全大補湯などに配合される。

〔神農本草経・和訓〕当帰、味は甘、温。欬逆上気、温瘧寒熱洗洗、皮膚中に在り、婦人漏下絶子、諸悪瘡瘍、金創を治す。煮て之を飲む。一名乾き帰。〔注〕温瘧は、マラリアのこと。漏下は性器出血。絶子は不妊症。

156 防風 (ぼうふう)

〔原文〕防風, 辛, 無毒. 脅痛脅風, 頭面去來, 四肢攣急, 字乳金瘡内痙. 葉, 主中風熱汗出. 一名茴草, 一名百枝, 一名屏風, 一名蕳根, 一名百蜚. 生沙苑川澤及邯鄲, 琅琊, 上蔡. 二月, 十月採根, 曝乾.

〔和訓〕防風、辛、毒無し。脅痛脅風、頭面に去來し、四肢攣急、字乳、金瘡、内痙を主る。葉は、中風で熱と汗出るを主る。一名茴草、一名百枝、一名屏風、一名蕳根、一名百蜚。沙苑、川澤及び邯鄲、琅琊、上蔡に生ず。二月、十月に根を採り、曝乾す。

〔注〕字乳は、乳を飲ませること、生育のこと。
〔解説〕防風は、セリ科 Apiaceae のボウフウ Saposhnikovia divaricata Schischkin の根および根茎である。発汗、鎮痛作用があり、桂枝芍薬知母湯、防風通聖散、十味敗毒湯などに配合される。

〔神農本草経・和訓〕防風、味は甘、温。川沢に生ず。大風、頭眩痛、悪風風邪、目盲見る所無きもの、風周身を行り、骨節疼痺、煩満を治す。久しく服せば、身を軽くす。一名銅芸どうげい。〔注〕大風は、風の邪気の激しいもの。煩満は、いらいらして胸が張ること。

157 秦芃 (じんきゅう)

〔原文〕秦芃, 辛微温, 無毒. 療風無問久新, 通身攣急. 生飛烏山谷. 二月, 八月採根, 曝乾.

〔和訓〕秦芃、辛微温、毒無し。久新を問うこと無い風や通身攣急を療す。飛烏山谷に生ず。二月、八月根を採り, 曝乾す。

〔注〕通身攣急は、全身痙攣のこと。
〔解説〕秦芃は、リンドウ科 Gentianaceae の秦芃 Gentiana macrophylla

防風／秦艽／黄耆／

PALLAS、小秦艽 G. dahurica FISCHER などの根である。関節炎、関節リウマチなどに用いることがある。

〔神農本草経・和訓〕秦艽(じんきゅう)、味は苦、平。山谷に生ず。寒熱邪気、寒湿風痺、肢節痛を治す。水を下し、小便を利す。〔注〕寒湿風痺は、関節炎、関節リウマチ様な疾患。

158　黄耆 (おうぎ)

〔原文〕黄耆，無毒．婦人子藏風邪気，逐五臟間惡血，補丈夫虛損，五勞羸痩，止渇，腹痛泄利，益氣，利陰気．生白水者冷，補．其莖，葉療渇及筋攣，癰腫，疽瘡．一名戴椹，一名獨椹，一名芰草，一名蜀脂，一名百本．生蜀郡山谷，白水，漢中．二月，十月採，陰乾．

〔和訓〕黄耆、毒無し。婦人子藏の風の邪気を主り、五臟間の悪血を逐い、丈夫の虚損、五労羸痩を補い、渇、腹痛泄利を止め、気を益し、陰気を利す。生で白水の者は冷、補である。其の莖、葉は渇及び筋攣、癰腫、疽瘡を療す。一名戴椹、一名獨椹、一名芰草、一名蜀脂、一名百本。蜀郡山谷、白水、漢中に生ず。二月、十月に採り、陰乾す。

〔注〕丈夫は、成人男性のこと。五労とは、志労、思労、心労、憂労、瘦労をいう（『諸病源候論』）。

〔解説〕黄耆は、マメ科 Leguminosae のキバナオウギ Astragalus membranaceus Bunge 又はナイモウオウギ Astragalus mongholicus Bunge の根である。強壮、利尿、止汗作用があり黄耆建中湯、防已黄耆湯、玉屏風散に配合される。皮膚を丈夫にする効果があり、アトピー性皮膚炎には、桂枝加黄耆湯を用いる。

〔神農本草経・和訓〕黄耆、味は甘、微温。山谷に生ず。癰疽、久敗瘡、膿を排し痛を止め、大風癩疾、五痔鼠瘻、虚を補い、小兒百病を治す。〔注〕癰疽は、化膿性皮膚疾患。久敗瘡は難治性の皮膚病。大風癩疾は、ハンセン氏のこと。五痔は、五種類の痔の病気で、牡痔、牝痔、脈痔、腸痔、血痔を言う。鼠瘻は、瘰癧の別名で頸部のリンパ節結核のこと。小兒百病とは、小兒の様々な病気のこと。

159 呉茱萸 (ごしゅゆ)

〔原文〕呉茱萸，大熱，有小毒．去淡冷，腹内絞痛，諸冷，實不消，中惡，心腹痛，逆氣，利五臟．根白皮，殺蟯蟲，治喉痺咳逆，止泄注，食不消，女子經産余血．治白癬．生上谷川谷及冤句．九月九日採，陰乾．

〔和訓〕呉茱萸、大熱、小毒有り。淡冷、腹内絞痛、諸冷、實不消、中惡、心腹痛、逆氣を去り、五臟を利す。根白皮、蟯蟲を殺し、喉痺咳逆を治し、泄注、食消せざるもの、女子經産余血を止め、白癬を治す。上谷川谷及び冤句に生じ。九月九日に採り、陰乾す。

〔注〕冤句(えんこう)は、地名で、今の山東省荷沢県の西南。

〔解説〕呉茱萸は、ミカン科 Rutaceae のゴシュユ Evodia rutaecarpa Bentham 又は Evodia officinalis Dode の果実である。鎮痛（片頭痛に著効）や温補作用があり、呉茱萸湯、温経湯、当帰四逆加呉茱萸生姜湯に配合される。
〔神農本草経・和訓〕呉茱萸、味は辛、温。川谷に生ず。中を温め、気を下す。痛、欬逆、寒熱を止め。湿、血痺を除き、風邪を逐い、湊理を開く。根は三蟲を殺す。一名藙。〔注〕血痺は、知覚障害のこと。三蟲は、長虫（回虫）、赤虫、蟯虫のこと。藙は、ウコギ科の落葉高木、おおだら、おにたらのこと。

160 黄芩 (おうごん)

〔原文〕黄芩，大寒，無毒．療痰熱，胃中熱，小腹絞痛，消穀，利小腸，女子血閉，淋露，下血，小兒腹痛．一名空腸，一名内虛，一名黄文，一名經芩，一名妒婦．其子，主腸膿血．生秭歸川谷及冤句．三月三日採根，陰乾．

〔和訓〕黄芩、大寒、毒無し。痰熱、胃中熱、小腹絞痛を療し、穀を消し、小腸、女子血閉、淋露、下血、小兒腹痛を利す。一名空腸、一名内虛、一名黄文、一名經芩、一名妒婦。其子、主腸膿血。秭歸川谷及冤句に生ず。三月三日根を採り、陰乾す。

〔注〕女子血閉は、無月経。淋露は、尿の出にくい病気。

呉茱萸／黄芩／黄連／五味子

〔解説〕黄芩は、シソ科 Labiatae のコガネバナ Scutellaria baicalensis Georgi の根である。解熱、抗炎症作用があり、小柴胡湯、黄芩湯、黄連解毒湯に配合される。

〔神農本草経・和訓〕黄芩、味は苦、平。川谷に生ず。諸熱黄疸、腸澼泄利、水を逐い、血閉を下し、悪瘡疽蝕火瘍を治す。一名腐腹(ふふく)。〔注〕腸澼泄利は、血性の下痢便を生ずる病気。血閉は、無月経のこと。悪瘡は、癰膿など悪性の腫れ物のこと。疽は癰の一種で化膿性病変。蝕は破れ腐った傷。

161 黄連 (おうれん)

〔原文〕黄連, 微寒, 無毒. 五臓冷熱, 久下泄澼膿血, 止消渇, 大驚, 除水, 利骨, 調胃, 厚腸, 益胆, 療口瘡. 生巫陽川谷及蜀郡太山. 二月, 八月採.

〔和訓〕黄連、微寒、毒無し。五臓冷熱、久しく下る泄澼、膿血を主る。消渇、大驚を止め、水を除き骨を利し、胃を調え、腸を厚くし、胆を益し、口瘡を療す。巫陽川谷及び蜀郡太山に生ず。二月、八月に採る。

〔解説〕黄連は、キンポウゲ科 Ranunculaceae のシナオウレンの Coptis chinensis FRANCH.、日本産は、オウレン Coptis japonica Makino の根茎である。清熱、止痢作用があり、黄連解毒湯、葛根黄芩黄連湯、半夏瀉心湯、黄連湯などに配合される。

〔神農本草経・和訓〕黄連、味は苦、寒。川谷に生ず。熱気、目痛、眥傷、泣出で、目を明らかにし、腸澼腹痛下利、婦人陰中腫痛を治す。久しく服せば、人をして、忘れざらしむ。一名王連(おうれん)。〔注〕眥は、「目じり」の意味。眥傷は、目じりの傷。腸澼は、血性の下痢便を生ずる急性腸炎や潰瘍性大腸炎様の疾患。陰中腫痛は、陰部が腫れて痛む病気で、感染症や悪性腫瘍と思われる。

162 五味子 (ごみし)

〔原文〕五味子, 無毒. 養五臓, 除熱, 生陰中肌. 一名會及, 一名玄及.

97

生齊山山谷及代郡．八月採實，陰乾．

〔和訓〕五味子、毒無し。五臓を養い、熱を除き、陰中の肌を生じ、一名會及、一名玄及。齊山山谷及代郡に生ず。八月に実を採る。陰乾す。

〔解説〕 五味子は、マツブサ科 Schisandraceae のチョウセンゴミシ *Schisandra chinensis* Baillon の果実である。滋潤、鎮咳作用があり、小青竜湯、苓甘姜味辛夏仁湯、射干麻黄湯、生脈散などに配合される。浅田宗伯は、「滋潤を主り、咳逆を治す」と述べている。

〔神農本草経・和訓〕五味、味は酸、温。山谷に生ず。気を益し、欬逆上気、労傷、羸痩、不足を補い、陰を強め、男子精を益す。〔注〕労傷は、労倦と同じであり、肺結核様の疾患。

163　決明子 (けつめいし)

〔原文〕決明子，苦甘，微寒無毒．療唇口青．生龍門川澤，石決明生豫章．十月十日採，陰乾百日．

〔和訓〕決明子、苦甘、微寒、毒無し。唇口青きを療す。龍門、川澤に生ず。石決明は豫章に生ず。十月十日採り、百日を陰乾す。

〔解説〕決明子は、マメ科 Leguminosae のエビスグサ *Cassia obtusifolia* L. の種子である。眼科疾患や便秘に用いることがある。

〔神農本草経・和訓〕決明、味は鹹、平。川沢に生ず。青盲、目淫膚、赤白膜、眼赤痛、涙出ずるを治す。久しく服せば、精を益し、身を軽くす。
〔注〕青盲は、現代の緑内障に相当すると考えられる。目淫膚、赤白膜、眼赤痛は、結膜炎様の症状である。

164　芍薬 (しゃくやく)

〔原文〕芍藥，酸，平，微寒，有小毒．通順血脈，緩中，散惡血，逐賊血，去水氣，利勝膀大小腸，消癰腫，時行寒熱，中惡，腹痛，腰痛．一名白朮，一名余容，一名犁食，一名解倉，一名鋋．生中岳川谷及丘陵．二月，八月採根，曝乾．

〔和訓〕芍薬、酸、平、微寒、小毒有り。血脈を通順し、中を緩め、惡血を散じ、賊血を逐い、水氣を去り、膀胱大小腸を利し、癰腫、時行寒熱、中惡、腹痛、腰痛を消す。一名白朮、一名余容、一名犂食、一名解倉、一名鋌。中岳川谷及丘陵に生じ、二月、八月に根を採り、曝乾す。

〔解説〕芍薬は、ボタン科Paeoniaceaeのシャクヤク Paeonia lactiflora Pallasの根である。血を和し、体内を緩める効果があり、当帰芍薬散、芍薬甘草湯に配合される。

〔神農本草経・和訓〕勺薬、味は苦、平。川谷に生ず。邪氣腹痛を治す。血痺を除き、堅積寒熱疝瘕を破り、痛を止め、小便を利し、気を益す。〔注〕血痺は、知覚障害のこと。堅積は、硬い固定した腹部腫瘤。疝瘕は、下腹部の熱痛と尿道に分泌物の生ずる病気で、前立腺炎に類似した病気。

165　桔梗 (ききょう)

〔原文〕桔梗，苦，有小毒．利五臟腸胃，補血気，除寒熱風痺，温中消穀，療喉咽痛，下蠱毒．一名利如，一名房圖，一名白薬，一名梗草，一名薺苨．生嵩高山谷及冤句．二、八月採根，曝乾．

〔和訓〕桔梗、苦、小毒有り。五臟腸胃を利し、血気を補い、寒熱風痺を除き、中を温め穀を消し、喉咽痛を療し、蠱毒を下す。一名利如、一名房圖、一名白薬、一名梗草、一名薺苨。嵩高山谷及び冤句に生ず。二、八月に根を採り、曝乾す。

〔解説〕桔梗は、キキョウ科Campanulaceaeのキキョウ Platycodon grandiflorum A. De Candolleの根である。気を下し、排膿の効果があり、桔梗湯、十味敗毒湯、小柴胡湯桔梗石膏に配合される。

〔神農本草経・和訓〕桔梗、味は辛、微温。山谷に生ず。胸脇み刀刺の如き痛み、腹満腸鳴幽幽、驚恐悸気を治す。〔注〕幽幽は、腸鳴の音の形容したもの。悸気は、心臓の動悸のこと。

166 芎藭 (きゅうきゅう) 〔川芎 (せんきゅう)〕

〔原文〕芎藭，無毒．除腦中冷動，面上游風去來，目淚出，多涕唾，忽忽如醉，諸寒冷氣，心腹堅痛，中惡，猝急腫痛，脅風痛，溫中內寒．一名胡芎，一名香果．其葉名蘼蕪．生武功川谷斜谷西嶺．三月，四月採根，曝乾．

〔和訓〕芎藭、毒無し。脳中の冷動、面上の游風去来、目涙出で、涕唾多きもの、忽忽として酔の如く、諸寒冷気、心腹堅痛、中悪、卒急の腫痛、脅風痛を除き、中の内寒を温む。一名胡芎、一名香果。其の葉は蘼蕪と名づく。武功川谷斜谷西嶺に生ず。三月、四月に根を採り、曝乾す。

〔注〕游風は、腫脹。

〔解説〕芎藭は、川芎のことである。川芎は、セリ科 Umbelliferae のセンキュウ Cnidium officinale Makino の根茎である。川芎は、「血」に作用し補血、鎮痛、駆瘀血作用があり、当帰芍薬散、川芎茶調散、四物湯、続命湯、奔豚湯、芎帰膠艾湯、当帰散、温経湯などに配合される。

〔神農本草経・和訓〕芎藭、味は辛、温。川谷に生ず。中風脳に入るもの、頭痛、寒痺、筋攣緩急、金創、婦人血閉、子無きものを治す。〔注〕寒痺は、寒邪による痺証で、関節リウマチの様の疾患。筋攣は筋肉の痙攣する病気。血閉は、無月経。

167 蘼蕪 (びぶ) 〔蘼蕪 (びぶ)〕

〔原文〕蘼蕪，無毒．主身中老風，頭中久風，風眩．一名薇蕪，芎藭苗也．生雍州川澤及宛朐．四月，五月採葉，曝乾．

〔和訓〕蘼蕪、無毒。身中老風、頭中久風、風眩を主る。一名薇蕪、芎藭苗也。雍州川澤及宛朐に生ず。四月、五月に葉を採り、曝乾す。

〔注〕老風、久風の風は、脳卒中のこと。風眩はめまいのこと。

〔解説〕蘼蕪は、孫星衍編の『神農本草経』には、蘪蕪とある。蘼蕪は、川芎の葉である。

〔神農本草経・和訓〕蘪蕪、味は辛、温。川沢に生ず。欬逆を治す。驚きを定め、邪悪を辟け、蠱毒鬼注を除き、三蟲を去る。久しく服せば、神に通ず。一名薇蕪。〔注〕蠱毒は、寄生虫疾患のこと。鬼注は、肺結核。三蟲は、長虫（回虫）、赤虫、蟯虫のこと。

168　藁本（こうほん）

〔原文〕藁本，苦，微温，微寒無毒．辟霧露潤澤，療風邪軃曳，金瘡，可作沐藥面脂．實主風流四肢．一名微莖．生崇山山谷．正月，二月採根，曝乾，三十日成．

〔和訓〕藁本、苦、微温、微寒、毒無し。霧露の潤澤を辟けるを主る、風邪軃曳、金瘡を療し。沐薬、面脂を作るによし。實は風が四肢に流れるを主る。一名微莖。崇山山谷に生ず。正月、二月採根、曝乾、三十日成。

〔注〕軃曳は、脳卒中で手足の弛緩して麻痺するもの（諸病源候論）。

〔解説〕藁本は、セリ科 Umbelliferae の遼藁本 *Ligusticum jeholense* Nakai et Kitag.、藁本 *Ligusticum sinense* Oliv. の根と根茎である。

〔神農本草経・和訓〕藁本、一名鬼卿、一名地新、味は辛、温。山谷に生ず。婦人疝瘕、陰中寒腫痛、腹中急を治す。風頭痛を除き、肌膚を長じ、顔色を悦ばしむ。〔注〕疝瘕は、下腹部に熱があり尿道から白い粘液が出る病気。陰中は、外陰部や膣のこと。腹中は、横隔膜以下の腹中を言う。風頭痛は、風邪によって生ずる頭痛。

169　麻黄（まおう）

〔原文〕麻黄，微温，無毒．五臟邪気緩急，風脅痛，字乳餘疾，止好唾，通腠理，疏傷寒頭疼，解肌，泄邪悪気，消赤黒斑毒．不可多服，令人虚．一名卑相，一名卑鹽．生晉地及河東川谷．立秋採莖，陰乾令青．

〔和訓〕麻黄、微温、無毒。五臟の邪気の緩急、風脅痛、字乳、餘疾を主る。好（しばしば）唾をするを止む。腠理を通し、傷寒頭疼を疏し、肌を解し、邪悪気を泄し、赤黒斑毒を消す。多服すべからず。人をして虚せしむ。一名卑相、

一名卑鹽。晋地及び河東川谷に生ず。立秋採莖を採り、陰乾し青ならしむ。

〔注〕字乳は、乳を飲ませること、生育のこと。餘疾は産後の病気。
〔解説〕麻黄は、マオウ科 Ephedraceae の麻黄 *Ephedra sinica* Stapf, E. intermedia Schrenk et C. A. Meyer 又は *E. equisetina* Bunge の地上茎である。発汗、利尿、治喘作用があり、麻黄湯、越婢加朮湯、桂枝二越婢一湯、葛根湯、大青竜湯などに配合される。
〔神農本草経・和訓〕麻黄、味は苦、温。川谷に生ず。中風、傷寒、頭痛、温瘧を治す。表を発し、汗を出だし、邪熱気を去り、欬逆上気を止め、寒熱を除き、癥堅積聚を破る。一名竜沙（りゅうさ）。〔注〕温瘧マラリアのこと。癥堅は、硬くて固定した腫瘤。積聚は腹部の疼痛を伴う腫瘤であり、固定したものを積、固定しないものを聚という。

170 葛根 (かっこん)

〔原文〕葛根，無毒．療傷寒中風頭痛，解肌發表出汗，開腠理，治金瘡，止痛，脅風痛．生根汁，大寒，治消渇，傷寒壯熱．白葛，燒以粉瘡，止痛斷血．葉，主金瘡，止血．花，主消酒．一名雞齊根，一名鹿藿，一名黄斤．生汶山川谷．五月採根，曝乾．

〔和訓〕葛根、無毒。傷寒中風頭痛を療し、肌を解し表を発し汗を出し、腠理を開き、金瘡を治し、痛、脅風痛を止む。生根汁は大寒、消渇、傷寒壯熱を治す。白葛は、焼きて粉を以て瘡を主り、痛を止め、血を断ず。葉は、金瘡、止血を主る。花は、消酒を主る。一名雞齊根、一名鹿藿、一名黄斤。汶山川谷に生ず。五月に根を採り、曝乾す。

〔解説〕葛根は、マメ科 Leguminosae の葛 Pueraria lobata Ohwi の根である。解熱や肩こりを治す作用があり、葛根湯、葛根黄芩黄連湯に配合される。
〔神農本草経・和訓〕葛根、一名雞齊根（けいせいこん）、味は甘、平。川谷に生ず。消渇、身大熱、嘔吐、諸痺を治す。陰気を起こし、諸毒を解す。葛穀は下利十歳已上を治す。〔注〕消渇は、咽が乾いて水分を多くとり尿が多くでる病気で、糖尿病に類似した病気。諸痺は、諸々の痺証で関節炎や知覚障害を指す。

171　前胡 （ぜんこ）

〔原文〕前胡，味苦，微寒，無毒．主療痰滿，胸脅中痞，心腹結氣，風頭痛，去痰實，下氣．治傷寒寒熱，推陳致新，明目益精．二月，八月採根，曝乾．

〔和訓〕前胡、味苦、微寒、無毒。痰満、胸脅中痞、心腹結気、風頭痛を療し主る。痰実を去る。気を下し、傷寒寒熱を治す。陳を推し新を致し、目を明らかにし精を益す。二月、八月に根を採り、曝乾す。

〔解説〕前胡、セリ科 Umbelliferae の白花前胡 *Peucedanum praeruptorum* Dunn. の根である。咳痰に用いられる。『神農本草経』には記載はない。

172　知母 （ちも）

〔原文〕知母，無毒．療傷寒久瘧煩熱，脅下邪氣，膈中惡，及風汗內疸．多服令人泄．一名女雷，一名女理，一名兒草，一名鹿列，一名韭逢，一名兒踵草，一名東根，一名水須，一名沈燔．一名蔆，生河內川谷．二月，八月採根，曝乾．

〔和訓〕知母、無毒。傷寒、久瘧の煩熱、脅下の邪気、膈中悪、及び風汗内疸を療す。多服すれば人をして泄せしむ。一名女雷、一名女理、一名兒草、一名鹿列、一名韭逢、一名兒踵草、一名東根、一名水須、一名沈燔。一名蔆、河内川谷に生ず。二月、八月に根を採り、曝乾す。

〔注〕瘧は、マラリアのこと。風汗は、汗毒の一名、頰顳から耳後部にかけて生ずる膿瘍のこと。

〔解説〕知母は、ユリ科 Liliaceae のハナスゲ *Anemarrhena asphodeloides* Bunge の根茎である。清熱して燥を潤す効果があり、白虎湯、酸棗仁湯に配合される。

〔神農本草経・和訓〕知母、味は苦、寒。川谷に生ず。消渇熱中を治す。邪気、肢體浮腫を除き、水を下し、不足を補い、気を益す。一名蚳母、一名連母、一名野蓼、一名地参、一名水参、一名水浚、一名貨母、一名蝭母。〔注〕消渇は、咽が乾いて水分を多くとり尿が多くでる病気で、糖尿病に類似した

病気。熱中は、熱邪が胃腸に停留する病気。

173　大青（たいせい）

〔原文〕大青，味苦，大寒，無毒．主療時氣頭痛，大熱口瘡．三月，四月採莖，陰乾．

〔和訓〕大青、味苦、大寒、毒無し。時気頭痛、大熱口瘡を療し主る。三月、四月に茎を採り、陰乾す。

〔解説〕大青は、大青葉とも言い、アブラナ科 Cruciferae のタイセイ Isatis indigotica FORT. の葉。インジゴを含み、染料の原料となる。清熱作用があり、ウイルス感染などに用いられる。『神農本草経』には記載はない。

174　貝母（ばいも）

〔原文〕貝母，苦微寒，無毒．療腹中結實，心下滿，洗洗惡風寒，目眩項直，欬嗽上氣，止煩熱渴，出汗，安五臟，利骨髓．一名藥實，一名苦花，一名苦菜，一名商草，一名勒母．生晉地。十月採根，曝乾．

〔和訓〕貝母、苦微寒、毒無し。腹中結実、心下満、洗洗悪風寒、目眩項直、欬嗽上氣を療す。煩熱渇、出汗を止め。五臓を安んじ、骨髄を利す。一名薬実、一名苦花、一名苦菜、一名商草、一名勒母。晉地に生じ、十月に根を採り、曝乾す。

〔解説〕貝母は、ユリ科 Liliaceae のアミガサユリ 浙貝母 Fritillaria thunbergii Miq. 川貝母 Fritillaria cirrhosa D. Don などの鱗茎である。貝母には、固まった物を開き水毒をめぐらす効果があり、三物白散、当帰貝母苦参丸に配合される。

〔神農本草経・和訓〕貝母、味、辛、平。傷寒煩熱、淋瀝、邪気疝瘕、喉痺、乳難、金創風痙を治す。一名空草（くうそう）。〔注〕煩熱は、発熱といらいらを伴い胸苦しい状態。淋瀝は、淋病、膀胱炎など。疝瘕は、下腹部に熱があり尿道から白い粘液が出る病気。喉痺は、咽頭ジフテリアなどを指す。乳難は難産のこと。

175 栝蔞根 (かろうこん)

〔原文〕栝蔞根,無毒.除腸胃中痼熱,八疸身面黃,脣乾口燥,短氣,通月水,止小便利.一名果臝,一名天瓜,一名澤姑.實,名黃瓜,主胸痺,悅澤人面.莖葉,療中熱傷暑.生弘農川谷及山陰地.入土深者良.生鹵地者有毒.二月,八月採根曝乾,三十日成.

〔和訓〕栝蔞根、無毒。腸胃中痼熱、八疸、身面黄、唇乾口燥、短気を除く。月水を通じ、小便利を止む。一名果臝、一名天瓜、一名澤姑。実、黄瓜と名づく、胸痺、人面を悦澤するを主る。茎葉、中熱傷暑を療す。弘農川谷及山陰地に生ず。土に深く入る者は良。鹵地に生ずるは有毒。二月、八月に根を採り曝乾す。三十日にして成る。

〔注〕八疸は、『諸病源候論』には黄疸について、黄疸、酒疸、穀疸、女労疸、黒疸、九疸、胞疸、風黄疸、湿疸の記載がある。

〔解説〕栝樓は、栝樓根、天花粉のことである。栝樓根は、ウリ科 Cucurbitaceae のチョウセンカラスウリ *Trichosanthes kirilowii* Maxim. の根である。体内を潤して津液を行らせる効果がある。

〔神農本草経・和訓〕栝樓、一名地樓、味は苦、寒。川谷に生ず。消渇、身熱煩満、大熱を治す。虚を補い、中を安んじ、絶傷を続ぐ。〔注〕消渇は、咽が乾いて水分を多くとり尿が多くでる病気で、糖尿病に類似した病気。煩満は、いらいらして胸が張ること。絶傷は、筋肉の障害された病気。

176 丹参 (たんじん)

〔原文〕丹參,無毒.養血,去心腹痼疾結氣,腰脊強腳痺,除風邪留熱.久服利人.一名赤參,一名木羊乳.生桐柏山川谷及太山.五月採根,曝乾.

〔和訓〕丹參、無毒。血を養い、心腹痼疾結気、腰脊強脚痺を去る。風邪留熱を除く。久しく服せば、人を利す。一名赤參、一名木羊乳。桐柏山、川谷及び太山に生じ、五月に根を採り、曝乾す。

〔解説〕丹參は、シソ科 Labiatae のタンジン *Salvia miltiorrhiza* Bunge の根

である。丹参には、駆瘀血、止痛作用があり、虚血性心疾患に対する薬方の冠心2号方に配合される。

〔神農本草経・和訓〕丹参、味は苦、微寒。川谷に生ず。心腹邪気、腸鳴幽幽走る水の如きもの、寒熱積聚を治す。癥を破り、瘕を除き、煩満を止め、気を益す。一名郤蝉草。〔注〕幽幽は、腸が鳴ることの形容。積聚は腹部の疼痛を伴う腫瘤であり、固定したものを積、固定しないものを聚という。癥瘕は腹内の腫瘤であり、癥は固定したもの、瘕は移動するものである。煩満は、いらいらして胸が張ること。

177 龍眼 (りゅうがん)

〔原文〕龍眼, 無毒. 除蟲去毒. 其大者似檳榔. 生南海山谷.

〔和訓〕龍眼、毒無し。蟲を除き、毒を去る。其の大なる者は檳榔に似る。南海山谷に生ず。

〔解説〕龍眼は、龍眼肉のことで、ムクロジ科 Sapindaceae のリュウガン龍眼 *Euphoria longan* Steud. の仮種皮である。帰脾湯、加味帰脾湯などに配合される。

〔神農本草経・和訓〕龍眼、味は甘、平。五臓邪気を治す。志を安んじ、食を厭かし、久しく服せば、魂魄を強め、聡察し、身を軽くし、老いず。神明に通ず。

178 厚朴 (こうぼく)

〔原文〕厚朴, 大温, 無毒. 温中, 益氣, 消痰下氣, 療霍亂及腹痛, 脹滿, 胃中冷逆, 胸中嘔逆不止, 泄痢, 淋露, 除驚, 去留熱, 止煩滿, 厚腸胃. 一名濃皮, 一名赤朴. 其樹名榛, 其子名逐折。療鼠瘻, 明目, 益氣. 生交址、冤句. 三月、九月、十月採皮, 陰乾.

〔和訓〕厚朴、大温、毒無し。中を温め、気を益す。痰を消し気を下す、霍乱及び腹痛、脹満、胃中冷逆、胸中嘔逆止まざるもの、泄痢、淋露を療す。驚を除き、留熱を去り、煩満を止め、腸胃を厚くす。一名濃皮、一名赤朴。

其の樹を榛と名づけ、其の子を逐折と名づく。鼠瘻を療し、目を明らかにし、気を益す。交址、冤句に生ず。三月、九月、十月に皮を採り、陰乾す。

〔注〕淋露は、汗が露の滴るようにでること、産後の悪露が流れ出して止まらない症候。

〔解説〕厚朴は、モクレン科 Magnoliaceae のホウノキ 厚朴 *Magnolia officinalis* Rehder et Wilson の樹皮や根皮である。健胃、平喘、気を巡らす作用があり、半夏厚朴湯、胃苓湯、神秘湯、桂枝加厚朴杏仁湯、潤腸湯に配合される。

〔神農本草経・和訓〕厚朴、味は苦、温。中風傷寒頭痛、寒熱驚気、血痺死肌を治す。三蟲を去る。〔注〕血痺死肌は、知覚障害のこと。三蟲は、長虫（回虫）、赤虫、蟯虫を言う。

179　猪苓 (ちょれい)

〔原文〕猪苓，無毒．生衡山山谷，及濟陰冤句．二月，八月採，陰乾．

〔和訓〕猪苓、毒無し。衡山山谷及び濟陰冤句に生ず。二月、八月に採り、陰乾す。

〔解説〕猪苓は、サルノコシカケ科 Polyporaceae のチョレイマイタケ *Polyporus umbellatus* Fries の菌核である。利尿作用、渇を除く作用があり五苓散、猪苓湯に配合される。

〔神農本草経・和訓〕猪苓、味は甘、平。山谷に生ず。痎瘧を治す。毒蠱注不祥を解し、水道を利し、久しく服せば、身を軽くし、老に耐ゆ。一名猳猪矢(かちょし)。〔注〕毒蠱と毒蟲は同じであり、寄生虫疾患のこと。不祥は、「鬼」の意味であり、注不祥は、注鬼であり、注鬼は鬼注と同じことであり、肺結核のことを意味する。

180　竹葉 (ちくよう)

〔原文〕竹葉（篁竹葉），大寒，無毒．除煩熱，風痙，喉痺，嘔吐．根，消毒．實，生益州．淡竹葉，味辛，平，大寒．主胸中痰熱，咳逆上氣．其瀝，大寒．療暴中風，風痺，胸中大熱，止煩悶．其皮茹，微寒，

治嘔，温氣，寒熱，吐血，崩中，溢筋．苦竹葉及瀝，療口瘡，目痛，明目，通利九竅．竹筍，味甘，無毒．主消渇，利水道，益氣，可久食．

〔和訓〕竹葉（菫竹葉）、大寒、毒無し。煩熱、風痙、喉痺、嘔吐を除く。根、毒を消す。實は益州に生ず。
淡竹葉、味辛、平、大寒。胸中痰熱、咳逆上氣。主る。
其の瀝、大寒。暴中風、風痺、胸中大熱を療す。煩悶を止む。
其の皮筎、微寒、嘔、温氣、寒熱、吐血、崩中を治す。筋を溢す。
苦竹葉及び瀝、口瘡、目痛を療す。目を明らかにす。九竅を通利す。
竹筍、味甘、毒無し。消渇を主り、水道を利し、氣を益す。久しく食す可し。

〔注〕風痙は、てんかん様の急病痙攣性疾患である。喉痺は、咽喉ジフテリアである。暴中風は脳卒中様疾患と思われる。

〔解説〕竹葉は、イネ科 Poaceae の苦竹 Pleioblastus amarus (Keng) Keng fil. の葉である。竹葉には、清熱、鎮咳作用があり、竹葉石膏湯に配合される。〔神農本草経・和訓〕竹葉、味は苦、平。欬逆上気、溢筋悪瘍を治す。小蟲を殺す。根は湯を作る。気を益し、渇を止め、虚を補い、気を下す。汁は風痙痺を治す。実は神明に通じ、身を軽くし、気を益す。〔注〕溢筋は、過剰な筋肉の緊張する病気と考えられる。悪瘍は、悪瘡と同じであり、癰膿など悪性の腫れ物のこと。小蟲は、不詳である。

181 枳実 (きじつ)

〔原文〕枳実，酸，微寒，無毒．除胸脅痰癖，逐停水，破結実，消脹滿，心下急，痞痛，逆氣，脅風痛，安胃氣，止溏泄，明目．生河內川澤．九月，十月採，陰乾．

〔和訓〕枳実、酸、微寒、毒無し。胸脅痰癖を除き、停水を逐い、結実を破り、脹満、心下急、痞痛、逆氣、脅風痛を消す。胃気を安んじ、溏泄を止め、目を明らかにす。河內川澤に生じ、九月、十月に採り、陰乾す。

〔解説〕枳実は、ミカン科 Rutaceae のダイダイ Citrus aurantium L.、イチャンレモン C. wilsonli Tanaka、カラタチ Poncirus trifoliata Rafin. などの未熟

果実である。枳実には、気を巡らせる作用があり、大柴胡湯、枳実芍薬散などに配合される。

〔神農本草経・和訓〕枳実、味は苦、寒。川沢に生ず。大風、皮膚中に在りて、麻豆の如く苦痒を治す。寒熱熱結を除き、利を止め、肌肉を長じ、五臓を利し、気を益し、身を軽くす。〔注〕大風は、強い風の邪気のこと。

182　玄参 (げんじん)

〔原文〕玄参，鹹，無毒．主中風傷寒，身熱支滿，狂邪忽忽不知人，溫瘧洒洒，血瘕，下寒血，除胸中氣，下水，止煩渇，散頸下核，癰腫，心腹痛，堅症，定五臟．久服補虚，明目，強陰，益精．一名玄台，一名鹿腸，一名正馬，一名鹹，一名端．生河間川谷及冤句．三月，四月採根，曝乾．

〔和訓〕玄参、鹹、毒無し。中風傷寒、身熱支満、狂邪忽忽として人を知らず、温瘧洒洒、血瘕を主る。寒血を下し、胸中気を除き、水を下し、煩渇を止め、頸下の核。癰腫、心腹痛、堅症を散ず、五臓を定む。久服すれば虚を補い、目を明らかにし、陰を強め精を益す。一名玄台、一名鹿腸、一名正馬、一名鹹、一名端。河間川谷及冤句に生ず。三月、四月採を採り、曝乾す。

〔解説〕玄参は、ゴマノハグサ科 Scrophulariaceae の玄参 Scrophularia ningpoensis Hemsl. の根である。解熱、抗炎症作用がある。

〔神農本草経・和訓〕玄参、味は苦、微寒。川谷に生ず。腹中寒熱積聚、女子産乳余疾を治す。腎気を補う。人をして目を明らかにしむ、一名重台(じゅうだい)。〔注〕積聚は腹部の疼痛を伴う腫瘤であり、固定したものを積、固定しないものを聚という。女子産乳余疾は、産後瘀血が残っていて腹痛が続く証である。

183　沙参 (しゃじん)

〔原文〕沙参，無毒．療胃痺，心腹痛，結熱邪氣，頭痛，皮間邪熱，安五臟，補中．一名苦心，一名志取，一名虎須，一名白參，一名識美，

一名文希．生河內川谷及冤句般陽續山．二月，八月採根，曝乾．

〔和訓〕沙参、無毒。胃痺、心腹痛、結熱邪気、頭痛、皮間邪熱を療す。五臓を安んず。中を補う。一名苦心、一名志取、一名虎須、一名白参、一名識美、一名文希。河內川谷及び冤句般陽續山に生ず。二月、八月に根を採り、曝乾す。

〔注〕痺は、しびれる病気、リウマチ様疾患を指す。胃痺は、胃がしびれる病気であるから、胃炎や胃潰瘍を指すものか。

〔解説〕沙参は、キキョウ科 Campanulaceae の *Adenophora gmelinii* Fisch. var.latifolia (Fisch) Kitagawa form. densipila (Kitagawa) Kitamura、サイヨウシャジン *Adenopho ra triphylla* (Thunb) A. DC., などの根である。沙参は、止咳作用がある。

〔神農本草経・和訓〕沙参、味は苦、微寒。川谷に生ず。血積驚気を治す。寒熱を除き、中を補い、肺気を益す。久しく服せば、人を利す、一名知母。〔注〕血積は、瘀血のこと。驚気は、小児の痙攣性疾患のこと。

184 苦参 (くじん)

〔原文〕苦参，無毒．養肝膽気，安五臓，定志，益精，利九竅，除伏熱，腸澼，止渇，醒酒，小便黄赤，治悪瘡，下部䘌瘡，平胃氣，令人嗜食輕身．一名地槐，一名菟槐，一名驕槐，一名白莖，一名虎麻，一名岑莖，一名祿白，一名陵郎．生汝南山谷及田野．三月，八月，十月採根，曝乾．

〔和訓〕苦参、無毒。肝膽の気を養い、五臓を安んじ、志を定め、精を益し、九竅を利し、伏熱、腸澼を除き、渇、醒酒、小便黄赤を止む。悪瘡、下部䘌瘡を治し、胃気を平らかにし、人をして食を嗜ましめ、身を輕くす。一名地槐、一名菟槐、一名驕槐、一名白莖、一名虎麻、一名岑莖、一名祿白、一名陵郎。汝南山谷及田野に生ず。三月、八月、十月に根を採り、曝乾す。

〔注〕腸澼は、血性の下痢便を生ずる急性腸炎や潰瘍性大腸炎様の疾患。悪瘡は、難治性の皮膚疾患のこと。

〔解説〕苦参は、マメ科 Leguminosae のクララ Sophora flavescens Ait. の根である。湿を去り、熱を除く効果があり、止痒作用により、湿疹などに用いる。三物黄芩湯、帰母苦参丸に配合される。

〔神農本草経・和訓〕苦参、味は苦、寒。山谷に生ず。心腹結気、癥瘕積聚、黄疸、溺に余瀝（よれき）有るを治す。水を逐い、癰腫を除き、中を補い、目を明らかにし、涙を止む。一名水槐（すいかい）、一名苦識（くしき）。〔注〕結気は、気が結ぼれる病気。癥瘕は腹内の腫瘤であり、癥は固定したもの、瘕は移動するものである。積聚は腹部の疼痛を伴う腫瘤であり、固定したものを積、固定しないものを聚という。溺の余瀝とは、尿が余分に滴り落ちること。

185　続断 (ぞくだん)

〔原文〕續斷，辛，無毒．崩中漏血，金瘡血内漏，止痛，生肌肉，及跌傷，惡血，腰痛，關節緩急．一名接骨，一名南草，一名槐．生常山山谷．七月，八月採，陰乾．

〔和訓〕続断、辛、毒無し。崩中漏血、金瘡血内漏を主る。痛を止め、肌肉を生ず。及び跌傷、悪血、腰痛、関節緩急を主る。一名接骨、一名南草、一名槐。常山山谷に生ず。七月、八月に採り、陰乾す。

〔解説〕続断は、マツムシソウ科 Dispacaceae のトウナベナ　川続断 Dipsacus asper Wall. およびナベナ　続断 Dipsacus japonicus Miq. の根である。腰痛、下肢痛に効果がある。

〔神農本草経・和訓〕続断、味は苦、微温。山谷に生ず。傷寒、不足を補い、金創癰傷折跌を治す。筋骨を続ぐ。婦人乳難。久しく服せば、気を益す。一名竜豆（りゅうとう）、一名属折（ぞくせつ）。〔注〕金創は刃物による傷。折跌は、つまずいてけがすること。、骨折や筋肉の損傷が起こること。「筋骨を続ぐ」とは、障害された、筋肉や骨を治療すること。

186　山茱萸 (さんしゅゆ)

〔原文〕山茱萸，微温，無毒．腸胃風邪．寒熱，疝瘕，頭腦風，風氣

去來, 鼻塞, 目黄、耳聾, 面皰, 温中, 下氣, 出汗, 強陰, 益精, 安五臟, 通九竅, 止小便利. 明目, 強力, 長年. 一名雞足, 一名思益, 一名魃実. 生漢中山谷及琅邪, 冤句, 東海承縣. 九月, 十月採実, 陰乾.

〔和訓〕山茱萸、微温、毒無し。腸胃風邪。寒熱、疝瘕、頭腦風、風気去來、鼻塞、目黄、耳聾、面皰を主る。中を温め、気を下し、汗を出さしめ、陰を強くし、精を益し、五臟を安んじ、九竅を通じ、小便利を止め、目を明らかにし、力を強め、年を長ず。一名雞足、一名思益、一名魃実。漢中山谷及琅邪、冤句、東海承縣に生ず。九月、十月実を採り、陰乾す。

〔注〕疝瘕は、下腹部の熱痛と尿道に分泌物の生ずる病気で、前立腺炎に類似した病気。

〔解説〕山茱萸は、ミズキ科 Cornaceae のサンシュユ Cornus officinalis Siebold et Zuccarini の偽果の果肉である。強壮作用があり、八味地黄丸、六味地黄丸に配合される。

〔神農本草経・和訓〕山茱萸、味は酸、平。山谷に生ず。心下邪気寒熱を治す。中を温め、寒湿痺を逐い、三虫を去り、久しく服せば、身を軽くす。一名蜀棗。〔注〕寒湿痺は、関節炎、関節リウマチの様な疾患。三虫は、長虫(回虫)、赤虫、蟯虫を言う。

187 桑根白皮 (そうこんはくひ)

〔原文〕桑根白皮, 無毒. 去肺中水氣, 止唾血, 熱渇, 水腫, 腹滿, 臚脹, 利水道, 去寸白, 可以縫創. 採無時. 出土上者殺人. 汁, 解蜈蚣毒. 桑耳, 味甘, 有毒. 療月水不調. 其黄熟陳白者, 止久泄, 益氣不飢. 其金色者, 治癖飲, 積聚, 腹病, 金創. 一名桑菌, 一名木麥.

〔和訓〕桑根白皮、毒無し。肺中の水気を去る。唾血、熱渇、水腫、腹滿、臚脹を止め。水道を利し、寸白を去り、金創を縫うを可とす。時無く採る。土上に出づるは、人を殺す。汁、蜈蚣毒を解す。桑耳、味甘、毒有り。黒き

者は、月水不調を療す。其の黄熱し陳く白き者は、久泄を止み。気を益し。飢えず。其の金色の者は、癖飲、積聚、腹痛、金創を治す。一名桑菌、一名木麥。

〔注〕臚は、腹のこと。臚脹は、腹の張る病気のこと。
〔解説〕桑根白皮は、桑白皮(そうはくひ)と同じである。桑白皮は、クワ科 Moraceae のクワ Morus alba L. の根の皮である。鎮咳、平喘作用があり、五虎湯などに配合される。

〔神農本草経・和訓〕桑根白皮、味は甘、寒。山谷に生ず。傷中、五勞、六極、羸痩、崩中脉絶を治す。虚を補い、気を益し、葉は寒熱を除き、汗を出だす。桑耳の黒き者は、治女子漏下、赤白汁血病、癥瘕積聚腹痛、陰陽寒熱、無子を治す。五木耳檽(ごもくじじ)と名づく、気を益し、飢えず、身を軽くし、志を強くす。〔注〕傷中は内臓が障害された状態である。五勞とは、志勞、思勞、心勞、憂勞、瘦勞をいう。六極は、気極、血極、筋極、骨極、肌極、精極をいう。崩中は、不正性器出血である。脉絶は、不整脈のこと。赤白汁血病とは、赤や白色の帯下のこと。癥瘕は腹内の腫瘤であり、癥は固定したもの、瘕は移動するものである。積聚は腹部の疼痛を伴う腫瘤であり、固定したものを積、固定しないものを聚という。

188　松蘿 (しょうら)

〔原文〕松蘿，甘，無毒．療痰熱，温瘧，可為吐湯，利水道．生熊耳山川谷松樹上．五月採，陰乾．

〔和訓〕松蘿、甘、毒無し。痰熱、温瘧を療す。湯を吐くを可とす。水道を利す。熊耳山川谷松樹上に生ず。五月に採り、陰乾す。

〔注〕熊耳は、河南省盧氏県にある山。
〔解説〕松蘿は、サルオガセ科 Usneaceae のヨコワサルオガセ Usnea diffracta Vain. の全草である。
〔神農本草経・和訓〕松蘿、一名女蘿(じょら)、味は苦、平。川谷に生ず。瞋怒邪気、虚汗出づるを止め、頭風、女子陰寒腫痛を治す。〔注〕瞋(しん)は、怒ること。

189 白棘 (はくきょく)

〔原文〕白棘，無毒．決刺結，治丈夫虛損，陰痿，精自出，補腎氣，益精髓．一名棘刺．生雍州川谷．

〔和訓〕白棘、毒無し。結を決刺し、丈夫虛損、陰痿、精自ら出づるを治す。腎氣を補い、精髓を益す。一名棘刺。雍州川谷に生ず。

〔注〕決刺結については、『国訳本草綱目』では「結を決刺し」と読んでいるが、意味は不明である。「決刺」という言葉は、『大漢和辞典』(諸橋)にはない。

〔解説〕白棘は、クロウメモドキ科 Rhamnaceae の棗 Ziziphus jujuba Mill. の幹や枝にでる棘である。

〔神農本草経・和訓〕白棘、味は辛、寒。川谷に生ず。心腹痛、癰腫、潰膿を治す。痛を止む。一名棘鍼(きょくしん)。〔注〕癰腫は、化膿性の腫れ物。潰膿は、自壊した化膿性皮膚疾患。

190 棘刺花 (きょくしか)

〔原文〕棘刺花，味苦，平，無毒．主治金瘡，内漏，明目．冬至後百廿日採之．實，主明目，心腹痿痺，除熱，利小便．生道旁．四月採．一名菥，一名馬朐，一名刺原．又有棗針，治腰痛，喉痺不通．

〔和訓〕棘刺花、味苦、平、毒無し。金瘡、内漏を主る。目を明らかにす。冬至の後、百廿日、之を採る。実、目を明らかにし、心腹痿痺、除熱、利小便を主る。道旁に生ず。四月に採り、一名菥、一名馬朐、一名刺原。又棗針有り。腰痛、喉痺不通を治す。

〔解説〕『本草綱目』によれば、棘刺花は、クロウメモドキ科 Rhamnaceae の棗 Ziziphus jujuba Mill. の花を指すと考えられる。『神農本草経』や『中薬大辞典』に記載はない。

191　狗脊 (くせき)

〔原文〕狗脊，甘，微温，無毒．療失溺不節，男子脚弱腰痛，風邪淋露，少氣，目闇，堅脊，利俛仰，女子傷中，關節重．一名強膂，一名扶蓋，一名扶筋．生常山川谷．二月，八月採根，曝乾．

〔和訓〕狗脊、甘、微温、毒無し。失溺節せず、男子脚弱く、腰痛、風邪淋露、少気、目闇を療す。脊を堅くす。俛仰、女子傷中、関節重きを利す。一名強膂、一名扶蓋、一名扶筋。常山川谷に生ず。二月、八月に根を採り、曝乾す。

【注】少気は、息切れのこと。闇は、暗いこと。傷中は、内臓の病気を指す。
【解説】狗脊は、タカワラビ科 Dicksoniaceae のタカワラビ *Cibotium barometz* J. Sm. の根茎である。腰や膝関節疾患に効果がある。

〔神農本草経・和訓〕狗脊、味は苦、平。川谷に生ず。腰背強、関機緩急、周痺寒湿膝痛を治す。頗る老人に利あり。一名百枝(ひゃくし)。〔注〕関機緩急は、脊椎が突っ張ている状態。周痺は、関節炎など四肢の痛む病気。

192　萆解 (ひかい)

〔原文〕萆解，甘，無毒．傷中恚怒，陰痿失溺，關節老血，老人五緩．一名赤節．生真定山谷．二月，八月採根，曝乾．

〔和訓〕萆解、甘、無毒。傷中、恚怒、陰痿、失溺、関節老血、老人五緩を主る。一名赤節。真定山谷に生ず。二月、八月に根採り、曝乾す。

【注】失溺(しつでき)は、尿失禁のこと。傷中は、内臓の病気を指す。老血は、瘀血のこと。五緩は不明。
【解説】萆薢は、ヤマノイモ科 Dioscoreaceae のオニドコロ、山萆薢は *Dioscorea tokoro* Makino または、粉萆薢 *Dioscorea sativa* L. などの肥厚した根茎である。萆薢は、腰背部痛に効果がある。

〔神農本草経・和訓〕萆解、味は苦、平。山谷に生ず。腰背痛、強骨節、風寒湿、周痺、悪瘡瘰えざるもの、熱気を治す。〔注〕骨節は関節。風寒湿周痺は、風寒湿の邪気により引き起こされた周痺(多発性関節炎)。悪瘡は、癰膿など悪性の腫れ物のこと。熱気は、発熱を伴う病変。

193 菝葜 (ばっかつ)

〔原文〕菝葜，味甘，平，温，無毒．主腰背寒痛，風痺，益血氣，止小便利．生山野，二月，八月採根，曝乾．

〔和訓〕菝葜、味甘、平、温、毒無し。腰背寒痛、風痺を主り、血気を益し、小便利を止む。山野に生ず。二月、八月に根を採り、曝乾す。

〔解説〕菝葜は、ユリ科 Liliaceae の植物サルトリイバラ Smilax china L. の根茎である。『神農本草経』には記載はない。

194 通草 (つうそう)

〔原文〕通草，甘，無毒．療脾疸，常欲眠，心煩，噦出音聲，治耳聾，散癰腫諸結不消，及金瘡，惡瘡，鼠瘻，踒折，齆鼻，息肉，墮胎，去三蟲．一名丁翁．生石城山谷及山陽．正月採枝，陰乾．

〔和訓〕通草、甘、毒無し。脾疸、常に眠らんと欲する者、心煩、噦して音聲を出づる者を療す。耳聾を治し、癰腫、諸の結して消ざる者を散ず。及び金瘡、悪瘡、鼠瘻、踒折、齆鼻、息肉、墮胎を治す。三蟲を去る。一名丁翁。石城山谷及び山陽に生ず。正月に枝を採り、陰乾す。

〔注〕脾疸は、脾の原因により黄疸を生ずる病気。齆は、鼻づまりのこと。

〔解説〕通草は、木通のことであり、アケビ科 Lardizabalaceae アケビ Akebia quinata (Thunb.) Decne. の茎である。尿路感染症や乳汁減少に効果がある。

〔神農本草経・和訓〕通草、味は辛、平。山谷に生ず。悪虫を去り、脾胃寒熱を除き、九竅血脉関節を通利し、人をして忘れざらしむ。一名附支（ふし）。〔注〕悪虫は、三虫（回虫、赤虫、蟯虫）のこと。九竅とは、耳、目、口、鼻、尿道、肛門の9つの穴を言う。

195 石韋 (せきい)

〔原文〕石韋，甘，無毒．止煩，下氣，通膀胱滿，補五勞，安五臟，

去惡風，益精氣．一名石皮．用之去黃毛，毛射人肺，令人咳，不可治．生華陰山谷石上，不聞水及人聲者良．二月採葉，陰乾．

〔和訓〕石韋、甘、毒無し。煩を止め、気を下し、膀胱滿を通し、五勞を補い、五臟を安んじ、惡風を去り、精氣を益す。一名石皮。之を用るに、黄毛を去る。毛は人肺を射り、人をして咳せしむ。治すべからず。華陰山谷石上に生ず。水を聞かざる者及び人の聲する者は良し。二月に葉を採り、陰乾す。

〔解説〕石韋は、ウラボシ科 Polypodiaceae のヒトツバ *Pyrrosia lingua* Farw.、オオヒトツバ *Pyrrosia sheareri* Ching などの全草である。

〔神農本草経・和訓〕石韋、味は苦、平。山谷に生ず。労熱邪気、五癃閉じて不通のものを治す。小便水道を利す。一名石䩾。〔注〕労熱は、結核性発熱。五癃は、汗、尿、唾、涙、髄の5つの津液が異常となる病気（霊枢）。

196　瞿麥 (くばく)

〔原文〕瞿麥，辛，無毒．養腎氣，逐膀胱邪逆，止霍亂，長毛髮．一名大菊，一名大蘭．生太山川谷．立秋採實，陰乾．

〔和訓〕瞿麦、辛、毒無し。腎気を養い、膀胱邪逆を逐い、霍乱を止め、毛髪を長ず。一名大菊、一名大蘭。太山川谷に生ず。立秋に実を採り、陰乾す。

〔解説〕瞿麦は、ナデシコ科 Carrophyllaceae のセキチク 石竹 *Dianthus chinensis* L. およびエゾカワラナデシコ *Dianthus superbus* L. の茎と葉が用いられる。尿路感染症に効果がある。

〔神農本草経・和訓〕瞿麦、味は苦、寒。川谷に生ず。関格諸癃結、小便不通を治す。刺を出だし、癰腫を決し、目を明らかにし、翳を去り、胎を破り子を堕し、閉血を下す。一名巨句麦(きょくばく)〔注〕関格は、大小便が通じない病気（『諸病源候論』）。諸癃結は、大小便がスムーズに通じなこと。「癰腫を決し」は、癰腫を破ること。閉血は無月経のこと。

197　敗醬 (はいしょう)

〔原文〕敗醬，鹹，微寒無毒．除癰腫，浮腫，結熱，風痺，不足，產

後腹痛．一名鹿首，一名馬草，一名澤敗．生江夏川谷．八月採根，曝乾．

〔和訓〕敗醤、鹹、微寒、毒無し。癰腫、浮腫、結熱、風痺不足、産後腹痛を除く。一名鹿首、一名馬草、一名澤敗。江夏川谷に生ず。八月に根を採り、曝乾す。

〔注〕癰腫は、化膿性腫れ物。

〔解説〕敗醤は、敗醤草であり、キク科 Compositae のハチジョウナ Sonchus brachyotus DC.、アブラナ科 Cruciferae のグンバイナズナ Thlaspi arvense L. などの全草である。日本では、オミナエシ科 Valerianaceae のオミナエシ Patrinia scabiosifolia、オトコエシ Patrinia villosa の根を用いる。急性虫垂炎などに効果がある。

〔神農本草経・和訓〕敗醤、味は苦、平。川谷に生ず。暴熱火瘡、赤気、疥瘙疽痔、馬鞍熱気を治す。一名鹿腸(ろくちょう)。〔注〕暴は、突然。暴熱火瘡は、火傷のこと。赤気は、丹毒の類。疥(かい)は、ひぜん、皮膚湿疹の一種。瘙は、かさ、ひぜん、疥癬のこと。疽は癰の一種で化膿性病変。痔は、痔核のこと。馬鞍熱気は、傷のある人が乗馬する時に傷がさらに悪化すること。

198 秦皮 (しんぴ)

〔原文〕秦皮，大寒，無毒．療男子少精，婦人帯下，小兒癇，身熱．可作洗目湯．皮膚光澤，肥大有子．一名岑皮，一名石檀．生廬江川谷及冤句．二月，八月採皮，陰乾．

〔和訓〕秦皮、大寒、毒無し。男子精少なき、婦人帯下、小兒癇、身熱を療す。洗目湯に作る可し。久しく服すれば、皮膚光澤し、肥大し子を有す。一名岑皮、一名石檀。廬江川谷及び冤句に生ず。二月、八月に皮を採り、陰乾す。

〔解説〕秦皮は、モクセイ科 Oleaceae のクレキハセキジュ Fraxinus chinensis Roxb. var. Fraxinus rhynchophylla Hance などの樹皮である。熱性下痢に効果があり、白頭翁湯、白頭翁加甘草阿膠湯などに配合される。

〔神農本草経・和訓〕秦皮、味は苦、微寒。川谷に生ず。風寒湿痺、洗洗寒

気を治す。熱、目中青翳白膜を除く。久しく服せば、頭白からず、身を軽くす。〔注〕洒洒は、悪寒や悪風の形容詞。寒気は、「さむけ」のこと。青翳白膜は、緑内障に相当すると思われる。

199　白芷（びゃくし）

〔原文〕白芷，無毒．療風邪，久渴，吐嘔，兩脇滿，風痛，頭眩，目癢，可作膏藥面脂，潤顏色．一名白茝，一名䓠，一名莞，一名苻離，一名澤芬．葉名蒿麻，可作浴湯．生河東川谷下澤．二月，八月採根，曝乾．

〔和訓〕白芷、毒無し。風邪、久渇、吐嘔、兩脇満、風痛、頭眩、目癢を療す。膏薬に作るべし。面、脂ぎる。顔色を潤す。一名白茝、一名䓠、一名莞、一名苻離、一名澤芬。葉は蒿麻と名づく。浴湯に作るべし。河東川谷下澤に生ず。二月、八月に根を採り、曝乾す。

〔注〕癢は、痒みのこと。

〔解説〕白芷は、セリ科 Umbelliferae のヨロイグサ 白芷 Angelica dahurica Bentham et Hooker、およびエゾヨロイグサ 川白芷 Angelica anomala Lallem. の根である。頭痛、鼻塞、歯痛などに効果がある。

〔神農本草経・和訓〕白芷、味は辛、温。川谷に生ず。女人漏下赤白、血閉陰腫、寒熱、風頭目を侵し涙出づるを治す。肌膚を長じて、潤澤あらしむ、面脂をつくるべし。一名芳香。〔注〕漏下赤白は、帯下である。血閉は、無月経のこと。陰腫は、外陰部の腫れる病気で、バルトリン腺嚢胞やその他外陰部腫瘍と思われる。

200　杜蘅（とこう）

〔原文〕杜蘅，味辛，温，無毒．主風寒咳逆，香人衣體．生山谷．三月三日採根，熟洗，曝乾．

〔和訓〕杜蘅、味辛、温、毒無し。風寒咳逆を主る。人の衣体に香る。山谷に生ず。三月三日に根を採り、熟洗し、曝乾す。

〔解説〕杜蘅は、ウマノスズクサ科 Aristolochiaceae の杜蘅 Asarum forbesii Maxim. の根茎、根、全草である。『神農本草経』には記載はない。

201 杜若 (とじゃく)

〔原文〕杜若, 無毒. 眩倒目, 䀮䀮止痛, 除口臭氣. 令人不忘. 一名杜蓮, 一名白蓮, 一名白芩, 一名若芝. 生武陵川澤及冤句. 二月, 八月採根, 曝乾.

〔和訓〕杜若、毒無し。眩倒して目の䀮䀮たるものを治す。痛を止め、口の臭氣を除く。人をして忘れざらしむ。一名杜蓮、一名白蓮、一名白芩、一名若芝。武陵川澤及び冤句に生ず。二月、八月に根を採り、曝乾す。

〔解説〕杜若は、ショウガ科 Zingiberaceae のアオノクマタケラン Alpinia intermedia Gagnep. の根茎である。
〔神農本草経・和訓〕杜若、一名杜衡(とこう)、味は辛、微温。川沢に生ず。胸脇を治す。逆気を下し、中を温め、風、脳戸(のうこ)に入り、頭腫れ痛み、涕多く涙出づる。久しく服せば、精を益し、目を明らかにし、身を軽くす。〔注〕脳戸は、鍼灸の穴（つぼ）であり、頭部の外後頭隆起上方の陥凹部である。脳への出入り口という意味がある。

202 蘗木 (ばくぼく) 〔黄柏 (おうばく)〕

〔原文〕蘗木, 無毒. 療驚氣在皮間, 肌膚熱赤起, 目熱赤痛, 口瘡. 久服通神. 根, 主心腹百病, 安魂魄, 不飢渇。久服輕身. 延年通神. 生漢中山谷及永昌.

〔和訓〕蘗木、毒無し。驚気皮間に在り、肌膚熱し赤く起り、目熱赤痛、口瘡を療す。久しく服せば、神に通ず。根は、心腹百病を主る。魂魄を安んじ、飢渇せず。久しく服せば、身を軽くし、年を延べ、神に通ず。漢中山谷及び永昌に生ず。

〔解説〕蘗木は、黄柏(おうばく)、キハダのことである。黄柏は、ミカン科 Rutaceae のキハダ Phellodendron amurense Ruprecht の樹皮である。「湿熱を清す」

ことが重要な効能である。抗炎症作用、利胆作用があり、清熱、止痢の効果がある。黄連解毒湯、梔子柏皮湯に配合される。

〔神農本草経・和訓〕蘖木、一名檀桓（だんかん）、味は苦、寒。山谷に生ず。五臓腸胃中結気熱、黄疸、腸痔、泄利を止め、女子漏下赤白、陰陽蝕瘡を治す。〔注〕腸痔は、内痔核に相当すると思われる。漏下赤白は、帯下のこと。陰陽蝕瘡は、男女の外陰部の破れ腐った傷のこと。

203　枝子 (しし)〔梔子 (しし)〕

〔原文〕枝子，大寒，無毒．療目熱赤痛，胸中心大小腸大熱，心中煩悶，胃中熱氣．一名越桃．生南陽川谷．九月採實，曝乾．

〔和訓〕枝子、大寒、無毒。目熱赤痛、胸中の心、大小腸の大熱、心中煩悶、胃中熱気を療す。一名越桃。南陽川谷に生ず。九月に実を採り、曝乾す。

〔解説〕枝子は、梔子、山梔子と同じである。山梔子は、アカネ科 Rubiaceae のクチナシ 梔子 Gardenia jasminoides Ellis の果実である。山梔子には、抗炎症作用があり、発熱、黄疸などに用いる。茵蔯蒿湯、黄連解毒湯に配合される。浅田宗伯は、「味苦寒。胸心大小腸の大熱、心中煩悶を療し、小便を通じ、五種の黄病を解し、大病を治し労復を起す。議に曰く。梔子は味苦寒、能く熱を解し、煩を除く」と述べている。梔子には、山梔子と水梔子の２種が知られており、山梔子は、果実が小粒で丸く、水梔子は、細長く大型である。

〔神農本草経・和訓〕枝子、一名木丹（もくたん）、味は苦、寒。川谷に生ず。五内邪気、胃中熱気、面赤、酒皰皶鼻、白癩、赤癩、瘡瘍を治す。〔注〕白癩赤癩は、ハンセン氏病と思われる。

204　檳榔 (びんろう)

〔原文〕檳榔，味辛，温，無毒．主消穀，逐水，除痰澼，殺三蟲，去伏尸，治寸白．生南海．

〔和訓〕檳榔、味辛、温、毒無し。消穀を主り、水を逐い、痰澼を除き、三

蟲を殺し、伏尸を去り、寸白を治す。南海に生ず。

〔注〕三蟲は、長虫（回虫）、赤虫、蟯虫のこと（『諸病源候論』）。
〔解説〕檳榔は、檳榔子（びんろうじ）と同じである。ヤシ科 Palmae のビンロウジュ Areca catechu L. の成熟種子である。寄生虫疾患や浮腫などに効果があり、九味檳榔湯に配合される。『神農本草経』には記載はない。

205　合歡 (ごうかん)

〔原文〕合歡，無毒．生益州川谷．

〔和訓〕合歡は、毒無し。益州川谷に生ず。

〔解説〕合歡は、マメ科 Leguminosae のネムノキ　合歓木 Albizia julibrissin Durazzini の樹皮である。不眠に用いることがある。

〔神農本草経・和訓〕合歡、味は甘、平。川谷に生ず。安五藏を安んじ、心志を和し、人をして歡楽して憂無からしむ。久しく服せば、身を軽くし、目を明らかにし、欲する所を得ん。

206　紫草 (しそう)

〔原文〕紫草，無毒．療腹腫脹滿痛，以合膏，療小兒瘡及面皰．生碭山山谷及楚地．三月採根，陰乾．

〔和訓〕紫草、無毒。腹腫脹満痛を療す。以て膏に合わせて、小児瘡及面皰を療す。碭山山谷及び楚地に生ず。三月に根を採り、陰乾す。

〔注〕碭山（とうざん）は、地名である。
〔解説〕紫草は、硬紫草、紫根である。紫根はムラサキ科 Boraginaceae のムラサキ Lithospermum erythrorhizon Siebold et Zuccarini の根である。紫根には、解毒作用があり、紫根牡蛎湯として乳癌に用い、紫雲膏として熱傷、痔核に用いる。

〔神農本草経・和訓〕紫草、一名紫丹（したん）、一名紫芙（しおう）、味は苦、寒。山谷に生ず。心腹邪気、五疸を治す。中を補い。気を益す。九竅を利し、水道を通ず。
〔注〕五疸は、黄疸、穀疸、酒疸、黒疸、女労疸をいう。九竅とは、耳、目、

口、鼻、尿道、肛門の9つの穴を言う。

207　紫菀 (しおん)

〔原文〕紫菀，辛，無毒．療咳唾膿血，止喘悸，五勞體虛，補不足，小兒驚癇．一名紫蒨，一名青菀．生房陵山谷及真定，邯鄲，二月，三月採根，陰乾．

〔和訓〕紫菀、辛、毒無し。咳唾膿血を療し、喘悸、五労、体虚を止む。不足、小兒驚癇を補う。一名紫蒨、一名青菀。房陵山谷及真定、邯鄲に生ず。二月、三月に根を採り、陰乾す。

〔解説〕紫菀は、キク科 Compositae のシオン Aster tataricus L. fil. の根と根茎である。鎮咳、去痰作用があり、気管支喘息、慢性気管支炎に用いる。射干麻黄湯などに配合される。浅田宗伯は、「紫菀　味苦温。咳逆上気、胸中寒熱結気を治し、咳唾膿血を療し、喘を止むを主る」と述べている。

〔神農本草経・和訓〕紫菀、味は苦、温。山谷に生ず。欬逆上気、胸中寒熱結気を治す。蠱毒痿蹶を去り、五臓を安んず。〔注〕蠱毒は、寄生虫疾患のこと。痿蹶は、下肢が萎縮して歩行することができないこと。

208　白蘚 (はくせん)　〔白鮮 (はくせん)〕

〔原文〕白蘚，鹹，無毒．療四肢不安，時行腹中大熱，飲水，欲走，大呼，小兒驚癇，婦人產後餘疾．生上谷川谷及冤句．四月，五月採根，陰乾．

〔和訓〕白蘚、鹹、無毒。四肢不安、時に行い、腹中大熱して、飲水し、走るを欲し、大いに呼び、小兒驚癇、婦人産後の餘疾を療す。上谷川谷及び冤句に生ず。四月、五月に根を採り、陰乾す。

〔注〕驚癇は、痙攣性疾患のこと。

〔解説〕白鮮は、白蘚皮であり、ミカン科 Rutaceae のハクセン Dictamnus dasycarpus Turcz. の根の皮である。痒み止めの効果があり、湿疹などの皮膚疾患に用いる。

〔神農本草経・和訓〕白鮮、味は苦、寒。川谷に生ず。頭風黄疸、欬逆淋瀝、女子陰中腫痛、湿痺死肌、屈伸起止、行歩すべからざるものを治す。〔注〕淋瀝淋瀝は、淋病、膀胱炎など。女子陰中腫痛は、陰部の腫れ痛む病気。湿痺は、関節炎など。死肌は、知覚障害のこと。

209　白薇 (はくび)

〔原文〕白薇，鹹，大寒，無毒．療傷中淋露，下水氣，利陰氣，益精．一名白幕，一名薇草，一名春草，一名骨美．久服利人．生平原川谷．三月三日採根，陰乾．

〔和訓〕白薇、鹹、大寒、毒無し。傷中、淋露を療し、水氣を下す。陰氣を利し、精を益す。一名白幕、一名薇草、一名春草、一名骨美。久しく服せば、人を利す。平原川谷に生ず。三月三日に根を採り、陰乾す。

〔注〕淋露は、尿がしたたる病気。
〔解説〕白薇は、ガガイモ科 Asclepiadaceae のフナバラソウ 白薇 *Cynanchum atratum* Bunge、シロバナオオカモメズル 蔓生白薇 *Cynanchum versicolor* Bunge の根である。解熱、強壮剤であり、マラリア、肺結核に用いる。
〔神農本草経・和訓〕白薇、味は苦、平。川谷に生ず。暴中風、身熱、肢満、忽忽(こつこつ)、人を知らざるもの、狂惑(きょうわく)邪気、寒熱酸疼、温瘧洗洗発作有時を治す。
〔注〕暴中風は、突然におこる脳卒中のこと。肢満は、下肢が腫れていること。忽忽は、「心がぼんやりしている」こと。狂惑は、くるって道理がわからないこと。洗洗は、悪寒や悪風の形容詞。

210　薇銜 (びかん)

〔原文〕薇銜，微寒，無毒．暴癥，逐水，療痿蹷．久服輕身明目．一名承膏，一名承肌，一名無心，一名無顛．生漢中川澤及宛朐，邯鄲．七月採莖，葉，陰乾．

〔和訓〕薇銜、微寒、無毒。暴癥、水を逐う。痿蹷を療す。久しく服せば、

身を軽くし、目を明らかにす。一名承膏、一名承肌、一名無心、一名無顛。漢中川澤及び宛朐、邯鄲に生ず。七月に莖、葉を採り、陰乾す。

〔解説〕基原は、不明である。

〔神農本草経・和訓〕薇銜、一名糜銜、味は苦、平。川沢に生ず。風濕痺、歷節痛、驚癇吐舌悸気、賊風、鼠瘻癰腫を治す。〔注〕風濕痺、歷節痛は、関節炎、関節リウマチの様な疾患。驚癇は、痙攣性疾患のこと。吐舌は、舌が口から出て口に収まらない病気。鼠瘻は、頸部のリンパ節結核。癰腫は、化膿性の腫れ物。

211 枲耳 (しじ) 〔蒼耳子 (そうじし)〕

〔原文〕枲耳（実），苦，葉，味苦，辛，微寒，有小毒．膝痛，谿毒．一名葹，一名常思，生安陸川谷及六安田野，実熟時採．

〔和訓〕枲耳（実）、苦、葉、味苦、辛、微寒、小毒有り。膝痛、谿毒を主る。一名葹、一名常思、安陸川谷及び六安田野に生ず、実の熟した時に採る。

〔注〕谿毒は、虫の名前で、蟈(いさごむし)である。

〔解説〕枲耳は枲耳と同じ。また蒼耳子(そうじし)、オナモミ、枲耳実、巻耳などと同じである。蒼耳子は、キク科 Asteraceae のオナモミ 蒼耳 *Xanthium strumarium* L.の総苞をつけたままの果実である。鼻閉を改善する作用がある。アレルギー性鼻炎などに用いる。

〔神農本草経・和訓〕枲耳(しじ)、一名胡枲(こし)、一名地葵(ちき)、味は甘、温。川谷に生ず。風頭寒痛、風濕周痺、四肢拘攣痛、悪肉死肌を治す。久しく服せば、気を益し、耳目聰明にす、志を強め、身を軽くす。〔注〕風頭寒痛は、風寒の邪気により生ずる頭痛。風濕周痺は、関節炎、関節リウマチの様な疾患。悪肉は、皮膚の腫瘍。死肌は知覚障害のこと。

212 茅根 (ぼうこん)

〔原文〕茅根，無毒．下五淋，除客熱在腸胃，止渇，堅筋，婦人崩中．久服利人．一名地菅，一名地筋，一名兼杜．生楚地山谷田野，六月

採根.

〔和訓〕茅根、無毒。五淋を下し、腸胃に在る客熱を除き、渇を止め、筋を堅くし、婦人崩中を治す。久しく服せば、人を利す。一名地菅、一名地筋、一名兼杜。楚地山谷田野に生ず。六月に採る。

〔解説〕茅根は、白茅根と同じである。茅根は、イネ科 Poaceae のチガヤ 白茅 *Imperata cylindrica* (L.) P. Beauv. の根茎である。消炎、利尿作用がある。

〔神農本草経・和訓〕茅根、一名蘭根(ぼうこん)、一名茹根(かんこん)、味は甘、寒. 山谷に生ず。労傷虚羸を治す。中を補い、気を益し、瘀血血閉寒熱を除く、小便を利す。其の苗は水を下す。〔注〕労傷は、過剰な疲労により生ずる病気。虚羸は、精気が虚し身体羸痩するもの。血閉は、無月経のこと。

213 百合 (ひゃくごう)

〔原文〕百合, 無毒. 除浮腫, 臚脹, 痞滿, 寒熱, 通身疼痛, 及乳難喉痺腫, 止涕涙. 一名重箱, 一名重邁, 一名摩羅, 一名中逢花, 一名強瞿. 生荊州川谷. 二月, 八月採根, 曝乾.

〔和訓〕百合、毒無し。浮腫、臚脹、痞滿、寒熱、通身疼痛、及び乳難、喉痺腫を除く。涕涙を止む。一名重箱、一名重邁、一名摩羅、一名中逢花、一名強瞿。荊州川谷に生ず。二月、八月に根を採り、曝乾す。

〔解説〕百合は、ユリ科 Liliaceae のカタユリ *Lilium brownii* F. E. Brown var. colchesteri Wils.、細葉百合 *Lilium tenuifolium* Fischer、ヒメユリ *Lilium concolor* Salib. の鱗茎である。鎮咳、去痰作用があり、気管支炎、肺結核に用いる。百合固金湯などに配合される。浅田宗伯は、「百合 味甘平。邪気腹脹心痛を主り、咳嗽を止む。議に曰く。百合は味甘平、能く邪気を逐ふ」と述べている。

〔神農本草経・和訓〕百合、味は甘、平。川谷に生ず。邪気腹脹心痛を治す。大小便を利し、中を補い、気を益す。

214　酸漿 (さんしょう)

〔原文〕酸漿，寒，無毒．生荊楚川澤及人家田園中．五月採，陰乾．

〔和訓〕酸漿、寒、毒無し。荊楚川澤及人家田園中に生ず。五月に採り、陰乾す。

【解説】酸漿は、ナス科 Solanaceae のホオズキ 酸漿 *Physalis alkekengi* L. var. *franchetii* (Mast.) Host. の全草である。

〔神農本草経・和訓〕酸漿、一名酢漿(さくしょう)、味は酸、平。川沢に生ず。熱煩満を治す。志を定め、気を益し、水道を利し、産難にて、其の実を呑めば、立ちどころに産す。

215　蠡実 (れいじつ)

〔原文〕蠡実，温，無毒．止心煩滿，利大小便，長肌肉肥大．花，葉，療喉痺，多服令人溏泄．一名荔実，生河東川谷．五月採実，陰乾．

〔和訓〕蠡実、温、毒無し。心煩満を止め、大小便を利し、肌肉長く肥大せしむ。花、葉、喉痺を療し、多く服せば、人をして溏泄せしむ。一名荔実、河東川谷に生じ、五月に実を採り、陰乾す。

【解説】蠡実は、馬藺子(ばりんし)と同じである。アヤメ科 Iridaceae のネジアヤメ *Iris pallasii* Fisch. var. *chinensis* Fisch. の種子である。

〔神農本草経・和訓〕蠡実、一名劇草(げきそう)、一名三堅(さんけん)、一名豕首(ししゅ)、味は甘、平。川谷に生ず。皮膚寒熱、胃中熱気、風寒湿痺を治す。筋骨を堅くし、人をして食を嗜ましむ。久しく服せば、身を軽くす。華、葉は白蟲を去る。〔注〕風寒湿痺は、関節炎、関節リウマチの様な疾患。

216　王孫 (おうそん)

〔原文〕王孫，無毒．療百病，益氣．呉名白功草，楚名王孫，齊名長孫，一名黄孫，一名黄昏，一名海孫，一名蔓延．生海西川谷及汝南城郭垣下．

〔和訓〕王孫、毒無し。百病を療し気を益す。呉名は白功草、楚名は王孫、齊名は長孫、一名黄孫、一名黄昏、一名海孫、一名蔓延。海西川谷及び汝南城郭垣下に生ず。

〔解説〕基原について、『中薬大辞典』には、王孫は、ユリ科 Liliaceae の多年草、ツクバネソウ 衝羽根草、*Paris tetraphylla* の根茎であるとしている。
〔神農本草経・和訓〕王孫、味は苦、平。川谷に生ず。五臓邪気、寒湿痺、四肢疼酸、膝冷痛を治す。

217 爵牀 (しゃくしょう) 〔爵床 (しゃくしょう)〕

〔原文〕爵牀，無毒．生漢中川谷及田野．

〔和訓〕爵牀、毒無し。漢中川谷及び田野に生ず。

〔解説〕爵牀は爵床と同じである。爵牀はキツネノマゴ科 Acanthaceae のキツネノマゴ *Justicia procumbens* L. var *leucantha* Honda の全草である。
〔神農本草経・和訓〕爵床、味は鹹、寒。川谷に生ず。腰脊痛、床に著くを得ざるもの、俛仰艱難を治す。熱を除き、浴湯を作るべし。〔注〕俛仰艱難は、うつむくことやあおむくことができないこと。

218 白前 (びゃくぜん)

〔原文〕白前，味甘，微温，無毒．主治胸脅逆氣，咳嗽上氣．

〔和訓〕白前、味甘、微温、毒無し。胸脅逆気、咳嗽上気を主る。

〔解説〕『神農本草経』には記載はない。ガガイモ科 Asclepiadaceae の植物、柳葉白前 *Cynanchum stauntoni*、芫花葉白前 *C. glaucescens*. などの根茎。現在の白前の薬効では、祛痰、止咳の作用があるとされる

219 百部根 (ひゃくぶこん)

〔原文〕百部根，微温，有小毒．主咳嗽上氣．

〔和訓〕百部根、微温、小毒有り。咳嗽上気を主る。

〔解説〕『神農本草経』には記載はない。百部根は、『中薬大辞典』では、ビャクブ科 Stemonaceae のビャクブ *Stemona japonica* Miq.、タチビャクブ *S. sessilifolia* Franch. et. Sav 及びタマビャクブ *S. tuberosa* Lour. の塊根としている。

220 王瓜 (おうか)

〔原文〕王瓜，無毒．療諸邪氣，熱結，鼠瘻，散癰腫留血，婦人帶下不通，下乳汁，止小便數不禁，逐四肢骨節中水，治馬骨刺人瘡．生魯地平澤田野，及人家垣牆間．三月採根．陰乾．

〔和訓〕王瓜、毒無し。諸邪氣、熱結、鼠瘻を療す。癰腫、留血、婦人帶下通ぜざるを散ず。乳汁を下し。小便數、禁ぜざるを止め、四肢骨節中の水を逐い、馬骨にて人を刺す瘡治す。魯地平澤田野及び人家垣牆間に生ず。三月に根を採り。陰乾す。

〔注〕婦人帶下は、こしけを指すというよりは、婦人病一般を指すものと考えられる。

〔解説〕王瓜は、ウリ科 Cucurbitaceae の、オオスズメウリ 王瓜 *Thladiantha dubia* Bunge の根である。

〔神農本草経・和訓〕王瓜．一名土瓜(どか)、味は苦、寒。平沢に生ず。消渇内痺、瘀血月閉、寒熱酸疼を治す。気を益し、聾を愈やす。〔注〕内痺は、不詳で、肉痺ではないかと（森立之）。月閉は、無月経のこと。

221 薺苨 (せいでい)

〔原文〕薺苨，味甘，寒，無毒．主解百藥毒．

〔和訓〕薺苨、味甘、寒、毒無し。百薬の毒を解するを主る。

〔解説〕薺苨は、『神農本草経』には記載はない。キキョウ科 Campanulaceae の薺苨 *Adenophora trachelioides* である。

222 高良姜 (こうりょうきょう)

〔原文〕高良薑，大温，無毒．主暴冷，胃中冷逆，霍亂腹痛．

〔和訓〕高良姜、大温、毒無し。暴冷、胃中冷逆、霍亂腹痛を主る。

〔解説〕高良姜は、『神農本草経』には記載はなく、ショウガ科 Zingiberaceae のコウリョウキョウ Alpinia officinarum Hance の根茎である。安中散に配合される。

223 馬先蒿 (ばせんこう)

〔原文〕馬先蒿，無毒．生南陽川澤．

〔和訓〕馬先蒿、毒無し。南陽川澤に生ず。

〔解説〕馬先蒿は、ノウゼンカズラ科 Bignoniaceae のハナゴマ Incarvillea sinensis Lam. の葉茎とされる。『中薬大辞典』では、ゴマノハグサ科 Scrophulariaceae のシオガマギク (Pedicularis resupinata var. oppositifolia) としている。

〔神農本草経・和訓〕馬先蒿、一名馬矢蒿、味は苦、平。川沢に生ず。寒熱鬼注、中風湿痺、女子帯下病、子無きを治す。〔注〕鬼注は、肺結核様疾患のこと。湿痺は、関節炎のこと。

224 蜀羊泉 (しょくようせん)

〔原文〕蜀羊泉，無毒．療齲齒，女子陰中内傷，皮間實積．一名羊泉，一名羊飴．生蜀郡川谷．

〔和訓〕蜀羊泉、毒無し。齲歯、女子陰中の内傷、皮間の実積を療す。一名羊泉、一名羊飴。蜀郡川谷に生ず。

〔注〕女子陰中内傷は、婦人陰部の疾患。皮間實積は、皮膚の腫瘤性病変。

〔解説〕蜀羊泉は、ナス科 Solanaceae のヒヨドリジョウゴと同属植物の青杞 Solanum septemlobum Bunge の茎や葉である。

〔神農本草経・和訓〕蜀羊泉、味は苦、微寒。川谷に生ず。頭禿悪瘡、熱気

疥蚤、痂癬蟲を治す。〔注〕悪瘡は、難治性の皮膚疾患。痂は、鱗のような皮膚病変。癬は、乾いた皮膚病変。

225　積雪草（せきせつそう）

〔原文〕積雪草，無毒．生荊州川谷．

〔和訓〕積雪草、毒無し。荊州川谷に生ず。

〔解説〕積雪草は、セリ科 Apiaceae のツボクサ 積雪草 *Centella asiatica* (L.) Urban の全草である。

〔神農本草経・和訓〕積雪草、味は苦、寒。川谷に生ず。大熱、悪瘡、癰疽、浸淫、赤熛、皮膚赤、身熱を治す。〔注〕悪瘡は、難治性の皮膚疾患。浸淫は、湿疹のこと。赤熛は、赤熛火丹で、帯状疱疹のこと。

226　悪実（あくじつ）〔牛蒡子（ごぼうし）〕

〔原文〕悪実，味辛，平，無毒．主明目，補中，除風傷．根莖．療傷寒寒熱汗出，中風面腫．消渇熱中，逐水．久服輕身耐老．生魯山平澤．

〔和訓〕悪実、味辛、平、毒無。主目を明らかにし、中を補い、風傷を除く。根莖、傷寒寒熱汗出で、中風面腫、消渇熱中を療す。水を逐う。久しく服せば、身を軽くし、老に耐える。魯山平澤に生ず。

〔解説〕悪実は、牛蒡子と同じであり、『神農本草経』には記載はない。悪実は、キク科 Compositae のゴボウ 牛蒡 *Arctium lappa* L. の成熟果実である。

227　莎草根（しゃそうこん）〔香附子（こうぶし）〕

〔原文〕莎草根，味甘，微寒，無毒．主除胸中熱，充皮毛．久服利人，益氣，長須眉．一名薃，一名侯莎，其實名緹．生田野，二月，八月採．

〔和訓〕莎草根、味甘、微寒、毒無し。胸中熱を除き、皮毛を充すを主る。久しく服せば、人を利し、気を益し、鬚眉（ひげまゆ）を長くす。一名薃、一名侯莎、其實名緹。田野に生ず。二月、八月に採る。

〔解説〕莎草根は、香附子と同じであり、『神農本草経』には記載はない。香附子は、カヤツリグサ科 Cyperaceae のハマスゲ Cyperus rotundus L., の根茎を乾燥したものである。

228 大薊根、小薊根 (たいけいこん、しょうけいこん)

〔原文〕大，小薊根，味甘，溫．主養精保血．大薊主治女子赤白沃，安胎，止吐血，衄鼻，令人肥健，五月採．

〔和訓〕大、小薊根、味甘、温、精を養い、血を保つを主る。大薊は女子赤白沃を主り、胎を安んじ、吐血、衄鼻を止め、人をして肥健せしむ。五月に採る。

〔注〕女子赤白沃は血性の帯下のこと。

〔解説〕大、小薊は『神農本草経』には記載はない。大薊(たいけい)は、キク科 Compositae のノアザミ Cirsium japonicum DC.。小薊(しょうけい)はキク科 Compositae のアレチアザミ Breea segetum Kitam. の地下部である。

229 垣衣 (かきい)

〔原文〕垣衣，味酸，無毒．主治黃膽，心煩，咳逆，血氣，暴熱在腸胃，金瘡內塞．久服補中益氣，長肌，好顏色．一名昔邪，一名烏韭，一名垣嬴，一名天韭，一名鼠韭．生古垣牆陰或屋上．三月三日採，陰乾．

〔和訓〕垣衣、味酸、毒無し。黄膽、心煩、咳逆、血氣、腸胃にある暴熱、金瘡內塞を主る。久しく服せば、中を補い、気を益す。肌を長じ、顔色を好くす。一名昔邪、一名烏韭、一名垣嬴、一名天韭、一名鼠韭。古垣牆陰或は屋上に生ず。三月三日に採り、陰乾す。

〔解説〕『神農本草経』には記載はない。基原は不明である。

230 艾葉 (がいよう)

〔原文〕艾葉，味苦，微溫，無毒．主灸百病，可作煎，止下痢，吐血，下部䘌瘡，婦人漏血，利陰氣，生肌肉，辟風寒，使人有子．一名冰台，

一名醫草．生田野．三月三日採，曝乾．作煎勿令見風．

〔和訓〕艾葉、味苦、微温、毒無し。百病を灸し主る、煎として作れば、下痢、吐血、下部䘌瘡、婦人漏血を止め、陰氣を利し、肌肉を生じ、風寒を辟け、人をして子有らしむ。一名冰台、一名醫草。田野に生じ、三月三日に採り、曝乾す。煎を作るに風にまみえるなかれ。

〔解説〕大艾葉は、『神農本草経』には記載はなく、キク科 Compositae の、ヨモギ Artemisia princeps Pamp. ヤマヨモギ Artemisia montana Pampanini（キク科 Compositae）の葉及び全草である。止血の効果があり芎帰膠艾湯などに配合される。

231　水萍（すいひょう）

〔原文〕水萍，酸，無毒．下氣．以沐浴，生毛髪．一名水白，一名水蘇．生雷澤池澤．三月採，曝乾．

〔和訓〕水萍、酸、毒無。気を下し。以って沐浴すれば、毛髪を生ずる。一名水白、一名水蘇。雷澤池澤に生ず。三月に採り、曝乾す。

〔解説〕水萍は、水渶、浮萍、浮萍草（ふひょうそう）と同じである。水萍は、ウキクサ科 Lemnaceae のウキクサ 紫萍 Spirodela polyrhiza（L.）Schleid または Lemna minor L. の全草である。

〔神農本草経・和訓〕水渶、一名水華、味は辛、寒。池沢に生ず。暴熱身痒（すいひょう）（すいか）を治す。水気を下し、酒に勝ち、鬚髪（しゅはつ）を長じ、消渇を止め、久しく服せば、身を軽くす。〔注〕暴は、「急な」ということ。鬚は、ひげのこと。

232　海藻（かいそう）

〔原文〕海藻，鹹，無毒．療皮間積聚暴㿉，留氣熱結，利小便．一名薄．生東海池澤．

〔和訓〕海藻、鹹、毒無し。皮間の積聚、暴㿉，留気、熱結を療す。小便を利す。一名薄。東海池澤に生ず。

〔注〕皮間の積聚は、皮膚の腫瘤性病変。暴㿉は急に生じた陰部の病気。

〔解説〕海藻は、ホンダワラ科 Sargassaceae の海藻で、ホンダワラと同属の褐藻の、羊栖菜 *Sargassum fusiforme* (Harv.) Setch. および、海蒿子 *Sargassum pallidum* (Turn.) C. Ag. の全草である。利尿作用がある。牡蛎沢瀉散に配合される。浅田宗伯は、「海藻は味苦鹹、能く熱を泄し、水を利す」と述べている。

〔神農本草経・和訓〕海藻、一名落首（らくしゅ）、味は、苦、寒。池沢に生ず。癭瘤気、頸下核、結気を破散し、癰腫、癥瘕堅気、腹中上下鳴るものを治す。十二水腫を下す。〔注〕癭瘤気は、甲状腺腫瘤のこと。頸下核は頸の下の腫瘤のこと。癰腫は、化膿性の腫れ物。癥瘕は腹内の腫瘤であり、癥は固定したもの、瘕は移動するものである。十二は、実際の数字ではなく、数が多いという意味である。

233　昆布 （こんぶ）

〔原文〕昆布，味鹹，寒，無毒．主治十二種水腫，癭瘤聚結氣，瘻瘡．生東海．

〔和訓〕昆布、味鹹、寒、毒無し。十二種の水腫、癭瘤、聚結気、瘻瘡を主る。東海に生ず。

〔注〕十二種は数が多いことを示す。癭瘤は甲状腺腫瘤、聚結氣は腫瘤。瘻は、首のまわりにできる腫れ物。

〔解説〕大昆布は『神農本草経』には記載はなく、コンブ科 (Laminariaceae) のマコンブ *Laminaria japonica* Aresch.、クロメ *Ecklonia kurome* Okam. の葉状体である。

234　荭草 （こうそう）

〔原文〕荭草，味鹹，微寒，無毒．主治消渇，去熱，明目，益氣．一名鴻䳑．如馬蓼而大，生水傍，五月採實．

〔和訓〕荭草、味鹹、微寒、毒無し。消渇を主り、熱を去り、目を明らかにし、気を益す。一名鴻䳑（こうけつ）。馬蓼の如く大、水傍に生ず。五月に実を採る。

〔解説〕荭草は、『神農本草経』には記載はなく、タデ科 Polygonaceae のオオケタデ、*Polygonum orientale* Linn. である。

235 陟釐 (ちょくり)

〔原文〕陟釐，味甘，大温，無毒．主心腹大寒，温中消穀，強胃氣，止泄痢．生江南池澤．

〔和訓〕陟釐、味甘、大温、毒無し。心腹大寒を主る。中を温め、穀を消し、胃気を強め、泄痢を止む。江南池澤に生ず。

〔解説〕陟釐は、『神農本草経』には記載はなく、『国訳本草綱目』では、河の石の上に生ずる水綿、アオミドロとし、和名は、イトカワミドロ *Spirogyra spp.* et *Zygnema spp.* etc としている。

236 井中苔及萍 (せいちゅうこけおよびへい)

〔原文〕井中苔及萍，大寒．主治漆瘡，熱瘡，水腫。井中藍，殺野葛，巴豆諸毒．

〔和訓〕井中苔及萍、大寒。漆瘡、熱瘡、水腫を主る。井中の藍は野葛、巴豆諸毒を殺す。

〔注〕野葛は鉤吻ともいい、劇毒であり摂取すると呼吸麻痺を生じて死に至る。

〔解説〕井中苔及萍は、『神農本草経』には記載はなく、『国訳本草綱目』では、古井戸の水中水面に生活する種々の植物の総称としている。

237 乾姜 (かんきょう)

〔原文〕乾薑，大熱，無毒．寒冷腹痛，中惡，霍亂，脹滿，風邪諸毒．皮膚間結氣，止唾血．

〔和訓〕乾姜、大熱、毒無し。寒冷腹痛、中悪、霍乱、脹満、風邪諸毒。皮膚間の結気を主る。唾血を止む。

〔注〕中悪は、悪気にあたること。中毒によるショック状態。

〔解説〕乾姜は、ショウガ科 Zingiberaceae のショウガ Zingiber officinale Roscoe の根茎を乾燥したものである。体内を温め、水毒を散ずる効果があり、甘草乾姜湯、半夏瀉心湯、四逆湯などに配合される。浅田宗伯は、「乾姜、味辛温、中を温め、血を止め、吐瀉、腹臓冷、心下塞痞、腰腎中疼冷、夜小便多きを主る。凡そ病人虚にして而して冷なるには宜しく之を加用すべし」と述べている。

〔神農本草経・和訓〕乾姜、味は辛、温。川谷に生ず。胸満欬逆上気を治す。中を温め、血を止め、汗を出だし、風濕痺、腸澼下利を逐い、生の者は、尤も良し。久しく服せば、臭気を去り、神明に通ず。〔注〕風濕痺は、関節炎、関節リウマチ様な疾患。腸澼下利は、血性の下痢便を生ずる病気。

238 生姜 (しょうきょう)

〔原文〕生薑，味辛，微温．主傷寒頭痛鼻塞，咳逆上氣，止嘔吐．生犍為川谷及荊州，揚州，九月採．

〔和訓〕生姜、味辛、微温。傷寒頭痛鼻塞、咳逆上気を主る。嘔吐を止む。犍為川谷及び荊州、揚州に生ず。九月に採る。

〔注〕上気は、気管支喘息様疾患。

〔解説〕生姜は、『神農本草経』には記載はなく、ショウガ科 Zingiberaceae のショウガ Zingiber officinale Roscoe の生の根茎である。日本の通常の臨床では、生の生姜(ひねしょうが)、乾生姜(生の生姜を乾燥したもの)、乾姜(蒸して乾燥した生姜)として使い分けている。

239 假蘇 (かそ)

〔原文〕假蘇，無毒．一名薑芥．生漢中川澤．

〔和訓〕假蘇、毒無し。一名薑芥。漢中川澤に生ず。

〔解説〕生假蘇は、シソ科 Lamiaceae のメボウキ、バジリコ Ocimum basilicum L. の全草である。バジル(Basil)の名で知られるハーブである。

〔神農本草経・和訓〕假蘇、一名鼠蓂(そべい)、味は辛、温。川沢に生ず。寒熱鼠瘻、

生姜／假蘇／衞矛／紫葳

瘰癧生瘡を治す。結聚気、之を破散し、瘀血を下すし、湿痺を除く。〔注〕鼠瘻、瘰癧は、頚部リンパ節結核のこと。結聚気は、気が集まって腫瘤となったもの。湿痺は、関節炎のこと。

240　衞矛 (えいぼう)

〔原文〕衞矛，無毒．中惡，腹痛，去白蟲，消皮膚風毒腫，令陰中解．生霍山山谷．八月採，陰乾．

〔和訓〕衞矛、毒無し。中悪、腹痛を主る。白蟲を去り、皮膚風毒腫を消し、陰中を解せしむ。霍山山谷に生ず。八月に採る。陰乾す。

〔注〕中悪は、悪気にあたること。中毒によるショック状態。
〔解説〕衞矛は、鬼箭羽のことで、ニシキギ科 Celastraceae のニシキギ　錦木 Euonymus alatus (Thunb.) Sieb. の枝にでるコルク質の翼である。
〔神農本草経・和訓〕衞矛、一名鬼箭、味は苦、寒。山谷に生ず。女子崩中下血．腹満汗出を治す。邪を除き、鬼毒蠱注を殺す。〔注〕女子崩中下血は、不正性器出血である。鬼毒蠱注は、鬼注蠱毒のことである。鬼注は、肺結核様疾患。蠱毒は、寄生虫疾患のこと。

241　紫葳 (しい) 〔凌霄花 (りょうしょうか)〕

〔原文〕紫葳，無毒．莖葉，味苦，無毒．主痿蹶，益氣．一名陵苕，一名茇華．生西海川谷及山陽．

〔和訓〕紫葳、毒無し。莖葉、味苦し、毒無し。痿蹶を主る。気を益す。一名陵苕、一名茇華。西海川谷及び山陽に生ず。

〔注〕痿蹶は、手足が萎えて力が入らず冷える病気。
〔解説〕紫葳は、凌霄花と同じであり、ノウゼンカズラ科 Bignoniaceae のノウゼンカズラ　凌霄花 Campsis grandiflora (Thunb) K. Schumann の花である。駆瘀血作用があり、月経困難、腹痛に用いる。浅田宗伯は、「紫葳味酸微寒。癥瘕痕、血閉、寒熱、羸痩を主治す」と述べている。
〔神農本草経・和訓〕紫葳、味は酸、微寒。川谷に生ず。婦人乳余疾、崩中、

癥瘕、血閉、寒熱羸痩を治す。胎を養う。〔注〕婦人乳余疾は、産後の様々な疾患。崩中は、不正性器出血である。癥瘕は腹内の腫瘤であり、癥は固定したもの、瘕は移動するものである。血閉は、無月経のこと。

242 蕪荑 （ぶい）　無夷 （むい）

〔原文〕蕪荑，平，無毒．逐寸白，散腸中温温喘出．生深山川谷．三月採實，陰乾．

〔和訓〕蕪荑、平、無毒。寸白を逐い、腸中温温として喘して出づるを散ず。深山川谷に生ず。三月に実を採り、陰乾す。

〔注〕寸白は、寸白虫、条虫、さなだむしのこと。

〔解説〕無夷は、蕪荑と同じである。蕪荑は、ニレ科 Ulmaceae のチョウセンニレ *Ulmus macrocarpa* Hance の種子である。駆虫剤で、回虫、蟯虫、条虫に用いる。

〔神農本草経・和訓〕無夷、一名無姑（むこ）、一名㮆梗（てんとう）、味は辛、平。川谷に生ず。五内邪気、皮膚骨節中淫淫行毒を散じ、三虫を去り、食を化す。〔注〕五内は、五臓のこと。五内邪気は、五臓の邪気のこと。散皮膚骨節中淫淫行毒とは、皮膚や関節内に動く邪気を散ずること。三虫は長虫（回虫）、赤虫、蟯虫を言う。

243 大黄 （だいおう）

〔原文〕大黄，大寒，無毒．平胃下氣，除痰實，腸間結熱，心腹脹滿，女子寒血閉脹，小腹痛，諸老血留結．一名黄良．生河西山谷及隴西．二月，八月採根，火乾．

〔和訓〕大黄、大寒、毒無し。胃を平にし気を下し、痰実、腸間の結熱、心腹脹満、女子の寒血閉脹、小腹痛、諸の老血留結を除く。一名黄良。河西山谷及び隴西に生ず。二月、八月に根を採り、火乾す。

〔注〕女子寒血閉脹は、婦人冷えて月経が止まり下腹部が張る病気。老血は瘀血のこと。

蕪荑・無夷／大黄／蜀椒

〔解説〕大黄は、タデ科 Polygonaceae のダイオウ Rheum palmatum L.、Rheum tanguticum Maximowicz、Rheum officinale Baillon、Rheum coreanum Nakai の根茎である。大黄は消炎、瀉下、清熱作用があり、大黄甘草湯、大柴胡湯、大黄牡丹皮湯などに配合される。漢方で最も重要な生薬である。浅田宗伯は、「大黄　味苦寒、腸胃を蕩滌し、陳を推し新を致し、大小便を利し、瘀血を下し、癥瘕を破り実熱を瀉す」と述べている。

〔神農本草経・和訓〕大黄、味は苦、寒。山谷に生ず。瘀血血閉、寒熱を下し、癥瘕積聚、留飲宿食を破り、腸胃を蕩滌す。陳きを推し新を致し、水穀を通利し、中を調え食を化し、五臓を安和す。〔注〕血閉は、無月経のこと。癥瘕は腹内の腫瘤であり、癥は固定したもの、瘕は移動するものである。積聚は腹部の疼痛を伴う腫瘤であり、固定したものを積といい、固定しないものを聚とい、留飲は、体内の水毒の一種。宿食は、便秘のこと。蕩滌は洗い流すこと。

244　蜀椒（しょくしょう）

〔原文〕蜀椒，大熱，有毒．除五臓六腑寒冷，傷寒，温瘧，大風，汗不出，心腹留飲宿食，止腸澼下痢，泄精，女子字乳餘疾，散風邪瘕結，水腫，黄疸，鬼疰，蠱毒，殺蟲魚毒．開腠理，通血脈，堅歯髮，調関節，耐寒暑，可作膏薬．多食令人乏気，口閉者殺人．一名巴椒，一名蓎藙．生武都川谷及巴郡．八月採實，乾．

〔和訓〕蜀椒、大熱、毒有り。五臓六腑の寒冷、傷寒、温瘧、大風、汗不出、心腹留飲宿食を除く。腸澼下痢、泄精、女子字乳餘疾を止め、風邪瘕結、水腫、黄疸、鬼疰、蠱毒を散ず。蟲魚毒を殺し、腠理を開き、血脈を通ず。歯髮を堅くし、関節を調へ、寒暑に耐え、膏薬に作るべし。多食すれば令人をして気を乏しくせしむ。口を閉ずる者は人を殺す。一名巴椒、一名蓎藙。武都川谷及巴郡に生ず。八月に実を採り、乾かす。

〔注〕温瘧は、マラリアのこと。泄精は、精液が洩れる病気。女子字乳餘疾は、婦人産後の疾病のこと。鬼疰は、肺結核様疾患。蠱は、寄生虫のこと。

〔解説〕蜀椒は、山椒であり、ミカン科 Rutaceae のサンショウ 山椒

Zanthoxylum piperitum DC. の果皮である。「胃を開き、中を温む」のが重要な効能である。腹部のガスを排出し、腹痛を治す効果がある。大建中湯などに配合される。浅田宗伯は、「蜀椒　味辛温。中を温め、気を下し、癥結を破り、胃を開き、腹中冷而して痛を主る」と述べている。

〔神農本草経・和訓〕蜀椒、味は辛、温。川谷に生ず。邪気欬逆を治す。中を温め、骨節皮膚死肌、寒湿痺痛を逐い、気を下す。久しく服せば、頭白からず、身を軽くし、年を増す。〔注〕死肌は、知覚障害のこと。寒湿痺は、関節炎、関節リウマチの様な疾患。

245　莽草 (もうそう)

〔原文〕莽草，苦，有毒．療喉痺不通，乳難，頭風癢，可用沐，勿令入目．一名䑕，一名春草．生上谷山谷及宛朐．五月採葉，陰乾．

〔和訓〕莽草、苦、毒有り。喉痺通ぜず、乳難、頭風癢を療す。沐(あら)いて用うべし。目に入らしむ勿(なか)れ。一名䑕、一名春草。上谷山谷及宛朐に生ず。五月に葉を採り、陰乾す。

〔注〕喉痺は、咽頭ジフテリア様疾患。乳難は難産のこと。頭風癢は、頭部湿疹。

〔解説〕基原は不明という説があり、『中薬大辞典』によれば、シキミ科 Illiciaceae のシキミ Illicium anisatum という説、紅茴香根 Illicium lanceolatum A.C.Smith という説もある。

〔神農本草経・和訓〕莽草、味は辛、温。山谷に生ず。風頭、癰腫乳癰、疝瘕を治す。結気、疥瘙虫疽瘡を除き、虫魚を殺す。〔注〕癰腫は、皮膚化膿性病変。乳癰は、化膿性乳腺炎。疝瘕は、寒邪のために腹内に移動性の腫瘤ができ腹痛が腰背に及ぶもの。

246　郁核 (いくかく)

〔原文〕郁核，無毒．去白蟲．一名車下李，一名棣．生高山山谷及丘陵上．五月，六月採根．

莽草／郁核／鼠李／巴豆

〔和訓〕郁核、毒無し。白虫を去る。一名車下李、一名棣。高山山谷及び丘陵上に生ず。五月、六月に根を採る。

〔注〕白虫は、寸白虫（条虫、さなだむし）であろうか。

〔解説〕郁核は、郁李仁である。郁李仁は、バラ科 Rosaceae である。小李仁と大李仁の２種があり、小李仁は、ニワウメ Prunus japonica Thunb.、コニワザクロ Prunus humilis Bunge、チョウセンニワウメ P. japonica Thunb. var. nakaii (Levl.) Rehd. であり、大李仁は、ユスラウメ P. tomentosa Thunb.、オヒヨモモ P. triloba Lindle. var. truncata Komar. がある。郁李仁は、その種子であり、下剤として用いる。

〔神農本草経・和訓〕郁核、一名爵李（しゃくり）、味は酸、平。川谷に生ず。大腹水腫、面目四肢浮腫を治す。小便水道を利し、根は歯齗腫齲歯を治し、歯を堅くす。
〔注〕大腹水腫は、腹水のこと。齗は、「歯ぐき」のこと。歯齗腫は、歯肉炎。齲歯は虫歯のこと。

247 鼠李 (そり)

〔原文〕鼠李，皮，味苦，微寒，無毒．主除身皮熱毒．一名牛李，一名鼠梓，一名椑，生田野，採無時．

〔和訓〕鼠李、皮は味苦、微寒、毒無し。身皮の熱毒を除くを主る。一名牛李、一名鼠梓、一名椑、田野に生ず。時無く採る。

〔解説〕鼠李は、『中国本草図録』には、クロウメモドキ科 Rhamnaceae のクロツバラ Rhamnus davurica の果実である。森立之編『神農本草経』では、鼠李は、郁核の項目の中で記載されている。

〔神農本草経・和訓〕鼠李は、寒熱、瘰癧瘡を主る。

248 巴豆 (はず)

〔原文〕巴豆，生温．熟寒．有大毒．療女子月閉，爛胎，金創，膿血，不利丈夫陰，殺斑蝥毒．可練餌之，益血脈，令人色好，變化與鬼神通．生巴郡川谷．八月採實，陰乾，用之去心皮．

〔和訓〕巴豆、生は温。熟は寒。大毒有り。女子月閉、爛胎、金創、膿血を利せざるを療す。陰を丈夫にし、斑蝥毒を殺す。之を餌(くら)うに練(えら)ぶべし。血脈を益し、人をして好い色に変化せしめ、鬼神に通じせしむ。巴郡川谷に生ず。八月に実を採り、陰乾す。之を用いるに心皮を去る。

〔注〕女子月閉は、月経が停止した病気。爛胎は、胎児の爛れる病気。斑蝥(はんみょう)は毒虫の名前。

〔解説〕巴豆は、トウダイグサ科 Euphorbiaceae のハズ Croton tiglium L. の成熟種子である。「寒を攻め毒を逐う」が重要な効能である。巴豆は、強力な下剤として作用がある。走馬湯、紫円、備急円などに配合される。巴豆は、劇薬であり、通常は用いない。浅田宗伯は、「巴豆 味辛温。癥瘕 結聚、堅積、留飲、痰癖、大腹水脹を破り、閉塞を開通し、水穀の道を利し、悪瘡臭肉及び疥癩、丁腫、喉痺、牙痛を治す」と述べている。

〔神農本草経・和訓〕巴豆、一名巴椒(はしょう)、味は辛、温。川谷に生ず。傷寒温瘧寒熱を治す。癥瘕結堅積聚、留飲淡癖、大腹水脹を破り、五藏六府を蕩練し、閉塞を開通し、水穀の道を利し、悪肉を去り、鬼蠱毒注邪物を除き、蟲魚を殺す。〔注〕癥瘕は腹内の腫瘤であり、癥は固定したもの、瘕は移動するものである。結堅は、腫瘤のこと。積聚は腹部の疼痛を伴う腫瘤であり、固定したものを積といい、固定しないものを聚という。留飲淡癖は、水毒。大腹水脹は、腹水。蕩は、あらい除くこと。鬼蠱毒注は、鬼注蠱毒のことで、鬼注は、肺結核様疾患、蠱毒は、寄生虫疾患のこと。

249 甘遂(かんずい)

〔原文〕甘遂,甘,大寒,有毒. 下五水, 散膀胱留熱, 皮中痞, 熱氣腫滿. 一名甘藁, 一名陵, 一名凌澤, 一名重澤. 生中山川谷. 二月採根, 陰乾.

〔和訓〕甘遂、甘、大寒、毒有り。五水を下し、膀胱留熱、皮中痞、熱氣腫滿を散ず。一名甘藁、一名陵、一名凌澤、一名重澤。中山川谷に生ず。二月り根を採り、陰乾す。

〔注〕五水は、心、肝、脾、肺、腎の五臓に生ずる水気病のこと。

甘遂／葶藶

〔解説〕甘遂は、トウダイグサ科 uphorbiaceae の甘遂 Euphorbia kansui Liou の根である。甘遂は強力な利尿作用、瀉下作用があり、大陥胸湯、十棗湯、甘遂半夏湯、大黄甘遂湯などに配合される。浅田宗伯は、「甘遂は味苦寒。能く結を破り水を通す」と述べている。

〔神農本草経・和訓〕甘遂、一名主田(しゅでん)、味は苦、寒。川谷に生ず。大腹疝瘕腹満、面目浮腫、留飲宿食を治す。癥堅積聚を破り、水穀道を利す。〔注〕大腹は、腹部が脹満する状態。疝瘕は、下腹部に熱があり尿道から白い粘液が出る病気。留飲は、水毒。宿食は、便秘。癥瘕は腹内の腫瘤であり、癥は固定したもの、瘕は移動するものである。積聚は腹部の疼痛を伴う腫瘤であり、固定したものを積、固定しないものを聚という。水穀道は、大小便の通り道のこと。

250 葶藶 (ていれき)

〔原文〕葶藶，苦，大寒，無毒．下膀胱水伏留熱氣，皮間邪水上出，面目浮腫，身暴中風熱痱痒利小腹．久服令人虛．一名丁歷，一名䔲蒿．生城平澤及田野．立夏後採實，陰乾．得酒良．

〔和訓〕葶藶、苦、大寒、毒無し。膀胱に水伏した留熱気を下し、皮間の邪の水上に出づ、面目浮腫、身暴中風熱痱、痒利小腹を主る。久しく服せば、人をして虛せしむ。一名丁歷、一名䔲蒿。藁城平澤及び田野に生ず。立夏後に実を採り、陰乾す。酒を得て良し。

〔解説〕葶藶は亭歷、葶藶子(ていれきし)と同じである。アブラナ科 Cruciferae のクジラグサ Descurainia sophia L. Prantl、ヒメグンバイナズナ Lepidium apetalum Willd. などの種子である。鎮咳去痰作用、瀉下作用、利尿作用があり、葶藶大棗瀉肺湯、已椒葶黄丸などに配合される。浅田宗伯は、「葶藶子　味辛寒。癥瘕、積聚、結気、飲食、寒熱を主り、堅を破り、邪を逐ひ、水道を通利し、喘急を止む」と述べている。

〔神農本草経・和訓〕亭歷、一名大室(だいしつ)、一名大適(だいてき)、味は辛、寒。平沢に生ず。癥瘕積聚結気、飲食寒熱を治す。堅を破り邪を逐う。水道を通利す。〔注〕癥瘕は腹内の腫瘤であり、癥は固定したもの、瘕は移動するものである。積聚

は腹部の疼痛を伴う腫瘤であり、固定したものを積、固定しないものを聚という。結気は、気が集まってできた病変。

251 大戟 (たいげき)

〔原文〕大戟，甘，大寒，有小毒．頸腋癰腫，頭痛，發汗，利大小腸．生常山．十二月採根，陰乾．

〔和訓〕大戟、甘、大寒、小毒有り。頸腋の癰腫、頭痛、發汗を主る。大小腸を利す。常山に生ず。十二月に根を採り、陰乾す。

〔注〕頸腋癰腫は、頚部、腋窩に生ずる化膿性腫れ物。

〔解説〕大戟は、トウダイグサ科 Euphorbiaceae のシナタカトウダイ 京大戟 Euphorbia pekinensis Rupr. の根、または、アカネ科 Rubiaceae の紅芽大戟 Knoxia corymbosa Willd. の根である。大戟は、激しい瀉下作用、利尿作用があり、十棗湯などに配合される。浅田宗伯は、「大戟　味苦寒。十二の水腫満、急痛を主り、癥結を破る」と述べている。

〔神農本草経・和訓〕大戟、一名 邛鉅(ぎょうきょ)、味は苦、寒。蠱毒十二水、腹満急痛、積聚中風、皮膚疼痛、吐逆を治す。〔注〕蠱毒は、寄生虫疾患のこと。十二水は、多くの水毒の病気という意味。積聚は腹部の疼痛を伴う腫瘤であり、固定したものを積、固定しないものを聚という。

252 澤漆 (たくしつ)

〔原文〕澤漆，辛，無毒．利大小腸，明目，輕身．一名漆莖，大戟苗也．生太山川澤．三月三日，七月七日採莖葉，陰乾．

〔和訓〕沢漆、辛、毒無し。大小腸を利し、目を明らかにし、身を軽くす。一名漆莖、大戟苗なり。太山川澤に生ず。三月三日、七月七日に莖葉を採り、陰乾す。

〔解説〕沢漆は、トウダイグサ科 Euphorbiaceae のトウダイグサ Euphorbia helioscopia L. の茎葉である（『漢方診療医典』には、沢漆は、トウダイグサ科のノウルシ Euphorbia adenochlora Moor. et Decne. の根茎であるとしている）。沢漆は、利

尿作用がある。浅田宗伯は、「沢漆は味苦寒、能く水を逐ひ、痰を消す」と述べている。

〔神農本草経・和訓〕沢漆、味は苦、微寒。川沢に生ず。皮膚熱、大腹水気、四肢面目浮腫、丈夫の陰気不足を治す。〔注〕大腹水気は、腹水のこと。丈夫陰気不足は、男性のインポテンツのこと。

253 芫花 (げんか)

〔原文〕芫花，苦，微温，有小毒．消胸中痰水，喜唾，水腫，五水在五臟皮膚，及腰痛，下寒毒、肉毒．久服令人虚．一名毒魚，一名杜芫．其根名蜀桑根，治疥瘡，可用毒魚．生淮源川谷．三月三日採花，陰乾．

〔和訓〕芫花、苦、微温、小毒有り。胸中の痰水、喜唾、水腫、五臟の皮膚に在る五水、及び腰痛を消す。寒毒、肉毒を下す。久しく服せば、人をして虚せしむ。一名毒魚、一名杜芫。其の根は蜀桑根と名づく。疥瘡を治し、毒魚に用うべし。淮源川谷に生ず。三月三日に花を採り、陰乾す。

〔解説〕芫華は、芫花と同じである。芫花は、ジンチョウゲ科 Thymelaeaceae のフジモドキ 芫花 Daphne genkwa Sieb. et Zucc. の花蕾である。芫花には、瀉下作用、利尿作用があり、十棗湯などに配合される。浅田宗伯は、「芫花　味辛温。咳逆上気、喉鳴喘、咽腫、短気を主り、水気、脹満を瀉し、蟲を殺す」と述べている。

〔神農本草経・和訓〕芫華、一名去水（きょすい）、味は辛、温。川谷に生ず。欬逆上気、喉鳴喘、咽腫短気、蠱毒鬼瘧、疝瘕癰腫を治す。蟲魚を殺す。〔注〕短気は、息切れのこと。蠱毒は、寄生虫疾患のこと。鬼瘧は鬼注の誤りと思われる。鬼注は、肺結核様疾患のこと。疝瘕は、寒邪のために腹内に移動性の腫瘤ができ腹痛が腰背に及ぶもの。癰腫は、化膿性の腫れ物。

254 蕘花 (じょうか)

〔原文〕蕘花，辛，微寒，有毒．療痰飲咳嗽．生咸陽川谷及河南中牟．六月採花，陰乾．

〔和訓〕蕘花、辛、微寒、毒有り。痰飲咳嗽を療す。咸陽川谷及び河南中牟に生ず。六月に花を採り、陰乾す。

〔解説〕蕘華は、蕘花(じょうか)と同じである。蕘花は、ジンチョウゲ科 Thymelaeaceae の黄芫花 Wikstroemia chamaedaphne Meissn. の花とされる。蕘花は、利尿作用があり、『傷寒論』の小青竜湯の加減法に記載されている。浅田宗伯は、「蕘花は味苦寒、能く水道を通利し、腸中を蕩滌す」と述べている。

〔神農本草経・和訓〕蕘華、味は苦、寒。川谷に生ず。傷寒温瘧を治す。十二水を下し、積聚大堅癥瘕を破り、腸胃中の留癖飲食、寒熱邪気を蕩滌す。水道を利す。〔注〕積聚は腹部の疼痛を伴う腫瘤であり、固定したものを積といい、固定しないものを聚という。大堅癥瘕は、たいへん硬い癥瘕のことである。癥瘕は腹内の腫瘤であり、癥は固定したもの、瘕は移動するものである。留癖は、水毒。

255 旋複花 (せんぷくか)

〔原文〕旋覆花，甘，微冷利，有小毒．消胸上痰結，唾如膠漆，心脅痰水，膀胱留飲，風氣濕痺，皮間死肉，目中眵，利大腸，通血脈，益色澤．一名戴椹．其根，主風濕．生平澤川谷．五月採花，日乾，二十日成．

〔和訓〕旋覆花、甘、微冷利、小毒有り。胸上痰結、膠漆の如き唾、心脅痰水、膀胱留飲、風気湿痺、皮間死肉、目中の眵(目やに)を消す、大腸を利し、血脈を通じ、色沢を益す。一名戴椹。其の根、風湿を主る。平澤川谷に生ず。五月に花を採り、日に乾す、二十日にして成る。

〔解説〕旋覆花は、キク科 Compositae の旋復花 Inula britannica L. または、オグルマ subsp. japonica Kitamura の花である。鎮咳、鎮嘔の作用がある。旋覆代赭石湯などに配合される。浅田宗伯は、「旋覆花は味鹹温、能く痰飲を利し、血脈を通す」と述べている。

〔神農本草経・和訓〕旋覆華、一名金沸草(きんふつそう)、一名盛椹(せいしん)、味は鹹、温。川谷に生ず。結気、脇下満、驚悸を治す。水を除き、五藏間寒熱を去り、中を補い、気を下す。〔注〕結気は、気が集まってできた病変。

256　鉤吻 (こうふん)

〔原文〕鉤吻, 有大毒. 破癥積, 除脚膝痺痛, 四肢拘攣, 惡瘡疥蟲, 殺鳥獸. 折之青煙出者名固活. 甚熱, 不入湯. 生傳高山谷及會稽東野.

〔和訓〕鉤吻、大毒有り。癥積を破り、脚膝痺痛、四肢拘攣、惡瘡疥蟲を除く。鳥獸を殺す。之を折して青煙出づる者、固活と名づく。甚しき熱、湯に入らず。傳高山谷及び會稽東野に生ず。

【解説】鉤吻は、フジウツギ科Buddlejaceaeの鉤吻 *Gelsemium elegans* (Gardn. et Champ.) Benth. の根である。毒物である。

〔神農本草経・和訓〕鉤吻、一名野葛(やかつ)、味は辛、温。山谷に生ず。金瘡乳痙、惡風に中(あた)り、欬逆上気水腫を治す。鬼注蠱毒を殺す。〔注〕乳痙は、妊娠分娩時期の痙攣性疾患のこと。鬼注は、肺結核。蠱毒は、寄生虫疾患のこと。

257　狼毒 (ろうどく)

〔原文〕狼毒, 有大毒. 脅下積癖, 生秦亭山谷及奉高. 二月, 八月採根, 陰乾, 陳而沉水者良.

〔和訓〕狼毒、大毒有り。脇下積癖を主る。秦亭山谷及び奉高に生ず。二月、八月に根を採り、陰乾す。陳にして水に沈む者は良し。

【注】脇下積癖は、脇下の腫瘤のこと。リンパ節腫か。

【解説】狼毒は、ジンチョウゲ科Thymelaeaceaeのヒロハタイゲキ 狼毒大戟 *Euphorbia fischeriana* Steud. および、ナツトウダイ 鉤腺大戟 *Euphorbia sieboldiana* Morr. et Decne. の根である。

〔神農本草経・和訓〕大狼毒、一名続毒(ぞくどく)、味は辛、平。山谷に生ず。欬逆上気を治す。積聚飲食、寒熱水気、惡瘡鼠瘻疽蝕、鬼精蠱毒を破る。飛鳥走獣を殺す。〔注〕積聚は腹部の疼痛を伴う腫瘤であり、固定したものを積といい、固定しないものを聚という。鼠瘻は、頸部のリンパ節結核。疽は癰の一種で化膿性病変。蝕は、潰瘍性皮膚病変。鬼精は、疫病や伝染病のこと。蠱毒は寄生虫疾患のこと。

258 鬼臼（ききゅう）

〔原文〕鬼臼，微温，有毒．療咳嗽喉結，風邪煩惑，失魄妄見，去目中膚翳，殺大毒，不入湯．一名天臼，一名解毒．生九真山谷及宛朐．二月，八月採根．

〔和訓〕鬼臼、微温、毒有り。咳嗽、喉結、風邪煩惑、失魄妄見を療す。目中膚翳を去り、大毒を殺す。湯に入れず。一名天臼、一名解毒。九真山谷及び宛朐に生ず。二月、八月に根を採る。

〔注〕喉結は喉にの生じた腫瘤。風邪煩惑は、風邪により悶え惑う状態となること。失魄妄見は、精神障害や幻覚と思われる。目中膚翳は、眼の角膜に白斑を生ずる病気。

〔解説〕鬼臼は、メギ科 Berberidaceae のハスノハグサ 八角蓮 *Podophyllum versipelle* Hance の根とされる。

〔神農本草経・和訓〕鬼臼、一名爵犀（しゃくさい）、一名馬目毒公（ばもくどくこう）、一名九臼（きゅうきゅう）、味は辛、温。山谷に生ず。蠱毒鬼注精物を殺し、悪気不祥を辟け、邪を逐い、百毒を解す。〔注〕蠱毒は、寄生虫疾患のこと。鬼注は、肺結核のこと。精物は、もののけ、ばけものの類。不祥は、鬼の意味で、もののけの意味。

259 蘆根（ろこん）

〔原文〕蘆根，味甘，寒．主消渇，客熱，止小便利．

〔和訓〕蘆根、味甘、寒。消渇、客熱を主り、小便利を止む。

〔解説〕蘆根は『神農本草経』には記載はなく、イネ科 Gramineae のヨシ、アシ *Phragmites communis* Trin. の根茎である。

260 甘蔗根（かんしょうこん）

〔原文〕甘蔗根，大寒．主癰腫結熱．

〔和訓〕甘蔗根、大寒。癰腫結熱を主る。

〔注〕癰腫結熱は、発熱を伴う化膿性腫瘤。

鬼臼／蘆根／甘蕉根／萹蓄／商陸

〔解説〕甘蕉根は、『神農本草経』には記載はなく、バショウ科 Musaceae の食品のバナナの根茎である。

261　萹蓄（へんちく）

〔原文〕萹蓄，無毒．療女子陰蝕．生東萊山谷．五月採，陰乾．

〔和訓〕萹蓄、毒無し。女子陰蝕を療す。東萊山谷に生ず。五月に採る。陰乾す。

〔解説〕萹蓄は、タデ科 Polygonaceae のミチヤナギ 萹蓄 Polygonum aviculare L. の全草である。消炎利尿作用がある。

〔神農本草経・和訓〕萹蓄、味は苦、平。山谷に生ず。浸淫、疥瘙、疽痔を治す。三虫を殺す。〔注〕浸淫は、湿疹のこと。疥瘙はできもの、かさ。疽は癰の一種で化膿性病変。痔を治す。三虫は、長虫（回虫）、赤虫、蟯虫のこと。

262　商陸（しょうりく）

〔原文〕商陸，酸，有毒．療胸中邪氣，水腫，痿痺，腹滿洪直，疏五臟，散水氣．如人形者，有神．生咸陽川谷．

〔和訓〕商陸、酸、毒有り。胸中邪氣、水腫、痿痺、腹滿洪直を療す。五臟を疏（とお）し、水氣を散ず。人の如き形のものは神有り。咸陽川谷に生ず。

〔解説〕商陸は、ヤマゴボウ科 Phytolaccaceae のヤマゴボウ Phytolacca esculenta Van Houtt の根である。商陸は、激しい瀉下作用がある。浅田宗伯は、「商陸は味辛平、能く水気を瀉す」と述べている。

〔神農本草経・和訓〕商陸、一名葛根（ちょうこん）。一名夜呼（やこ）、味は辛、平。川谷に生ず。水脹、疝瘕痺を治す。熨して癰腫を除く、鬼精物を殺す。〔注〕疝瘕痺は、寒邪のために腹内に移動性の腫瘤ができ腹痛が腰背に及ぶもの。癰腫は、化膿性の腫れ物。鬼精物は、もののけ、ばけものの類。

263 女青 (じょせい)

〔原文〕女青，有毒．蛇銜根也．生朱崖．八月採．陰乾．

〔和訓〕女青、有毒。蛇銜根(じゃかんこん)なり、朱崖に生ず。八月に採る。陰乾す。

〔解説〕女青は、ガガイモ科 Asclepiadaceae のヒメイヨカズラ 女青 *Cynanchum thesioides* (Freyn) K. Schum. の根とされる。
〔神農本草経・和訓〕女青、一名雀瓢(じゃくひょう)、味は辛、平。山谷に生ず。蠱毒を治す。邪悪気を逐い、鬼、温瘧を殺し、不祥を辟く。〔注〕蠱毒は、寄生虫疾患のこと。鬼は、ばけものの類。温瘧はマラリアのこと。不祥は、鬼の意味。

264 白附子 (びゃくぶし)

〔原文〕白附子，主心痛血痺，面上百病，行藥勢．生蜀郡．三月採．

〔和訓〕白附子、心痛血痺、面上百病を主る。薬勢を行らす。蜀郡に生ず。三月に採る。

〔解説〕白附子は、『神農本草経』には記載はなく、サトイモ科 Araceae の独角蓮 *Typhonium giganteum* ENGL. の塊茎である。

265 天雄 (てんゆう)

〔原文〕天雄，甘，大温，有大毒．療頭面風去來疼痛，心腹結積，関節重，不能行歩，除骨間痛，長陰氣，強志，令人武勇，力作不倦．又墮胎．生少室山谷．二月採根，陰乾．

〔和訓〕天雄、甘、大温、大毒有り。頭面風にて疼痛の去來するもの、心腹結積、関節重く歩み行く能わざるものを療す。骨間の痛を除き、陰気を長じ、志を強くし、人をして武勇ならしめ、力作して倦まざらしむ。また胎を堕す。少室山谷に生ず。二月に根を採る。陰乾す。

〔解説〕天雄は、キンポウゲ科 Ranunculaceae のトリカブト Aconitum の

150

根で、長くて子を生じないもの。附子と同様の効果がある。浅田宗伯は、「天雄　味辛温、筋骨を強くし、陰気を長じ、冷気虚損を補ふ」と述べている。
〔神農本草経・和訓〕天雄、一名白幕、味は辛、温。山谷に生ず。大風、寒湿痺、歴節痛、拘攣緩急、積聚を破り、邪気金瘡を治す。筋骨を強め、身を軽くし、健行す。〔注〕大風は、風の邪気の激しいもの。寒湿痺、歴節痛は、関節炎、関節リウマチの様な疾患。拘攣緩急は、身体の筋肉が突っ張っている状態。積聚は腹部の疼痛を伴う腫瘤であり、固定したものを積、固定しないものを聚という。

266　烏頭（うず）

〔原文〕烏頭，甘，大熱，有大毒．消胸上痰冷，食不下，心腹冷疾，臍間痛，肩胛痛不可俯仰，目中痛不可久視，又堕胎．射罔，味苦，有大毒．療尸疰癥堅，及頭中風，痺痛．烏喙，味辛，微温，有大毒．主風濕，丈夫腎濕，陰嚢癢，寒熱歴節，掣引腰痛，不能歩行，癰腫膿結．又堕胎．生朗陵川谷．正月，二月採，陰乾．長三寸以上為天雄．

〔和訓〕烏頭、甘、大熱、大毒有り。消胸上痰冷、食下らず、心腹冷疾、臍間の痛み、肩胛痛俯仰すべからざるもの、目中痛久しく視るべからざるもの、又胎を堕す。射罔、味苦、大毒有り。尸疰癥堅、及頭中風、痺痛を療す。烏喙、味辛、微温、大毒有り。風濕、丈夫の腎湿、陰嚢癢、寒熱歴節、掣引腰痛、歩行能わざる、癰腫膿結、又堕胎を主る。朗陵川谷に生ず。正月、二月に採る。陰乾す。長さ三寸以上は天雄と為す。

〔注〕射罔は、烏頭の汁を煎じたもの。尸は死骸のこと。疰は流行病。癥堅は、腫瘤のこと。陰嚢癢は陰嚢の湿疹。

〔解説〕烏頭は、キンポウゲ科 Ranuncuraceae のホザキブシ　北烏頭 *A. kusnezoffi* Reich. 烏頭 *Aconitum carmichaelis* Debx. ハナトリカブト *A. chinense* Sieb. ex Paxt. の根である。トリカブトの主塊茎を烏頭、主塊茎の傍らにできる子塊茎を附子と称し、天雄は、母塊茎のみで、子の塊茎を着けていないものをいう。附子と同様の効果がある。烏頭湯などに配合される。浅田宗伯は、「烏頭　味辛温、寒湿痺を除き、積聚を破り、胸上の痰冷、食

下らず、心腹冷疾、臍間痛、肩胛痛み俛仰すべからざるを消す」と述べている。

〔神農本草経・和訓〕烏頭、一名奚毒、一名即子（けいどく）（そくし）、一名烏喙（うかい）、味は辛、温。山谷に生ず。中風悪風洗洗を治す。汗を出だし、寒湿痺、欬逆上気を除き、積聚寒熱を破る。其の汁は之を煎じ、射罔と名づけ、禽獣を殺す。〔注〕洗洗は、悪寒や悪風の形容詞。寒湿痺は、関節炎、関節リウマチの様な疾患。積聚は腹部の疼痛を伴う腫瘤であり、固定したものを積、固定しないものを聚という。

267　附子 (ぶし)

〔原文〕附子，甘，大熱，有大毒．脚疼冷弱，腰脊風寒，心腹冷痛，霍乱轉筋，下痢赤白，堅肌骨，強陰．又堕胎，爲百薬長．生犍爲山谷及廣漢．冬月採爲附子，春採爲烏頭．

〔和訓〕附子、甘、大熱、大毒有り。脚疼冷弱、腰脊風寒、心腹冷痛、霍乱轉筋、下痢赤白を主る。肌骨を堅くす。陰を強くす。又胎を堕す。百薬の長となす。犍爲山谷及び廣漢に生ず。冬月に採り附子となす。春に採り烏頭となす。

〔解説〕附子は、キンポウゲ科 Ranunculaceae のトリカブト Aconitum の子根で、烏頭の側面に生ずる塊根である。附子は、鎮痛、身体を温める効果がある。四逆湯、真武湯などに配合される。漢方で最も重要な生薬である。浅田宗伯は、「附子は味辛温、能く陽を回らし、寒を散じ、痛を去り、以て陰症の主薬と爲す」と述べている。

〔神農本草経・和訓〕附子、味は辛、温。山谷に生ず。風寒欬逆邪気、中を温め、金瘡を治す。癥堅積聚、血瘕寒湿、踒躄拘攣、膝痛み行歩する能わざるものを破る。〔注〕癥堅は、硬くて固定した腫瘤。積聚は腹部の疼痛を伴う腫瘤であり、固定したものを積、固定しないものを聚という。血瘕は、婦人の冷え腰痛、背部痛を伴う下腹部腫瘤。踒は、足の骨を折ること。躄足が立たない人。

附子／側子／羊躑躅／茵芋

268　側子 (そくし)

〔原文〕側子，味辛，大熱，有大毒．主治癰腫，風痺歷節，腰腳疼冷，寒熱鼠瘻．又墮胎．

〔和訓〕側子、味辛、大熱、大毒有り。癰腫、風痺歷節、腰脚疼冷、寒熱鼠瘻、又堕胎を主る。

〔注〕鼠瘻は頸部のリンパ節結核。

〔解説〕側子は、『神農本草経』には記載はなく、側子は、附子の辺角の大きいものであると、陶弘景は述べている。基本的には、側子と附子は同じものである。

269　羊躑躅 (ようていしょく)

〔原文〕羊躑躅，有大毒．邪氣，鬼疰，蠱毒，一名玉支．生太行山谷及淮南山．三月採花，陰乾．

〔和訓〕羊躑躅、大毒有り。邪気、鬼疰、蠱毒を主る。一名玉支。太行山谷及淮南山に生ず。三月に花を採る。陰乾す。

〔注〕鬼疰は、肺結核様疾患。蠱毒は、寄生虫疾患のこと。

〔解説〕羊躑躅は、ツツジ科 Ericaceae のトウレンゲツツジ Rhododendron molle G.Don の花である。

〔神農本草経・和訓〕羊躑躅、味は辛、温。川谷に生ず。皮膚中に在る賊風、淫淫痛み、温瘧悪毒、諸痺を治す。〔注〕賊風は、風の邪気のこと。淫淫は、増進するさまのこと。温瘧は、マラリアのこと。

270　茵芋 (いんう)

〔原文〕茵芋，微溫，有毒．療久風濕走四肢，腳弱．一名芫草，一名卑共．生太山川谷．三月三日採葉，陰乾．

〔和訓〕茵芋、微温、毒有り。久風湿、四肢走り、脚弱なるを療す。一名芫草、一名卑共。太山川谷に生ず。三月三日に葉を採る。陰乾す。

153

〔解説〕茵芋(いんう)は、ミカン科 Rutaceae のインウ Skimmia reevesiana の茎や葉である。

〔神農本草経・和訓〕茵芋、味は苦、温。川谷に生ず。五藏邪気、心腹寒熱羸痩、瘧状発作有時. 諸関節風湿痺痛を治す。〔注〕瘧は、マラリアのこと。風湿痺は、関節炎、関節リウマチの様な疾患。

271 射干 (やかん)

〔原文〕射干, 微温, 有毒. 療老血在心肝脾間, 咳唾言語氣臭, 散胸中熱氣. 久服令人虚. 一名烏翣, 一名烏吹, 一名草薑. 生南陽川谷, 生田野. 三月三日採根, 陰乾.

〔和訓〕射干、微温、有毒。心肝脾間に在る老血、咳唾言語氣臭を療す。胸中熱氣を散ず。久しく服せば、人をして虚ならしむ。一名烏翣、一名烏吹、一名草薑。南陽川谷田野に生ず。三月三日に根を採る。陰乾す。

〔解説〕射干は、アヤメ科 Iridaceae のヒオウギ Belamcanda chinensis (L.) DC. の根茎である。射干は、鎮咳、去痰作用があり、気管支炎、気管支喘息などに用いる。射干麻黄湯に配合される。浅田宗伯は、「射干は味苦平、能く咽喉を利し、結気を散ず」と述べている。

〔神農本草経・和訓〕射干、一名烏扇(うせん)、一名烏蒲(うほ)、味は苦、平。川谷に生ず。欬逆上気、喉痺咽痛消息するを得ざるもの、結気を散じ、腹中邪逆、食飲大熱を治す。〔注〕喉痺は、咽頭ジフテリアなどを指す。

272 鳶尾 (えんび)

〔原文〕鳶尾, 有毒. 療頭眩, 殺鬼魅. 一名烏園. 生九疑山谷, 五月採.

〔和訓〕鳶尾、毒有り。頭眩を療す。鬼魅を殺す。一名烏園。九疑山谷に生ず。五月に採る。

〔注〕鬼魅は、ばけもの、もののけの意味。

〔解説〕鳶尾は、アヤメ科 Iridaceae のイチハツ Iris tectorum Maxim. の根茎である。

〔神農本草経・和訓〕鳶尾、味は苦、平。山谷に生ずる。蠱毒邪気、鬼注諸毒を治す。癥瘕積聚を破り、水を去り、三虫を下す。〔注〕蠱毒は寄生虫疾患のこと。鬼注は、肺結核様疾患のこと。癥瘕は腹内の腫瘤であり、癥は固定したもの、瘕は移動するものである。積聚は腹部の疼痛を伴う腫瘤であり、固定したものを積といい、固定しないものを聚という。三虫は、長虫（回虫）、赤虫、蟯虫のこと。

273 皂莢 (そうきょう)

〔原文〕皂莢，有小毒．療腹脹滿，消穀，除咳嗽囊結，婦人胞不落，明目益精．可為沐藥，不入湯．生雍州川谷及魯鄒縣，如豬牙者良．九月，十月採莢，陰乾．

〔和訓〕皂莢、小毒有り。腹脹滿を療す。穀を消す。咳嗽囊結、婦人胞落ちざるを除く。目を明らかにす。精を益す。沐藥となすべし。湯に入れず。雍州川谷及び魯鄒縣に生ず。豬牙の如き者は良し。九月、十月に莢を採る。陰乾す。

〔注〕囊結は不詳。婦人胞不落は、産後胎盤が排出しない状態。

〔解説〕皂莢は、マメ科 Leguminosae の猪牙皂 Gleditsia officinalis Hemsl の果実である。浅田宗伯は、「皂莢は味辛温、能く気を通じ、痰を除く」と述べている。

〔神農本草経・和訓〕皂莢、味は辛、温。川谷に生ず。風痺死肌、邪氣風頭涙出を治す。水を下し、九竅を利し、鬼精物を殺す。〔注〕死肌は、知覚障害のこと。九竅とは、耳、目、口、鼻、尿道、肛門の9つの穴を言う。鬼精物は、もののけ、ばけものの類。

274 楝実 (れんじつ)

〔原文〕楝実，有小毒．根，微寒，療蚘蟲，利大腸．生荊山山谷．

〔和訓〕練実、小毒有り。根は微寒、蚘蟲を療し大腸を利す。荊山山谷に生ず。

〔解説〕練実は、楝実、苦楝子、川楝子ともいう、センダン科 Meliaceae の

トウセンダン *Melia azedarach* L. var. toosendan（Sieb. et Zucc.）Makino の果実である。腹痛に用いる。

〔神農本草経・和訓〕練実、味は苦、寒。山谷に生ず。温疾傷寒、大熱煩狂を治す。三蟲、疥瘍を殺す。小便水道を利す。〔注〕煩狂、非常にいらいらする。三蟲は、長虫（回虫）、赤虫、蟯虫のこと。疥（かい）は、ひぜん、皮膚湿疹の一種。瘍は、できもの、悪性の腫れ物のこと。

275 柳花 （りゅうか）

〔原文〕柳花, 無毒. 痂疥, 惡瘡, 金瘡. 葉, 取煎煮, 以洗馬疥, 立愈. 又療心腹内血, 止痛. 子汁、療渇.

〔和訓〕柳花、毒無し。痂疥、悪瘡、金瘡を主る。葉、煎煮して取り、以って馬疥を洗う。立ちに愈ゆ。又心腹内血を療す。痛を止む。子汁は渇を療す。

〔注〕痂疥は、疥癬などの皮膚病。悪瘡は、難治性皮膚病。
〔解説〕柳華は、ヤナギ科 Salicaceae のシダレヤナギ 垂柳 *Salix babylonica* L. の花である。

〔神農本草経・和訓〕柳華、一名 柳絮（りゅうじょ）、味は苦、寒。川沢に生ず。風水、黄疸面熱黒を治す。葉は馬疥痂瘡を治す。実は癰を潰し、膿血を逐う。子汁は渇を療す。〔注〕風水は、急性腎炎様の疾患。面熱黒は、顔面が黒く焼けた様な状態。馬疥痂瘡は、馬の皮膚病のこと。癰は化膿性病変。

276 桐葉 （とうよう）

〔原文〕桐葉, 無毒. 療奔豚気病. 生桐柏山谷.

〔和訓〕桐葉、毒無。奔豚気病を療す。桐柏山谷に生ず。

〔解説〕桐葉は、ノウゼンカズラ科 Bignoniaceae のキリ 桐 *Paulownia tomentosa*（Thunb.）Steud. の葉である。

〔神農本草経・和訓〕桐葉、味は苦、寒。山谷に生ず。悪蝕瘡、著しい陰を治す。皮は五痔を治す。三蟲を殺す。華は猪瘡を傅（たすけ）る。肥大なること三倍。いちじる
〔注〕五痔は、五種類の痔の病気で、牡痔、牝痔、脈痔、腸痔、血痔を言う。

悪蝕瘡は、難治性の潰瘍性皮膚病変。三虫は長虫（回虫）、赤虫、蟯虫を言う。猪瘡は、いのししの皮膚病。

277 梓白皮 (しはくひ)

〔原文〕梓白皮，無毒．療目中患．生河内山谷．

〔和訓〕梓白皮、毒無し。目中患を療す。河内山谷に生ず。

〔解説〕梓白皮は、ノウゼンカズラ科 Bignoniaceae のキササゲ 梓 *Catalpa ovata* Don の樹皮である。麻黄連軺赤小豆湯に配合される。浅田宗伯は、「梓白皮　味苦寒。熱毒、吐逆、胃反を主る」と述べている。

〔神農本草経・和訓〕梓白皮、味は苦、寒。山谷に生ず。熱を治す。三虫を去る。華葉は擣いて猪瘡を傅る。肥大にして養い易きこと三倍。〔注〕三虫は長虫（回虫）、赤虫、蟯虫を言う。猪瘡は、豚の皮膚病。

278 紫真檀 (ししんたん) 〔紫檀 (したん)〕

〔原文〕紫真檀，味鹹，微寒．主惡毒，風毒．

〔和訓〕紫真檀、味鹹、微寒。悪毒、風毒を主る。

〔解説〕紫真檀は、紫檀とも言い、『神農本草経』には記載はなく、マメ科 Fabaceae のレッドサンダルウッド *Pterocarpus santalinus* である。家具，細工物，彫刻などにも用いられる。

279 薫草 (くんそう)

〔原文〕薫草，味甘，平，無毒．主明目，止涙，療泄精，去臭惡氣，傷寒頭痛，上氣，腰痛．一名蕙草，生下濕地，三月採，陰乾，脱節者良．

〔和訓〕薫草、味甘、平、毒無し。明目、止涙を主る。泄精を療し、臭惡氣、傷寒頭痛、上気、腰痛を去る。一名蕙草、下濕地に生ず。三月に採る。陰乾す。節を脱する者は良し。

〔解説〕薫草は、『神農本草経』には記載はなく、基原は不明である。シソ科の薫草 Agastache rugosa. という説もある。

280 恒山 (こうざん) 〔常山 (じょうざん)〕

〔原文〕恒山，辛，微寒，有毒．療鬼蠱往來，水脹，洒洒惡寒，鼠瘻．生益州川谷及漢中．八月採根，陰乾．

〔和訓〕恒山、辛、微寒、毒有り。鬼蠱往来、水脹、洒洒悪寒、鼠瘻を療す。益州川谷及漢中に生ず。八月に根を採る。陰乾す。

〔注〕鬼は、ばけもの、もののけの意味。蠱(こ)は、寄生虫のこと。鼠瘻は、頸部のリンパ節結核。

〔解説〕恒山は、恆山、常山(じょうざん)と同じである。常山は、ユキノシタ科 Saxifragaceae の黄常山 Dichroa febrifuga Lour. の根である。常山はマラリアの治療に用いる。

〔神農本草経・和訓〕恆山、一名互草、味は苦、寒。川谷に生ず。傷寒寒熱、熱発温瘧(ごそう)、鬼毒、胸中痰結、吐逆を治す。〔注〕温瘧は、マラリアのこと。鬼毒は、鬼注蠱毒の略であり、肺結核など疫病や伝染病のこと。

281 蜀漆 (しょくしつ)

〔原文〕蜀漆，微溫，有毒．療胸中邪結氣吐出之．生江林山川谷，生蜀漢中，常山苗也．五月採葉，陰乾．

〔和訓〕蜀漆、微温、毒有り。胸中邪、結気之を吐出するを療す。江林山川谷、蜀漢中に生ず。常山の苗なり。五月に葉を採る。陰乾す。

〔解説〕蜀漆は、ユキノシタ科 Saxifragaceae の黄常山 Dichroa febrifuga Lour. の茎葉である。蜀漆は、マラリアの治療に用いられ、桂枝去芍薬加蜀漆竜骨牡蠣救逆湯に配合される。

〔神農本草経・和訓〕蜀漆、味は辛、平。川谷に生ず。瘧及欬逆寒熱、腹中癥堅、痞結積聚、邪気蠱毒鬼注を治す。〔注〕瘧は、マラリアのこと。癥堅は、硬くて固定した腫瘤。積聚は腹部の疼痛を伴う腫瘤であり、固定したものを

積、固定しないものを聚という。蠱毒は、寄生虫疾患のこと。鬼注は、肺結核のこと。

282 青葙子 (せいそうし)

〔原文〕青葙子，無毒．惡瘡，疥虱，痔蝕，下部䘌瘡．生平穀道傍．三月採莖葉，陰乾．

〔和訓〕青葙子、毒無し。悪瘡、疥虱、痔蝕、下部䘌瘡を主る。平穀道傍に生ず。三月に莖葉を採る。陰乾す。

〔注〕虱は、しらみのこと。䘌は、虻(あぶ)のこと。

〔解説〕青葙は、青葙子と同じである。青葙子は、ヒユ科 Amaranthaceae のノゲイトウ 青葙 Celosia argentae L. の種子である。

〔神農本草経・和訓〕青葙、一名草蒿(そうこう)、一名萋蒿(せいこう)、味は苦、微寒。平谷に生ず。邪気皮膚中熱、風瘙身痒を治す。三虫を殺す。子は草決明と名づけ、脣口青きものを療す。〔注〕風瘙身痒は、湿疹のこと。三虫は、長虫（回虫）、赤虫、蟯虫のこと。

283 半夏 (はんげ)

〔原文〕半夏，生微寒，熟溫，有毒．消心腹胸中膈痰熱滿結，咳嗽上氣，心下急痛堅痞，時氣嘔逆，消癰腫，胎墮，療痿黃，悅澤面目．生令人吐，熟令人下．用之湯洗，令滑盡．一名守田，一名示姑．生槐裡川谷．五月，八月採根，曝乾．

〔和訓〕半夏、生は微寒、熟は温、毒有り。心腹胸中膈の痰熱満結、咳嗽上気、心下急痛堅痞、時気嘔逆を消す。癰腫を消す。胎を堕す。痿黄を療す。面目を悦澤にす。生は人をして吐せしむ。熟は人をして下せしむ。湯洗して之を用う。盡く滑せしむ。一名守田、一名示姑。槐裡川谷に生ず。五月、八月に根を採る。曝乾す。

〔解説〕半夏は、サトイモ科 Araceae のカラスビシャク 半夏 Pinellia ternata (Thunb.) Breitenbach の塊根である。半夏には、鎮咳去痰作用、鎮嘔作用

があり、小青竜湯、小半夏加茯苓湯、半夏白朮天麻湯に配合される。生の半夏を味見してみると、咽頭が苦しくなるので味見はしない方がよい。
〔神農本草経・和訓〕半夏、一名地文、一名水玉、味は辛、平。川谷に生ず。傷寒寒熱、心下堅、気を下し、喉咽腫痛、頭眩胸脹、欬逆腸鳴を治す。汗を止める。

284　由跋 (ゆうばつ)

〔原文〕由跋, 主毒腫結熱.

〔和訓〕由跋、毒腫、結熱を主る。

〔解説〕由跋は、『神農本草経』には記載はなく、『中薬大辞典』では、サトイモ科 Araceae のムサシアブミ Arisaema ringens としている。

285　款冬花 (かんとうか)

〔原文〕款冬花, 甘, 無毒. 消渇, 喘息呼吸. 一名氐冬. 生常山山谷及上黨水傍. 十一月採花, 陰乾.

〔和訓〕款冬花、甘、毒無し。消渇、喘息、呼吸を主る。一名氐冬。常山山谷及び上黨水傍に生ず。十一月に花を採る。陰乾す。

〔解説〕款冬は、款冬花と同じである。款冬花は、キク科 Compositae のフキタンポポ Tussilago farfara L. の花蕾である。鎮咳、去痰作用があり、気管支炎、気管支喘息などに用いる。射干麻黄湯に配合される。
〔神農本草経・和訓〕款冬、一名橐吾、一名顆東、一名虎須、一名菟奚、味は辛、温。山谷に生ず。欬逆上気、善喘喉痺、諸驚癇、寒熱邪気を治す。
〔注〕喉痺は、咽頭ジフテリアなどを指す。驚癇は、痙攣性疾患のこと。

286　牡丹 (ぼたん)

〔原文〕牡丹, 苦, 微寒, 無毒. 除時気, 頭痛, 客熱, 五勞, 勞気, 頭腰痛, 風噤, 癲疾. 生巴郡山谷及漢中, 二月, 八月採根, 陰乾.

〔和訓〕牡丹、苦、微寒、毒無し。時気頭痛、客熱、五労、労気、頭腰痛、風噤、癲疾を除く。巴郡山谷及び漢中に生ず。二月、八月に根を採る。陰乾す。

〔解説〕牡丹は、牡丹皮(ぼたんぴ)と同じである。牡丹皮は、キンポウゲ科 Ranunculaceae のボタン 牡丹 *Paeonia suffruticosa* Anderews の根の皮である。駆瘀血作用がある。桂枝茯苓丸、八味地黄丸などに配合される。

〔神農本草経・和訓〕牡丹、一名鹿韭(ろくきゅう)、一名鼠姑(そこ)、味は辛、寒。山谷に生ず。寒熱中風、瘈瘲、驚癇邪気を治す。癥堅瘀血、腸胃に留舎するを除く、五藏を安んじ、癰瘡を療す。〔注〕瘈瘲、驚癇は、ともに痙攣性疾患のこと。癥堅は、硬くて固定した腫瘤。瘀血、留舎は、とどまること。癰瘡は、化膿性皮膚疾患。

287 防己 (ぼうい)

〔原文〕防己，苦，温，無毒．療水腫，風腫，去膀胱熱，傷寒，寒熱邪氣，中風手脚攣急，止泄，散癰腫，惡結，諸喎疥癬，蟲瘡，通腠理，利九竅．文如車輻理解者良．生漢中川谷．二月，八月採根，陰乾．

〔和訓〕防己、苦、温、無毒。水腫、風腫を療す。膀胱熱、傷寒、寒熱邪氣、中風手脚攣急を去る。泄を止め、癰腫、惡結、諸喎疥癬、蟲瘡を散ず。腠理を通じ、九竅を利す。文は車輻の如き理に解する者は良し。漢中川谷に生ず。二月、八月に根を採る。陰乾す。

〔注〕文は、外見のこと。

〔解説〕防己は、ツヅラフジ科 Menispermaceae のシマハスノハカズラ *Stephania tetrandra* S.Moore. の根である。利尿作用があり、防己黄耆湯に配合される。

〔神農本草経・和訓〕防己、一名解離(かいり)、味は辛、平。川谷に生ず。風寒温瘧熱気、諸癇を治す。邪を除き、大小便を利す。〔注〕温瘧は、マラリアのこと。癇は、痙攣性疾患のこと。

288　巴戟天（はげきてん）

〔原文〕巴戟天，甘，無毒．療頭面遊風，小腹及陰中相引痛，下氣，補五勞，益精，利男子．生巴郡及下邳山谷．二月，八月採根，陰乾．

〔和訓〕巴戟天、甘、毒無し。頭面遊風、小腹及び陰中相引く痛を療す。気を下す。五労を補う。精を益す。男子を利す。巴郡及下邳山谷に生ず。二月、八月に根を採る。陰乾す。

〔注〕頭面遊風は、頭部顔面の湿疹。五労とは、志労、思労、心労、憂労、瘦労をいう（『諸病源候論』）。

〔解説〕巴戟天は、アカネ科 Rubiaceae 巴戟天 *Morinda officinalis* How. の根である。陽を補う効果があり、インポテンツ、腰痛に使用する。

〔神農本草経・和訓〕巴戟天、味は辛、微温。山谷に生ず。大風邪気、陰痿不起を治す。筋骨を強め、五藏を安んじ、中を補い、志を増し、気を益す〔注〕大風は、風の邪気の激しいもの。陰痿不起は、陰茎が勃起しないこと。

289　石南（せきなん）

〔原文〕石南，平，有毒．療脚弱，五臟邪氣，除熱．女子不可久服，令思男．生華陰山谷．二月，四月採葉，八月採實，陰乾．

〔和訓〕石南、平、有毒。脚弱、五臟邪気を療す。熱を除く。女子は久服すべからず。男を思わせしむ。華陰山谷に生ず。二月、四月に葉を採る。八月に実を採る。陰乾す。

〔解説〕石南は、石南草と同じである。バラ科 Rosaceae のオオカナメモチ *Photinia serrulata* Lindl. の葉である。

〔神農本草経・和訓〕石南草、一名鬼目（きもく）、味は辛、平。山谷に生ず。腎気、内傷、陰衰を養う。筋骨皮毛を利す。実は、蠱毒を殺し、積聚を破り、風痺を逐う。〔注〕陰衰は、インポテンツのこと。蠱毒は、寄生虫疾患のこと。積聚は腹部の疼痛を伴う腫瘤であり、固定したものを積、固定しないものを聚という。風痺は、関節炎のこと。

290 女菀 (じょおん)

〔原文〕女菀,無毒.療肺傷咳逆出汗,久寒在膀胱支滿,飲酒夜食發病.一名白菀,一名織女菀,一名菀.生漢中川谷或山陽,正月、二月採,陰乾.

〔和訓〕女菀、無毒。肺傷咳逆、出汗、膀胱在る久寒、支滿、飲酒夜食発病を療す。一名白菀、一名織女菀、一名菀。漢中川谷或山陽に生ず。正月、二月に採る。陰乾す。

〔解説〕女菀は、基原は不明である。

〔神農本草経・和訓〕女菀、味は辛、温。川谷に生ず。風寒洗洗、霍乱泄利、腸鳴、上下して常處無きもの、驚癇寒熱百疾を治す。〔注〕洗洗は、悪寒や悪風の形容詞。驚癇は、痙攣性疾患のこと。

291 地楡 (じゆ)

〔原文〕地楡,甘酸,無毒.止膿血,諸瘻悪瘡,熱瘡,消酒,除消渇,補絶傷,產後內塞,可作金瘡膏.生桐柏及冤句山谷.二月,八月採根,曝乾.

〔和訓〕地楡、甘酸、無毒。膿血を止め、諸瘻悪瘡、熱瘡を主る。酒を消す。消渇を除く。絶傷、産後内塞を補う。金瘡膏を作すべし。桐柏及び冤句山谷に生ず。二月、八月に根を採る。曝乾す。

〔解説〕地楡は、バラ科 Rosaceae のワレモコウ Sanguisorba officinalis L. の根である。止血作用がある。

〔神農本草経・和訓〕地楡、味は苦、微寒。山谷に生ず。婦人乳痙痛、七傷帯下病を治す。痛を止め、悪肉を除き、汗を止め、金創を療す。〔注〕婦人乳痙痛は、産後に痙攣して痛む疾患。七傷は、陰寒、陰萎、裏急、精連連、精少なく陰下湿る、精清き、小便数に苦しみ事に臨みて卒せざる、をいう(『諸病源候論』)。

292 五加 (ごか)

〔原文〕五加皮，苦，微寒，無毒．男子陰痿，囊下濕，小便餘瀝，女人陰癢及腰脊痛，兩脚疼痺風弱，五緩虛羸．補中益精，堅筋骨，強志意．久服輕身耐老．一名豺節．五葉者良．生漢中及宛句五月，七月採莖．十月採根，陰乾．

〔和訓〕五加皮、苦、微寒、毒無し。男子陰痿、囊下湿、小便餘瀝、女人陰癢及び腰脊痛、両脚疼痺風弱、五緩虛羸を主る。中を補い、精を益し、筋骨を堅くす。志意を強くす。久しく服せば、身を軽くし、老いに耐える。一名豺節。五葉の者は良し。漢中及び宛句に生ず。五月、七月に莖を採る。十月に根を採る。陰乾す。

〔解説〕五加は、五加皮と同じである。紅柳（北五加皮）ガガイモ科 Asclepiadaceae の *Periploca sepium* Bunge、南五加皮 ウコギ科 Araliaceae の細柱五加（五加）*Acanthopanax gracilisylus* W. W. Smith、紀氏五加（紅毛五加）ウコギ科 Araliaceae の *Acanthopanax giraldii* Harms. などの根皮や幹皮である。

〔神農本草経・和訓〕五加、一名豺漆、味は辛、温。心腹疝気腹痛を治す。気を益し、躄、小兒行く能わざるもの、疽瘡陰蝕を療す。〔注〕疝気は、ソケイヘルニアなどの腹部が痛む病気。躄は、足が不自由なこと。疽は癰の一種で化膿性病変。陰蝕は、膣炎に相当する疾患。

293 澤蘭 (たくらん)

〔原文〕澤蘭，甘，無毒．產後金瘡内塞．一名虎蒲．生汝南諸大澤傍，三月三日採，陰乾．

〔和訓〕沢蘭、甘、無毒。産後金瘡内塞を主る。一名虎蒲。汝南諸大澤傍に生ず。三月三日に採る。陰乾す。

〔解説〕沢蘭は、シソ科 Labiatae のシロネ *Lycopus lucidus* Turcz. の全草である。

〔神農本草経・和訓〕沢蘭、一名虎蘭、一名竜棗、味は苦、微温。池沢に

生ず。乳婦内衄、中風余疾、大腹水腫、身面四肢浮腫、骨節中水、金創、癰腫、瘡膿血を治す。〔注〕乳婦内衄は、産後の出血。中風余疾は、脳血管障害の後遺症のこと。大腹水腫は、腹水のこと。骨節中水は、関節内水腫のこと。癰腫、瘡膿血はともに、化膿性皮膚疾患、のこと。

294　黄環 (おうかん)

(原文) 黄環, 有毒. 生蜀郡山谷. 三月採根, 陰乾.

(和訓) 黄環、有毒。蜀郡山谷に生ず。三月に根を採る。陰乾す。

(解説) 黄環は、基原は不明である。
　〔神農本草経・和訓〕黄環、一名陵泉（りょうせん）、一名大就（たいしゅう）、味は苦、平。山谷に生ず。蠱毒鬼注鬼魅、邪気臓中に在るを治す。欬逆寒熱を除く。〔注〕蠱毒は、寄生虫疾患のこと。鬼注は、肺結核。鬼魅は、もののけ、ばけものの類。

295　紫参 (しじん)

(原文) 紫参, 微寒, 無毒. 療腸胃大熱, 唾血, 衄血, 腸中聚血, 癰腫諸瘡, 止渇, 益精. 一名眾戎, 一名童腸, 一名馬行. 生河西及宛胊山谷, 三月採根, 火炙使紫色.

(和訓) 紫参、微寒、無毒。腸胃大熱、唾血、衄血、腸中聚血、癰腫諸瘡を療す。渇を止め精を益す。一名眾戎、一名童腸、一名馬行。河西及宛胊山谷を生ず。三月に根を採る。火で炙り紫色にせしむ。

(解説) 紫参は、タデ科 Polygonaceae のイブキトラノオ *Polygonum bistorta* L. の根茎である。浅田宗伯は、「紫参　味苦寒。心腹積聚、寒熱邪気を治し、九竅、大小便を通するを主る」と述べている。
　〔神農本草経・和訓〕紫参、一名牡蒙（ぼもう）、味は苦、寒。山谷に生ず。心腹積聚、寒熱邪気を治す。九竅を通じ、大小便を利す。〔注〕積聚は腹部の疼痛を伴う腫瘤であり、固定したものを積、固定しないものを聚という。九竅とは、耳、目、口、鼻、尿道、肛門の9つの穴を言う。

296 雚菌 (かんきん)

〔原文〕雚菌，甘，微温，有小毒．疸蝸，去蚘蟲、寸白，惡瘡．生東海池澤及渤海章武．八月採，陰乾．

〔和訓〕雚菌、甘、微温、小毒有．疸蝸、蚘蟲、寸白を去り、悪瘡を主る。東海池澤及び渤海章武に生ず。八月に採る。陰乾す。

〔注〕疸は、悪性のできもの。蝸は、かたつむり。
〔解説〕菌類の基原は不明である。
〔神農本草経・和訓〕雚菌、一名雚蘆(かんきん)(かんろ)、味は鹹、平。池沢に生ず。心痛を治す。中を温め、長虫、白瘕、蟯蟲蛇螫毒、癥瘕諸蟲を去る。〔注〕長虫は、回虫。白瘕は、白癬。蛇螫毒は、蛇が刺した毒、癥瘕は腹内の腫瘤であり、癥は固定したもの、瘕は移動するものである。諸虫は、諸々の虫の疾患。

297 連翹 (れんぎょう)

〔原文〕連翹，無毒．去白蟲．生太山山谷．二月採，陰乾．

〔和訓〕連翹、毒無し。白蟲を去る。太山山谷に生ず。二月に採る。陰乾す。

〔解説〕連翹は、モクセイ科 Oleaceae のレンギョウ 連翹 *Forsythia suspensa* (Thunb.) Vahl の果実である。抗炎症作用や排膿作用があり、清上防風湯、荊芥連翹湯などに配合される。多くの皮膚疾患に荊芥 2g、連翹 3g を加味すると効果がある。
〔神農本草経・和訓〕連翹、一名異翹、一名蘭華(いぎょう)、一名折根(かんか)、一名軹(せっこん)、一名三廉(さんれん)、味は苦、平。山谷に生ず。寒熱鼠瘻、瘰癧癰腫、悪瘡癭瘤、結熱蠱毒を治す。〔注〕鼠瘻、瘰癧は、共に頚部のリンパ節結核のこと。癰腫は化膿性皮膚病変。悪瘡は、難治性の皮膚病。癭瘤は甲状腺腫瘤のこと。結熱は、熱の邪気が集まって生ずる病変。蠱毒は、寄生虫疾患。

298 白頭翁 (はくとうおう)

〔原文〕白頭翁，有毒．鼻衂．一名奈何草．生高山山谷及田野，四月採．

萹菌／連翹／白頭翁／貫衆

〔和訓〕白頭翁、毒有り。鼻衄を主る。一名奈何草。高山山谷及び田野に生ず。四月に採る。

〔解説〕白頭公は、白頭翁(はくとうおう)と同じである。キンポウゲ科 Ranunculaceae のヒロハオキナグサ *Pulsatilla chinensis*（Bunge）の根である。熱性の下痢を治療する効能がある。白頭翁湯に配合される。浅田宗伯は、「白頭翁　味苦温。血を逐ひ、痛を止め、毒痢を療す」と述べている。

〔神農本草経・和訓〕白頭公(はくとうこう)、一名野丈人(やじょうじん)、一名胡王使者(こおうししゃ)、味は苦、温、無毒。川谷に生ず。温瘧狂易、寒熱癥瘕積聚、癭気を治す。血を逐い、痛を止め、金創を療す。〔注〕温瘧は、マラリアのこと。狂易は、発狂した様な状態。癥瘕は腹内の腫瘤であり、癥は固定したもの、瘕は移動するものである。積聚は腹部の疼痛を伴う腫瘤であり、固定したものを積、固定しないものを聚という。癭気は、甲状腺腫瘤のこと。

299　貫衆 (かんしゅう)

〔原文〕貫衆，有毒．去寸白，破癥瘕，除頭風．止金創．花，療惡瘡，令人泄．一名伯萍，一名樂藻，此謂草鴟頭．生玄山山谷及宛朐又少室．二月，八月採根，陰乾．

〔和訓〕貫衆、毒有り。寸白を去り、癥瘕を破り、頭風を除く、金創を止む。花、惡瘡を療す。人をして泄せしむ。一名伯萍，一名樂藻，此謂草鴟頭。玄山山谷及び宛朐又少室に生ず。二月、八月に根を採る。陰乾す。

〔解説〕貫衆は、オシダ科 Aspidiaceae のオシダ *Dryopteris crassirhizoma* NAKAI、ミヤマシケシダ *Athyrium pycnosorum* Christ. ハイコモチシダ *Woodwardia unigemmata*（Makino）Nakai、ゼンマイ科 Osmundaceae のゼンマイ *Osmunda japonica* Thunb. などの根茎である。

〔神農本草経・和訓〕貫衆、一名貫節(かんせつ)、一名貫渠(かんきょ)、一名百頭(ひゃくとう)、一名虎卷(こかん)、一名扁苻(へんぷ)、味は苦、微寒。山谷に生ず。腹中邪熱気、諸毒を治す。三虫を殺す。〔注〕三虫は、長虫（回虫）、赤虫、蟯虫のこと。

300 牙子 (がし)

〔原文〕牙子，酸，有毒．一名野狼齒，一名野狼子，一名犬牙．生淮方川谷及宛朐．八月採根，曝乾．中濕腐爛生衣者，殺人．

〔和訓〕牙子、酸、毒有り。一名野狼齒，一名野狼子，一名犬牙。淮方川谷及宛朐に生ず。八月に根を採る。曝乾す。中が湿で腐爛して生の衣の者は人を殺す。

〔解説〕狼牙の基原は、不明である。
〔神農本草経・和訓〕狼牙(ろうが)、一名牙子、味は苦、寒。川谷に生ず。邪気熱気、疥瘙悪瘍瘡痔を治す。白蟲を去る。〔注〕疥瘙はできもの、かさ。悪瘍は、難治性皮膚病。白虫は、条虫と思われる。

301 藜蘆 (りろ)

〔原文〕藜蘆，苦，微寒，有毒．療欬逆，喉痺不通，鼻中息肉，馬刀，爛瘡．不入湯．一名蔥苒，一名山蔥．生太山山谷．三月採根．陰乾．

〔和訓〕藜蘆、苦、微寒、毒有り。欬逆、喉痺通ぜず、鼻中息肉、馬刀、爛瘡を療す。湯に入れず。一名蔥苒、一名山蔥。太山山谷に生ず。三月に根を採る。陰乾す。

〔注〕鼻中息肉は、鼻ポリープである。馬刀は、腋窩の腫瘤。
〔解説〕藜蘆は、ユリ科 Liliaceae の *Veratrum nigrum* L.、ホソバシュロソウ *Veratrum maackii* (Regel) Kitamura の根と根茎である。
〔神農本草経・和訓〕藜蘆、一名蔥苒(そうぜん)、味は辛、寒。山谷に生ず。蠱毒、欬逆、泄利腸澼、頭瘍疥瘙悪瘡を治す。諸虫毒を殺す、死肌を去る。〔注〕蠱毒は、寄生虫疾患のこと。泄利腸澼は、熱性の下痢症。疥瘙はできもの、かさ。悪瘡は、難治性皮膚病。死肌は、知覚障害のこと。

302 赭魁 (しゃかい)

〔原文〕赭魁，味甘，平，無毒．主心腹積聚，除三蟲．生山谷，二月採．

〔和訓〕赭魁、味甘、平、毒無し。心腹積聚を主る。三蟲を除く。山谷に生ず。二月に採る。

〔解説〕赭魁は、『神農本草経』には記載はなく、基原は不明である。

303　及巳 (きゅうし)

〔原文〕及巳，味苦，平，有毒．主諸惡瘡，疥痂，瘻蝕，及牛馬諸瘡．

〔和訓〕及巳、味苦、平、毒有り。諸惡瘡、疥痂、瘻蝕、及牛馬諸瘡を主る。

〔解説〕及巳は、『神農本草経』には記載はなく、基原は不明である。

304　䕡茹 (りょじょ)

〔原文〕䕡茹，微寒，有小毒．去熱痺，破癥瘕，除息肉．一名屈據，一名離婁．生代郡川谷．五月採根，陰乾．黑頭者良．

〔和訓〕䕡茹、微寒、小毒有り。熱痺を去る、癥瘕を破る、息肉を除く。一名屈據、一名離婁。代郡川谷に生ず。五月に根を採る。陰乾す。黒き頭の者は良し。

〔解説〕䕡茹は、基原は不明である。
〔神農本草経・和訓〕䕡茹、味辛、酸、寒、蝕惡肉、敗瘡、死肌を主る。疥蟲を殺す。惡血を排膿す。大風熱氣、善忘、不樂を除く。

305　苦芙 (くおう)

〔原文〕苦芙，微寒．主面目通身漆瘡．

〔和訓〕苦芙、微寒。面目通身漆瘡を主る。

〔解説〕苦芙の基原は不明である。

306　羊桃 (ようとう)

〔原文〕羊桃，有毒．去五臟五水，大腹，利小便，益氣，可作浴湯．

一名萇楚，一名御弋，一名銚弋．生山林川谷及生田野，二月採，陰乾．

〔和訓〕羊桃、毒有り。五臓の五水、大腹を去り、小便を利し気を益す。浴湯を作るべし。一名萇楚、一名御弋、一名銚弋。山林川谷及び田野に生ず。二月に採る。陰乾す。

〔解説〕羊桃の基原は不明である。
　〔神農本草経・和訓〕羊桃、一名鬼桃、一名羊腸、味は苦、寒。川谷に生ず。熛熱身暴赤色、風水積聚、悪瘍を治す。小児熱を除く。〔注〕熛は、火の粉が飛ぶ、早い、激しい意味。熛熱身暴赤色は、激しい熱のために身体が赤色になること。風水は、急性腎炎様の疾患。積聚は腹部の疼痛を伴う腫瘤であり、固定したものを積といい、固定しないものを聚という。悪瘍は、難治性の皮膚病変。

307　羊蹄（ようてい）

〔原文〕羊蹄，無毒．浸淫，疽痔，殺蟲．一名蓄．生陳留川澤．

〔和訓〕羊蹄、無毒。浸淫、疽痔、殺蟲を主る。一名蓄。陳留川澤に生ず。

〔解説〕タデ科 Polygonaceae のギシギシ 羊蹄 *Rumex crispus* L. subsp. japonicus (Houtt.) Kitamura の根である。
　〔神農本草経・和訓〕羊蹄、一名東方宿、一名連蟲陸、一名鬼目、味は苦、寒。川沢に生ず。頭禿疥瘙を治す。熱、女子陰蝕を除く。〔注〕頭禿は、はげのこと。疥瘙はできもの、かさ。女子陰蝕は女性陰部が爛れる疾患。

308　鹿藿（ろっかく）

〔原文〕鹿藿，無毒．生汶山山谷．

〔和訓〕鹿藿、毒無し。汶山山谷に生ず。

〔解説〕鹿藿は、マメ科 Leguminosae のタンキリマメ *Rhynchosia volubilis* Lour. の全草である。
　〔神農本草経・和訓〕鹿藿、味は苦、平。山谷に生ず。蠱毒、女子腰腹痛楽

しまざるもの、腸癰瘰癧瘍気を治す。〔注〕蠱毒は、寄生虫疾患のこと。腸癰は、虫垂炎、大腸憩室炎などの疾患。瘰癧は、頚部リンパ節結核のこと。瘍気は、腫れ物。

309 牛扁 (ぎゅうへん)

〔原文〕牛扁, 無毒. 生桂陽川谷.

〔和訓〕牛扁、毒無し。桂陽川谷に生ず。

〔解説〕牛扁の基原は、不明である。
〔神農本草経・和訓〕牛扁、味は苦、微寒。川谷に生ず。身皮瘡熱気を治す。浴湯を作るべし。牛蝨小蟲を殺し、又牛病を療す。〔注〕牛蝨小蟲は、牛のしらみのこと。

310 陸英 (りくえい)

〔原文〕陸英, 無毒. 生熊耳川谷及冤句, 立秋採.

〔和訓〕陸英、毒無し。熊耳川谷及冤句に生ず。立秋に採る。

〔解説〕陸英は、スイカズラ科 Caprifoliaceae のソクズ Sambucus chinensis Lindl. の葉である。
〔神農本草経・和訓〕陸英、味は苦、寒。川谷に生ず。骨間諸痺、四肢拘攣疼酸、膝寒痛、陰萎、短気不足、脚腫を治す。〔注〕陰萎は、インポテンツのこと。短気は、息切れのこと。

311 白斂 (びゃくれん)

〔原文〕白斂, 甘, 微寒, 無毒. 下赤白, 殺火毒. 一名白根, 一名昆侖. 生衡山山谷. 二月, 八月採根, 曝乾.

〔和訓〕白斂、甘、微寒、毒無し。赤白を下す。火毒を殺す。一名白根、一名昆侖。衡山山谷に生ず。二月、八月に根を採る。曝乾す。

〔解説〕白斂は、ブドウ科 Vitaceae のビャクレン Ampelopsis japonica

(Thunb.) Makino の根である。

〔神農本草経・和訓〕白斂、一名兎核（とかく）、一名白草（はくそう）、味は苦、平。山谷に生ず。癰腫疽瘡を治す。結気を散ず。痛を止め、熱、目中赤、小児驚癇、温瘧、女子陰中腫痛を除く。〔注〕癰腫は、化膿性の腫れ物。疽は癰の一種で化膿性病変。瘡は、皮膚にできるできものの総称。結気は、邪気が集まってできたもの。目中赤は、結膜炎。驚癇は、痙攣性疾患のこと。温瘧は、マラリアのこと。女子陰中腫痛は、女性陰部が腫れて痛む疾患。

312　白及　(びゃっきゅう)

〔原文〕白及, 辛, 微寒, 無毒. 除白癬疥蟲. 生北山川谷及宛朐及越山.

〔和訓〕白及、辛、微寒、毒無し。白癬疥蟲を除く。北山川谷及び宛朐及び越山に生ず。

〔解説〕白及は、ラン科 Orchidaceae シラン 白及 *Bletilla striata* (Thunb.) Reichb. fil. の地下塊茎である。

〔神農本草経・和訓〕白及、一名甘根（かんこん）、一名連及草（れんきゅうそう）、味は苦、平。川谷に生ず。癰腫悪瘡敗疽、傷陰、死肌、胃中邪気、賊風鬼撃、痱緩不収を治す。〔注〕癰腫は、化膿性の腫れ物。悪瘡敗疽は、難治性皮膚病変。傷陰は膣の外傷。死肌は、知覚障害のこと。賊風は、人に病気を引き起こす風の邪気のこと、ウイルスや細菌に相当すると思われる。鬼撃は、胸腹部を刀で刺す様な激しい疼痛を生じ死亡する病気で心筋梗塞や解離性大動脈瘤などに相当する疾患。痱は、脳血管障害後遺症。緩不収とは麻痺して動かないこと。

313　占斯　(せんき)

〔原文〕占斯, 味苦, 温, 無毒. 主邪氣濕痺, 寒熱疽瘡, 除水堅積血癥, 月閉無子, 小兒躄不能行, 諸惡瘡癰腫, 止腹痛, 令女人有子. 一名炭皮. 生太山山谷, 採無時.

〔和訓〕占斯、味苦、温、毒無し。邪気湿痺、寒熱疽瘡を主る。水堅積血癥、月閉無子、小児躄行く能ざるもの、諸悪瘡癰腫を除く。腹痛を止む。女人に

子有らしむ。一名炭皮。太山山谷に生ず。時無く採る。

〔解説〕占斯は、『神農本草経』には記載はなく、基原は不明である。

314 蛇全 (じゃぜん)

〔原文〕蛇全，無毒．療心腹邪氣，腹痛，濕痺．養胎，利小兒．生益州山谷．八月採，陰乾．

〔和訓〕蛇全、毒無し。心腹邪氣、腹痛、濕痺を療す。胎を養う。小兒を利す。益州山谷に生ず。八月に採る。陰乾す。

〔解説〕蛇銜は、蛇含とも言う。蛇銜は、バラ科 Rosaceae のオヘビイチゴ *Potentilla kleiniana* Wight et Arnott の根と全草である。

〔神農本草経・和訓〕蛇全、一名蛇銜、味は苦、微寒。山谷に生ず。驚癇寒熱邪気を治す。熱、金瘡、疽痔鼠瘻、悪瘡頭瘍を除く。〔注〕驚癇は、痙攣性疾患のこと。疽疽は癰の一種で化膿性病変。鼠瘻は、頸部リンパ節結核のこと。悪瘡頭瘍は、難治性の頭部の皮膚病変。

315 草蒿 (そうこう)

〔原文〕草蒿，無毒．生華陰川澤．

〔和訓〕草蒿、毒無し。華陰川澤に生ず。

〔解説〕草蒿は、青蒿ともいい、キク科 Compositae のクソニンジン 黄花蒿 *Artemisia annua* Linn.、カワラヨモギ *Artemisia capillaris* Thunb.、ハマヨモギ *Artemisia scoparia* Waldst. et Kit. の葉茎である。

〔神農本草経・和訓〕草蒿、一名青蒿、一名方潰、味は苦、寒。川沢に生ず。疥瘙痂痒悪瘡、蝨を殺し、骨節間に在る留熱を治す。目を明らかにす。〔注〕疥瘙はできもの、かさ。痂は、かさぶた。悪瘡は、難治性皮膚病変。蝨は、「しらみ」。

316　雷丸 (らいがん)

〔原文〕雷丸，鹹，微寒有小毒．逐邪気，悪風，汗出，除皮中熱結，積聚，蠱毒，白蟲，寸白自出不止．久服令陰痿．一名雷矢，一名雷實，赤者殺人．生石城山谷，漢中土中．八月採根，曝乾．

〔和訓〕雷丸、鹹、微寒、小毒有り。邪気、悪風、汗出を逐う。皮中熱結、積聚、蠱毒、白蟲を除く。寸白自ら出づるを止まず。久しく服せば、陰痿せしむ。一名雷矢、一名雷實、赤者殺人。石城山谷、漢中土中に生ず。八月に根を採る。曝乾す。

〔注〕積聚は腹部の疼痛を伴う腫瘤であり、固定したものを積、固定しないものを聚という。寸白は、寸白虫、条虫、さなだむしのこと。蠱毒は、寄生虫疾患のこと。

〔解説〕雷丸は、サルノコシカケ科 Polyporaceae 雷丸菌 *Omphalia lapidescens* Schroet. の菌核である。正倉院の薬物に、約1300年前の雷丸が保存されている。雷丸は、条虫の駆虫薬として用いられる。

〔神農本草経・和訓〕雷丸、味は苦、寒。山谷に生ず。三蟲を殺し、毒気、胃中熱を逐い、丈夫に利あるも、女子に利あらず、膏を作り小兒百病に摩す。
〔注〕三虫は、長虫（回虫）、赤虫、蟯虫のこと。毒気は、疫病や伝染病の原因となる邪気。

317　溲疏 (しゅうそ)

〔原文〕溲疏，苦，微寒，無毒．通利水道，除胃中熱．下氣，一名巨骨．生掘耳川谷及田野故丘墟地．四月採．

〔和訓〕溲疏、苦、微寒、毒無し。水道を通利す、胃中熱を除く。氣を下す。一名巨骨。掘耳川谷及田野故丘墟地に生ず。四月に採る。

〔解説〕溲疏の基原は不明である。
〔神農本草経・和訓〕溲疏、味は辛、寒。川谷に生ず。身皮膚中熱を治す。邪気を除く、遺溺を止め、浴湯を作るべし。〔注〕遺溺は、夜尿症のこと。

318　薬実根（やくじつこん）

〔原文〕薬実根，辛，無毒．生蜀郡山谷．採無時．

〔和訓〕薬実根、辛、毒無し。蜀郡山谷に生ず。時無く採る。

〔解説〕　薬実根の基原は不明である。
　〔神農本草経・和訓〕薬実根、一名連木（れんぼく）、味は辛、温。山谷に生ず。邪気諸痺疼酸を治す。絶傷を続ぎ。骨髄を補う。〔注〕絶傷は、筋肉の障害された病気。「絶傷を続ぎ」とは、障害された筋肉の病気を治療すること。

319　飛廉（ひれん）　蜚廉（ひれん）

〔原文〕飛廉，無毒．頭眩頂重，皮間邪風如蜂螫針刺，魚子細起，熱瘡癰疽痔，濕痺，止風邪咳嗽，下乳汁．益氣明目不老．可煮可乾．一名漏蘆，一名天薺，一名伏豬，一名伏兔，一名飛雉，一名木禾．生河內川澤。正月採根，七月、八月採花，陰乾．

〔和訓〕飛廉、毒無し。頭眩頂重、蜂螫の針の刺す如く、魚の子が細く起きる如くの皮間邪風、熱瘡癰疽痔、濕痺を主る。風邪咳嗽を止め、乳汁を下す。氣を益し、目を明らかにし、老いず。可煮るべし。乾かすべし。一名漏蘆、一名天薺、一名伏豬、一名伏兔、一名飛雉、一名木禾。河内川澤に生ず。正月に根を採る。七月、八月に花を採る。陰乾す。

〔解説〕　飛廉は、蜚廉とも言い、キク科 Compositae のヒレアザミに近縁な、鰭薊（キケイ）*Olgaea leucophylla* (Turcz.) Iljin の根である。
　〔神農本草経・和訓〕飛廉、一名飛軽（ひけい）、味は苦、平。川沢に生ず。骨節熱、脛重酸疼を治す。久しく服せば、人をして身軽かしむ。

320　淫羊藿（いんようかく）

〔原文〕淫羊藿，無毒．堅筋骨，消瘰癧，赤癰，下部有瘡洗出蟲，丈夫久服，令人無子．生上郡陽山山谷．

〔和訓〕淫羊藿、毒無し。筋骨を堅め、瘰癧、赤癰、下部に洗えば蟲出づる

瘡有るを消す。丈夫久服すれば、人をして子を無さしめる。上郡陽山山谷を生ず。

〔注〕瘰癧は、リンパ節結核。赤癰は、赤い化膿性腫れ物。

〔解説〕淫羊藿は、メギ科 Berberidaceae のイカリソウ *Epimedium grandiflorum* Morren、ホザキイカリソウ *Epimedium sagittatum* Maxim, 心葉淫羊藿 *Epimedium brevicornum* Maxim. などの全草である。

〔神農本草経・和訓〕淫羊藿、一名剛前（ごうぜん）、味は辛、寒。山谷に生ず。陰痿、絶傷、茎中痛を治す。小便を利し、気力を益し、志を強くす。〔注〕陰痿は、インポテンツのこと。絶傷は、筋肉が障害される病気。

321 欅樹皮 (きょじゅひ)

〔原文〕欅樹皮，大寒．主時行頭痛，熱結在腸胃．

〔和訓〕欅樹皮、大寒。時行頭痛、熱結の腸胃に在るものを主る。

〔解説〕欅は、欅（けやき）とおなじ。欅樹皮は、『神農本草経』には記載はなく、『中薬大辞典』には、ニレ科 Ulmaceae のメゲヤキ *Zelkova schneiderinana* であるとしている。

322 釣藤 (ちょうとう)

〔原文〕釣藤，微寒，無毒．主小兒寒熱，十二驚癇．

〔和訓〕釣藤、微寒、毒無し。小兒寒熱、十二の驚癇を主る。

〔注〕驚癇は、痙攣性疾患のこと。

〔解説〕釣藤は、『神農本草経』には記載はなく、アカネ科 Rubiaceae のカギカズラ *Uncaria rhynchophylla* の茎枝と釣棘である。抑肝散や七物降下湯に配合される。

323 虎掌 (こしょう) 〔天南星 (てんなんしょう)〕

〔原文〕虎掌，微寒，有大毒．除陰下濕，風眩．生漢中山谷及宛朐．

二月，八月採，陰乾．

〔和訓〕虎掌、微寒、大毒有り。陰下の湿、風眩を除く。漢中山谷及び宛朐に生ず。二月、八月に採る。陰乾す。

〔解説〕虎掌は、天南星（テンナンショウ）と同じである。天南星は、サトイモ科 Araceae のナガヒゲウラシマソウ 天南星 Arisaema consanguineum Schott.、アムールテンナンショウ Arisaema amurense Maxim、マイズルテンナンショウ Arisaema heterophyllum Blume の塊根である。天南星は、鎮痙、去痰作用がある。二朮湯に配合される。

〔神農本草経・和訓〕虎掌、味は苦、温。山谷に生ず。心痛、寒熱結気、積聚伏梁、傷筋、痿拘緩を治す。水道を利す。〔注〕結気は、気が集まってできた病変。積聚は腹部の疼痛を伴う腫瘤であり、固定したものを積といい、固定しないものを聚という。伏梁は、腹部の腫瘤で、つかえや腹満があるもの。傷筋は筋肉が障害される病気。痿拘緩は、身体の筋肉が萎縮して突っ張っている状態。

324 莨菪子 (ろうとうし)

〔原文〕莨菪子，甘，有毒．療癲狂風癇，顚倒拘攣．一名行唐．生海濱川谷及雍州．五月採子．

〔和訓〕莨菪子、甘、毒有り。癲狂、風癇、顚倒、拘攣を療す。一名行唐。海濱川谷及雍州に生ず。五月に子を採る。

〔注〕癲狂、風癇、顚倒、拘攣は、いずれも痙攣性疾患と思われる。

〔解説〕莨菪子は、莨蓎子と同じである。莨菪子は、ナス科 Solanaceae のヒヨス Hyoscyamus niger L. の種子である。或いは、ナス科のハシリドコロ Scopolia japonica であるという説もある。

〔神農本草経・和訓〕莨菪子、一名横唐（おうとう）、味は苦、寒。川谷に生ず。歯痛、出虫、肉痺拘急を治す。人をして行を健かにして鬼を見せしむ、多く食すれば、人をして狂走せしむ、久しく服せば、身を軽くし、走、奔馬に及び、志を強くし、力を益し、神に通ず。〔注〕歯痛出虫は、虫歯のこと。肉痺は、

皮膚や筋肉の知覚障害のこと。

325 欒華 (らんか)

〔原文〕欒華，無毒．生漢中川谷，五月採．

〔和訓〕欒華、毒無し。漢中川谷に生ず。五月に採る。

〔解説〕欒華は、ムクロジ科 Sapindaceae の名は、モクゲンジ Koelreuteria paniculata Laxm. の花とされる。
　〔神農本草経・和訓〕欒華、味は苦、寒。川谷に生ず。目痛、泣出、傷眥を治す。目腫を消す。

326 杉材 (さんざい)

〔原文〕杉材，微温．無毒．主療漆瘡．

〔和訓〕杉材、微温，毒無し。漆瘡を療し主る。

〔解説〕杉材は、『神農本草経』には記載はなく、ヒノキ科 Cupressaceae のスギ 杉 Cryptomeria japonica の木のことである。材は、まるた、あらきのことである。

327 楠材 (だんざい)

〔原文〕楠材，微温．主霍亂吐下不止．

〔和訓〕楠材、微温。霍亂、吐下止まざるものを主る。

〔解説〕楠材は、『神農本草経』には記載はなく、クスノキ科 Lauraceae のタブノキ Machilus thunbergii と思われる。

328 榧実 (ひじつ)

〔原文〕榧実，味甘．無毒，主五痔，去三蟲，蠱毒，鬼疰．生永昌．

〔和訓〕榧実、味甘。毒無し。五痔を主る。三蟲、蠱毒、鬼疰を去る。永昌に生ず。

欒華／杉材／楠材／榧実／蔓椒／釣樟根皮／蕈草

〔注〕五痔は、五種類の痔の病気で、牡痔、牝痔、脈痔、腸痔、血痔を言う。蠱毒は、寄生虫疾患のこと。鬼疰は、肺結核様疾患。
〔解説〕榧実は、『神農本草経』には記載はなく、イチイ科 Taxaceae のカヤ榧 Torreya nucifera の実である。

329 蔓椒 (まんしょう)

〔原文〕蔓椒，無毒．一名豬椒，一名狗椒，一名狗椒．生雲中山川谷及丘塚間．採莖，根，煮釀酒．

〔和訓〕蔓椒、毒無し。一名豬椒、一名狗椒、一名狗椒。雲中山川谷及び丘塚間に生ず。採莖、根を採る。釀酒にて煮る。

〔解説〕蔓椒の基原は、不明である。
〔神農本草経・和訓〕蔓椒、一名豕椒(ししょう)、味は苦、温。川谷に生ず。風寒湿痺、歴節疼痛を治す。四肢厥気、膝痛を除く。〔注〕風寒湿痺や歴節は、関節炎や関節リウマチの様な疾患。

330 釣樟根皮 (ちょうしょうこんぴ)

〔原文〕釣樟根皮，主金創，止血．

〔和訓〕釣樟根皮、金創、止血を主る。

〔解説〕釣樟根皮は、『神農本草経』には記載はなく、クスノキ科 Lauraceae のクロモジ Lindera umbellata Thunb. の根皮である。

331 蕈草 (じんそう)

〔原文〕蕈草，味鹹，平，無毒．主養心氣，除心温温辛痛，浸淫身熱．可作鹽．生淮南平澤，七月採．

〔和訓〕蕈草、味鹹、平、無毒。心氣を養うを主る。心温温たる辛痛、浸淫身熱を除く。鹽を作るべし。淮南平澤に生ず。七月に採る。

〔解説〕蕈草は、『神農本草経』には記載はなく、基原は不明である。蕈は、

きのこの意味。

332 藎草 (じんそう)

〔原文〕藎草，無毒．可以染黄作金色。生青衣川谷，九月，十月採．

〔和訓〕藎草、毒無し。以って黄を染め金色と作すべし。青衣川谷に生ず。九月、十月に採る。

〔解説〕藎草は、イネ科 Poaceae（Gramineae）のチョウセンガリヤス *Diplachne hackelii* Honda の全草である。『中薬大辞典』には、イネ科のコブナグサ（子鮒草）*Arthraxon hispidus* Mak. としている。

〔神農本草経・和訓〕藎草、味は苦、平。川谷に生ず。久欬上気、喘逆久寒、驚悸、痂疥白禿瘍氣を治す。皮膚小蟲を殺す。〔注〕久欬は、長期間の咳嗽。喘逆は、気管支喘息。久寒は、体内にひどい冷えがあること。白禿は禿げ頭のこと。瘍気は、腫れ物のこと。

333 夏枯草 (かごそう)

〔原文〕夏枯草，無毒．一名燕面．生蜀郡川谷，四月採．

〔和訓〕夏枯草、毒無し。一名燕面。蜀郡川谷に生ず。四月に採る。

〔解説〕夏枯草は、シソ科 Labiatae のウツボグサ 夏枯草 *Prunella vulgaris* L.、subsp.asiatica（Nakai）Hara の花穂である。

〔神農本草経・和訓〕夏枯草、一名夕句（せきく）、一名乃東（だいとう）、味は苦、寒。川谷に生ず。寒熱瘰癧、鼠瘻頭瘡を治す。癥を破り、瘻結気、脚腫湿痺を散じ、身を軽くす。〔注〕瘰癧、鼠瘻は、頸部のリンパ節結核のこと。頭瘡は、頭部のできもの。癥は固定した腹部の腫瘤。瘻結気は、甲状腺腫瘤のこと。湿痺は、関節リウマチの様な疾患。

334 戈共 (かきょう)

〔原文〕戈共，味苦，寒，無毒．主驚氣，傷寒，腹痛羸痩，皮中有邪氣，手足寒無色，生益州山谷．

〔和訓〕戈共、味苦、寒、毒無し。驚気、傷寒、腹痛羸痩、皮中邪気有り、手足寒にして色無きを主る。益州山谷に生ず。

〔解説〕戈共は、『神農本草経』には記載はなく、基原は不明である。『中薬大辞典』にも記載はない。

335　烏韭 (うきゅう)

〔原文〕烏韭，無毒．療黄疸．金瘡内塞，補中益氣，好顔色．生山谷石上．

〔和訓〕烏韭、毒無し。黄疸。金瘡内塞を療す。中を補い気を益す。顔色を好くす。山谷石上に生ず。

〔解説〕烏韭は、ホウオウゴケ科 Fissidentaceae のオオバホウオウゴケ *Fissidens japonicus* Doz. et Molk の全草とされる。
〔神農本草経・和訓〕烏韭、味は甘、寒。山谷に生ず。皮膚往來寒熱を治す。小腸膀胱気を利す。〔注〕往來寒熱は、悪寒と発熱が交互にくること。

336　蚤休 (そうきゅう)

〔原文〕蚤休，有毒．生山陽川谷及宛朐．

〔和訓〕蚤休、毒有り。山陽川谷及宛朐に生ず。

〔解説〕蚤休は、ユリ科 Liliaceae のドクケシツクバネソウ 七葉一枝花 *Paris polyphylla* Sm. の根茎とされる。
〔神農本草経・和訓〕蚤休(そうきゅう)、一名螫休(せききゅう)、味は苦、微寒。川谷に生ず。驚癇搖頭弄舌、熱気在腹中、癲疾、癰瘡陰蝕を治す。三虫を下し、蛇毒を去る。
〔注〕驚癇は、痙攣性疾患のこと。搖頭弄舌は、頭を揺らし、舌を弄ぶこと。癲疾は、統合失調症様の疾患。癰瘡は、化膿性皮膚疾患。陰蝕は、陰部の潰瘍性病変。三虫は、長虫（回虫）、赤虫、蟯虫のこと。

337　虎杖根 (こじょうこん)

〔原文〕虎杖根，微温．主通利月水，破留血癥結．

〔和訓〕虎杖根、微温。月水を通利し、留血癥結を破るを主る。

〔解説〕虎杖根は、『神農本草経』には記載はなく、タデ科 Polygonaceae のイタドリ *Polygonum cuspidatum* root. の根茎。また、*Fallopia japonica* という記載もある。

338 石長生 (せきちょうせい)

〔原文〕石長生，苦，有毒．下三蟲．生咸陽山谷．

〔和訓〕石長生、苦、毒有り。三蟲を下す。咸陽山谷に生ず。

〔注〕三蟲は、長虫（回虫）、赤虫、蟯虫のこと。

〔解説〕石長生の基原は不明である。
〔神農本草経・和訓〕石長生、一名丹草（たんそう）、味は鹹、微寒。山谷に生ず。寒熱悪瘡大熱を治す。鬼気不祥を辟く。〔注〕悪瘡は、難治性皮膚病変。鬼気不祥は、悪性の邪気やもののけ、化け物のこと。

339 鼠尾草 (そびそう)

〔原文〕鼠尾草，味苦，微寒，無毒．主治鼠瘻寒熱，下痢膿血不止．白花者主白下，赤花者主赤下．一名勁，一名陵翹。生平澤中．四月採葉，七月採花，陰乾．

〔和訓〕鼠尾草、味苦、微寒、毒無し。鼠瘻寒熱、下痢膿血止まざるを主る。白き花の者は白下を主る。赤き花の者は赤下を主る。一名勁、一名陵翹。平澤中に生ず。四月に葉、七月に花を採る。陰乾す。

〔注〕鼠瘻は、瘰癧の別名で頸部のリンパ節結核のこと。

〔解説〕鼠尾草は、『神農本草経』には記載はなく、基原は不明である。

340 馬鞭草 (ばべんそう)

〔原文〕馬鞭草，主下部䘌瘡．

〔和訓〕馬鞭草、下部の䘌瘡を主る。

石長生／鼠尾草／馬鞭草／馬勃／雞腸草／蛇苺汁／芋根

〔注〕蠤は、虻のこと。
〔解説〕馬鞭草は、『神農本草経』には記載はなく、クマツヅラ科 Verbanaceae のクマツヅラ Verbena officinalis L. の全草である。

341 馬勃 (ばぼつ)

〔原文〕馬勃, 味辛, 平, 無毒. 主惡瘡馬疥. 一名馬疕. 生園中久腐處.

〔和訓〕馬勃、味辛、平、毒無し。悪瘡馬疥を主る。一名馬疕。園中久腐處に生ず。

〔注〕悪瘡は、難治性皮膚病。馬疥は、馬の皮膚病。
〔解説〕馬勃は、『神農本草経』には記載はなく、ホコリタケ科 Lycoperdaceae のキノコである Lasiosphaera fenzlii REICH.、Calvatia gigantea LLOYD.、C. lilacina LLOYD. である。

342 雞腸草 (けいちょうそう)

〔原文〕雞腸草, 主毒腫, 止小便利.

〔和訓〕雞腸草、毒腫を主る。小便利を止む。

〔解説〕雞腸草は、『神農本草経』には記載はなく、ナデシコ科 Caryophyllaceae のウシハコベ Stellaria aquatica (Linn.) Scop. である。

343 蛇苺汁 (じゃばいじゅう)

〔原文〕蛇苺汁, 大寒. 主胸腹大熱不止.

〔和訓〕蛇苺汁、大寒。胸腹大熱止まざるを主る。

〔解説〕蛇苺汁は、『神農本草経』には記載はなく、バラ科のヘビイチゴ 蛇苺、Potentilla hebiichigo の汁である。

344 芋根 (ちょこん)

〔原文〕芋根, 寒. 主小兒赤丹. 其漬芋汁, 療渴.

〔和訓〕苧根、寒。小兒赤丹を主る。其の漬（つぶ）した苧の汁は渇を療す。

〔解説〕苧根は、苧麻根（ちょまこん）とも言い、『神農本草経』には記載はなく、イラクサ科 Urticaceae のカラムシ *Boehmeria nivea* Gaud. の乾燥根である。

345 菰根 (ここん)

〔原文〕菰根，大寒．主腸胃痼熱，消渇，止小便利．

〔和訓〕菰根、大寒。腸胃痼熱、消渇を主る。小便利を止む。

〔注〕痼は、長期間治らない病気。

〔解説〕菰根は、『神農本草経』には記載はなく、基原は不明である。

346 狼跋子 (ろうはつし)

〔原文〕狼跋子，有小毒．主惡瘡，蝸疥，殺蟲魚．

〔和訓〕狼跋子、小毒有り。悪瘡、蝸疥を主る。蟲魚を殺す。

〔解説〕狼跋子は、『神農本草経』には記載はなく、基原は不明である。

347 蒴藋 (さくだく)

〔原文〕蒴藋，味酸，温，有毒．主風瘙癮疹，身痒，濕痺，可作浴湯．一名菫草，一名芨，生田野．春夏採葉，秋冬採莖，根．

〔和訓〕蒴藋、味酸、温、毒有り。風瘙癮疹、身痒、濕痺を主る。浴湯を作るべし。一名菫草、一名芨、田野に生ず。春夏に葉を採る。秋冬に莖、根を採る。

〔注〕風瘙癮疹は、蕁麻疹。

〔解説〕蒴藋は、『神農本草経』には記載はなく、スイカズラ科 Caprifoliaceae のそくず *Sambucus chinensis* である。

348 弓弩弦 (きゅうどげん)

〔原文〕弓弩弦，主難産，胞衣不出．

〔和訓〕弓弩弦、難産、胞衣出でざるを主る。

〔解説〕弓弩弦は、ゆみづるのことである。『神農本草経』には記載はない。

349 春杵頭細糠 (しょうしょとうさいこう)

〔原文〕春杵頭細糠，主卒噎．

〔和訓〕春杵頭細糠、卒噎を主る。

〔解説〕春杵頭細糠は、杵の先端の糠であり、削り取って薬用に用いる。『神農本草経』には記載はない。

350 敗蒲席 (はいほせき)

〔原文〕敗蒲席，平．主筋溢，悪瘡．

〔和訓〕敗蒲席、平。筋溢、悪瘡を主る。

〔注〕溢は、あふれること。筋溢は、不詳。

〔解説〕敗蒲席は、『神農本草経』には記載はない。敗蒲席は、一般の家にある蒲(がま)で作ったむしろである。人が横になるので、人の気を得ているという。

351 敗船茹 (はいせんじょ)

〔原文〕敗船茹，平．主婦人崩中，吐痢血不止．

〔和訓〕敗船茹、平。婦人崩中、吐痢血止まざるを主る。

〔解説〕舟の洩れる箇所に竹筎を用いて補ったものである。

352 敗鼓皮 (はいこひ)

〔原文〕敗鼓皮，平．主中蠱毒．

〔和訓〕敗鼓皮、平。蠱毒に中るを主る。

〔注〕蠱毒は、寄生虫疾患のこと。

〔解説〕敗鼓皮は、破れた太鼓の皮である。『神農本草経』には記載はない。

353 敗天公 (はいてんこう)

〔原文〕敗天公,平.主鬼疰精魅.

〔和訓〕天公、平。鬼疰精魅を主る。

〔解説〕竹でできた笠の破れたものである。竹を取って灰に焼いて用いる。『神農本草経』には記載はない。

354 半天河 (はんてんが)

〔原文〕半天河,微寒.主鬼疰,狂,邪氣,惡毒.

〔和訓〕半天河、微寒。鬼疰、狂邪氣、惡毒を主る。

〔解説〕木や竹の筒に溜まる水のこと。『神農本草経』には記載はない。

355 地漿 (ちしょう)

〔原文〕地漿,寒.主解中毒煩悶.

〔和訓〕地漿、寒。中毒、煩悶を解するを主る。

〔解説〕地漿は、黄土の土地に深さ三尺（約67.5cm）の穴を堀り、新たに汲んだ水を注ぎ入れて攪拌し、しばらくして澄んだ液体を用いる。『神農本草経』には記載はない。

356 屋遊 (おくゆう)

〔原文〕屋遊,味甘,寒.主浮熱在皮膚,往來寒熱,利小腸膀胱氣.生屋上陰處.八月,九月採.

〔和訓〕屋遊、味甘、寒。皮膚に在る浮熱、往来寒熱を主る。小腸膀胱の気を利す。屋上陰處に生ず。八月、九月に採る。

〔解説〕屋遊は屋根の青い苔のことである。剥がして煮て服用する。『神農本草経』には記載はない。

357 牽牛子 (けんごし)

〔原文〕牽牛子，味苦，寒，有毒．主下氣，療脚滿水腫，除風毒，利小便．

〔和訓〕牽牛子、味苦、寒、毒有り。気を下すを主る。脚満水腫を療す。風毒を除く。小便を利す。

〔注〕脚満水腫は、下肢の浮腫。

〔解説〕牽牛子は、ヒルガオ科 Convolvulaceae のアサガオ Pharbitis nil Choisy 成熟種子を乾燥したもので、粉末は強い瀉下作用がある。『神農本草経』には記載はない。

358 姑活 (こかつ)

〔原文〕姑活，無毒．生河東川澤．

〔和訓〕姑活、毒無し。河東川澤に生ず。

〔解説〕姑活の基原は不明である。

〔神農本草経・和訓〕姑活、一名冬葵子(とうきし)、味は甘、温。川沢に生ず。大風邪気、湿痺寒痛を治す。久しく服せば、身を軽くし、壽を益し、老に耐ゆ。〔注〕大風は、風の邪気の激しいもの。湿痺は、関節炎などを指す。

359 別羈 (べっき)

〔原文〕別羈，無毒．一名別枝，一名別騎，一名鱉羈．生藍田川谷．二月，八月採．

〔和訓〕別羈、毒無し。一名別枝、一名別騎、一名鱉羈。藍田川谷に生ず。二月、八月に採る。

〔解説〕別羈の基原は不明である。

〔神農本草経・和訓〕別羈、味は苦、微温。川谷に生ず。風寒湿痺、身重四肢疼酸、寒邪歴節痛を治す。〔注〕風寒湿痺や歴節は、関節炎などを指す。

360　牡蒿 (ぼこう)

〔原文〕牡蒿，味苦，温，無毒．主充肌膚，益氣，令人暴肥，血脈滿盛，不可久服．生田野，五月，八月採．

〔和訓〕牡蒿、味苦、温、毒無し。肌膚を充すを主る。気を益す。人をして暴かに肥やせしむ。血脈を満たし盛んにす。久しく服するべからず。田野に生ず。五月、八月に採る。

〔解説〕牡蒿は、『中薬大辞典』によれば、きく科 Compositae のおとこよもぎ 牡蒿 Artemisia japonica という。

361　石下長卿 (せっかちょうけい)

〔原文〕石下長卿，有毒．生隴西池澤山谷．

〔和訓〕石下長卿、毒有り。隴西池澤山谷に生ず。

〔解説〕石下長卿は、徐長卿と同じで、ガガイモ科 Asclepiadaceae のスズサイコ Cynanchum paniculatum の根であるとされる。
　〔神農本草経・和訓〕石下長卿、一名徐長卿(じょちょうけい)、味は鹹、平。池沢に生ず。鬼注精物、邪悪気を治す。百精蠱毒、老魅注易、亡走啼哭、悲傷恍惚を殺す。
〔注〕鬼注は、肺結核など。精物は、もののけのこと。百精は多くの化け物のこと。蠱毒は、寄生虫疾患のこと。老魅は、もののけ、ばけものの意味。注易は、感染症のこと。亡走は、逃げること。啼哭は、泣き叫ぶ。悲傷は、悲しみいたむ。恍惚は、ぼうっとして我を忘れているさま。

362　麋舌 (きんぜつ)

〔原文〕麋舌，味辛，微温，無毒．主霍亂，腹痛，吐逆，心煩．生水中，五月採．

〔和訓〕麋舌、味辛、微温、毒無し。霍乱、腹痛、吐逆、心煩を主る。水中に生ず。五月に採る。

〔解説〕麋舌は、『神農本草経』には記載はなく、基原は不明である。

363 練石草 (れんせきそう)

〔原文〕練石草，味苦，寒，無毒．主五癃，破石淋，膀胱中結氣，利水道小便．生南陽川澤．

〔和訓〕練石草、味苦、寒、毒無し。五癃を主る。石淋、膀胱中の結気を破る。水道小便を利す。南陽川澤を生ず。

〔注〕五癃は、5種類の尿の通じない病気。石淋は尿路結石である。

〔解説〕練石草は、『神農本草経』には記載はない。基原は不明である。

364 蘘草 (じょうそう)

〔原文〕蘘草，味甘，苦，寒，無毒．主温瘧寒熱，酸嘶邪氣，辟不祥．生淮南山谷．

〔和訓〕蘘草、味甘、苦、寒、毒無し。温瘧寒熱、酸嘶邪氣を主る。不祥を辟く。淮南山谷に生ず。

〔注〕酸は、つらい、悲しい、くるしい。嘶 (せい、さい) は、いななく、むせぶ。辟は除くこと。不祥は、よくない、めでたくないこと。

〔解説〕蘘草は、『神農本草経』には記載はない。基原は不明である。

365 翹根 (ぎょうこん)

〔原文〕翹根，有小毒．以作蒸飲酒病患．生嵩高平澤．二月，八月採．

〔和訓〕翹根、小毒有り。以て蒸して酒病を患うものに飲ます。嵩高平澤に生ず。二月、八月に採る。

〔解説〕翹根は、モクセイ科 Oleaceae のレンギョウ 連翹 *Forsythia suspensa* (Thunb.) Vahl の根である。

〔神農本草経・和訓〕翹根、味は甘、寒。平沢に生ず。熱気を下し、陰精を益し、人をして面、悦好せしむ。目を明らかにし、久しく服せば、身を軽くし、老に耐ゆ。〔注〕陰精は、津液のこと。

366 鼠姑 (そこ)

〔原文〕鼠姑, 味苦, 平, 寒, 無毒. 主咳逆上氣, 寒熱, 鼠瘻, 惡瘡, 邪氣. 一名䑎. 生丹水.

〔和訓〕鼠姑、味苦、平、寒、毒無し。咳逆上氣、寒熱、鼠瘻、惡瘡、邪氣を主る。一名䑎。丹水に生ず。

〔注〕鼠瘻は、リンパ節結核のこと。
〔解説〕鼠姑、『神農本草経』には記載はない。基原は不明である。

367 屈草 (くっそう)

〔原文〕屈草, 微寒, 無毒. 生漢中川澤, 五月採.

〔和訓〕屈草、微寒、毒無し。漢中川澤に生ず。五月に採る。

〔解説〕屈草の基原は不明である。
〔神農本草経・和訓〕屈草、味は苦、微寒。川沢に生ず。胸脇下痛、邪気腸間寒熱、陰痺を治す。久しく服せば、身を軽くし、気を益し、老に耐ゆ。
〔注〕陰痺は、腹が脹り、腰痛、便秘、肩背中頚が痛み時に眩暈する病気(『霊枢』五邪)。

368 淮木 (わいぼく)

〔原文〕淮木, 無毒. 補中益氣, 生晉陽平澤.

〔和訓〕淮木、毒無し。中を補い氣を益す。晉陽平澤に生ず。

〔解説〕淮木は、古い城の中にある朽ちかけた柱のことである。
〔神農本草経・和訓〕淮木、一名百歳城中木、味は苦、平。平沢に生ず。久欬上気、傷中虚羸、女子陰蝕、漏下赤白沃を治す。〔注〕上気は、気管支喘息に相当する疾患。傷中は、内臓が障害された状態である。女子陰蝕は女子の陰部爛れる病気。漏下赤白沃は、血液の混じる帯下である。

369　嬰桃 (えいとう)

〔原文〕嬰桃，味辛，平，無毒．主止泄腸澼，除熱，調中，益脾氣，令人好色美志．一名牛桃，一名英豆．實大如麥，多毛．四月採，陰乾．

〔和訓〕嬰桃、味辛、平、無毒。泄を止め、腸澼を主る。熱を除く。中を調え、脾氣を益す。人をして色を好くし志を美くす。一名牛桃、一名英豆。實は麥の如き大、多毛。四月に採る。陰乾す。

〔解説〕嬰桃は、『神農本草経』には記載はない。基原は不明である。

370　竜骨 (りゅうこつ)

〔原文〕竜骨，微寒，無毒．療心腹煩滿，四肢痿枯，汗出，夜臥自驚，恚怒，伏氣在心下，不得喘息，腸癰內疽陰蝕，止汗，小便利，溺血，養精神，定魂魄，安五臟．白龍骨，療夢寐泄精，小便泄精．齒，治小兒五驚，十二癇，身熱不可近人，大人骨間寒熱，又殺蠱毒．角，主治驚癇，瘈瘲，身熱如火，腹中堅及熱泄．生晉地川谷，及太山岩水岸土穴石中死龍處，採無時．

〔和訓〕竜骨、微寒、毒無し。療心腹煩滿、四肢痿枯、汗出、夜臥して自ら驚き、恚怒、伏氣心下に在り、喘息するを得ず、腸癰、內疽陰蝕を療す。汗を止め、小便溺血を縮め、精神を養い、魂魄を定め、五臟を安んず。
白龍骨　夢寐て精を泄し、小便し精を泄すを療す。
龍齒　主小兒の五驚、十二癇、身熱あり人に近ずくべからず、大人は骨間に寒熱あり、また、蠱毒を殺す。
角、驚癇、瘈瘲、火の如くの身熱、腹中堅および熱泄を主る。晉地川谷、及び太山巖水岸土穴石中の死龍の處に生ず。時無く採る。

〔解説〕竜骨は、大型の哺乳動物の骨の化石のことである。桂枝加竜骨牡蠣湯や柴胡加竜骨牡蠣湯に用いられる。浅田宗伯は、「竜骨は味甘平。能く驚を鎮め滑洩を止む。其の効牡蠣と相近し。けだし牡蛎は利水を主とす。故に柴胡桂枝乾姜湯、牡蛎沢瀉散には牡蛎あって而して龍骨無し。龍骨は固気を主とす。故に天雄散には竜骨ありて牡蛎無し」とある。

〔神農本草経・和訓〕竜骨、味は甘、平。川谷に生ず。心腹鬼注、精物老魅、欬逆、泄利膿血、女子漏下、癥瘕堅結、小兒熱気驚癇を治す。竜歯は、小兒大人驚癇、癲疾狂走、心下結気、喘息する能わざるもの、諸痙を治す。精物を殺す。久しく服せば、身を軽くし、神明に通じ、年を延ぶ。〔注〕鬼注は、肺結核様疾患。精物は、もののけの意味。老魅は、もののけ、ばけものの意味。癥瘕堅結は腹部腫瘤のこと。驚癇は、痙攣性疾患のこと。癲疾狂走は、統合失調症様の疾患のために、狂った様に走る病状。心下結気は、心窩部に気が集まる病気。

371 牛黄（ごおう）

〔原文〕牛黄，有小毒．療小兒百病．諸癇熱，口不開，大人狂癲，又墮胎．久服輕身，增年，令人不忘．生晉地平澤，生於牛，得之即陰乾百日，使時燥，無令見日月光．

〔和訓〕牛黄、小毒有り。小兒百病。諸癇熱、口不開、大人狂癲、又墮胎を療す。久しく服せば、身を軽くし、年を増し、人をして忘れざらしむ。晉地平澤に生じ、牛より生ず。之を得て即ち百日陰乾し、燥の時に使う。日、月の光に見わしむこと無かれ。

〔解説〕牛黄 Gall calculus of Cattle は、牛の胆嚢結石である。山本高明は、「牛黄 甘、涼。心を清め、熱を解し、痰を利し、癇を治す」とある。
〔神農本草経・和訓〕牛黄、味は苦、平。平沢に生ず。驚癇寒熱、熱盛狂痙を治す。邪を除き、鬼を逐う。〔注〕驚癇は、痙攣性疾患のこと。熱盛狂痙は有熱性の痙攣性疾患のこと。

372 麝香（じゃこう）

〔原文〕麝香，無毒．治諸凶邪鬼氣，中惡，心腹暴痛脹急，痞滿，風毒，婦人產難，墮胎，去面 目中膚翳．通神仙．生中台川谷及益州，雍州山中．春分取之，生者益良．

〔和訓〕麝香、毒無し。諸の凶邪、鬼気、中悪、心腹暴痛、脹急、痞満、風毒、

婦人産難、堕胎を療し、面よう、目中膚翳を去る。神仙に通じ。中台川谷及益州、雍州山中に生ず。春分に之を取り、生の者は益々良し。

〔解説〕麝香は、ジャコウジカ科 Musk のジャコウジカ 麝香鹿 *Moschus moschiferus* の牡の下腹部にある麝香腺の分泌物を乾燥した物である。正倉院薬物には、麝香嚢が保存されている。山本高明は、「麝香 辛、温。経絡を通じ、諸竅を開き、驚癇、諸風、諸気、諸血、諸痛等の病を治す」とある。
〔神農本草経・和訓〕麝香、味は辛、温。川谷に生ず。生川谷。悪気を辟け、鬼精物、温瘧、蠱毒、癇痓を殺し、三蟲を去り、久しく服せば、邪を除き、夢寤魘寐せず。〔注〕鬼精物は、もののけのこと。温瘧は、マラリアのこと。蠱毒は寄生虫疾患のこと。癇痓は、痙攣性疾患のこと。三蟲は、長虫（回虫）、赤虫、蟯虫のこと（『諸病源候論』）。夢寤魘寐は悪夢をみること。

373 人乳汁 (じんにゅうじゅう)

〔原文〕人乳汁，主補五臓，令人肥白悦澤．

〔和訓〕人乳汁、五臓を補を主る。人をして肥白、悦澤せしむ。

〔解説〕婦人の乳汁である。『本草綱目』には、初産の男児を生んだ無病の婦人の乳の白く粘稠のものがよいとされる。『神農本草経』には記載はない。

374 髪髲 (はつひ)

〔原文〕髪髲，小寒，無毒．合雞子黄煎之，消為水，療小兒驚熱．

〔和訓〕髪髲、小寒、毒無し。雞子黄と合せ之を煎じて、消かして水となし、小兒驚熱を療す。

〔解説〕髪髲は、人の髪の毛である。髪髪と同じものである。『本草綱目』には、剪髱して、下した髪である、としている。『意釈神農本草経』では、人の頭髪を焼いて炭にしたものであるとしている。
〔神農本草経・和訓〕髪髲、味は苦、温。平沢に生ず。五癃、関格、小便するを得ざるを治す。水道を利し、小兒癇大人痙を療し、仍ち、自ら還れば神化す。〔注〕癃は、小便の通じない病気。五癃は、5種類の尿の通じない病気。

関格は、大小便が通じない病気(『諸病源候論』)。小兒癇は、小児の痙攣性疾患のこと。大人痙は、大人の痙攣性疾患のこと。

375 乱髪 (らんぱつ)

〔原文〕乱髪，微温．主咳嗽，五淋，大小便不通，小兒驚癇，止血，鼻衄，燒之吹內立已．

〔和訓〕乱髪、微温。咳嗽、五淋、大小便不通、小兒驚癇、止血を主る。鼻衄には、之を焼きて内に吹けば立ちどころに已む。

〔解説〕乱髪は、人の髪の毛であり、櫛でとかしで落ちる髪である。『神農本草経』には記載はない。

376 頭垢 (ふけ)

〔原文〕頭垢，主淋閉不通．

〔和訓〕頭垢、淋閉にして通ぜざるを主る。

〔解説〕頭垢は、頭部の皮膚が落屑となったもの。『神農本草経』には記載はない。

377 人屎 (じんし)

〔原文〕人屎，寒．主時行大熱狂走，解諸毒，宜用絶乾者，擣末，沸湯沃服之．人溺，治寒熱，頭痛，溫氣，童男者尤良．溺白，治鼻衄，湯火灼瘡．東向圊廁溺坑中青泥，治喉痺，消癰腫，若已有膿即潰．

〔和訓〕人屎、寒。主時行大熱にして狂走し、諸毒を解し、宜絶えて乾したものを用い、擣きて末とし、沸湯を沃いで之を服す。人溺は、寒熱、頭痛、温気を治す。童の男は、尤も良し。溺白は、鼻衄、湯火灼瘡を治す。東に向った圊廁(せいし)の溺の坑の中の青い泥は、喉痺を治し、癰腫を消し、若し已に膿が有れば、即潰す。

〔注〕圊廁は、便所のこと。

〔解説〕人屎は、人の大便のことである。人溺は、人の尿のこと。溺白は、尿を瓦の上で乾燥したものである。『神農本草経』には記載はない。

378　馬乳 (ばにゅう)

〔原文〕馬乳，止渇．

〔和訓〕馬乳は、渇を止む。

〔解説〕馬乳は、馬の乳である。『神農本草経』には記載はない。

379　牛乳 (ぎゅうにゅう)

〔原文〕牛乳，微寒．補虚羸，止渇，下氣．

〔和訓〕牛乳、微寒。虚羸を補い、渇を止め、氣を下す。

〔解説〕牛乳は、牛の乳である。『神農本草経』には記載はない。

380　羊乳 (ようにゅう)

〔原文〕羊乳，温．補寒冷虚乏．

〔和訓〕羊乳、温。寒冷虚乏を補う。

〔解説〕羊乳は、羊の乳である。『神農本草経』には記載はない。

381　酪酥 (らくそ)

〔原文〕酪酥，微寒．補五臓，利大腸，治口瘡．

〔和訓〕酪酥、微寒。五臓を補う。大腸を利す。口瘡を治す。

〔解説〕牛や羊の乳で作った加工品である。現代のヨーグルトなどは便通を改善する効果があり、「大腸を利す」効能は類推可能である。『神農本草経』には記載はない。

382 熊脂 (ゆうし)

〔原文〕熊脂，微温，無毒．食飲嘔吐．長年．生雍州山谷．十一月取．

〔和訓〕熊脂、微温、毒無し。食飲を嘔吐を主る。年を長ず。雍州山谷に生じ、十一月に取る。

〔解説〕熊脂は、クマ科 Ursidae のツキノワグマ 黒熊 Selenarctos thibetanus Cuvier の脂肪である。
　〔神農本草経・和訓〕熊脂、味は甘、微寒。山谷に生ず。風痺不仁、筋急、五藏腹中積聚、寒熱羸痩、頭瘍白禿、面皯皰を治す。久しく服せば、志を強くし、飢えず、身を軽くす。

383 石蜜 (せきみつ)

〔原文〕石蜜，微温，無毒．養脾氣，除心煩，食飲不下，止腸，肌中疼痛，口瘡，明耳目．延年神仙．生武都山谷，河源山谷及諸山石中，色白如膏者良．

〔和訓〕石蜜、微温、毒無し。脾氣を養い、心煩、食飲不下さざるを除き、腸澼、肌中の疼痛、口瘡を止め、耳目を明らかにし、年を延べ神仙となる。武都山谷、河源山谷及び諸山石中の生じ、色白く膏の如き者は良し。

〔解説〕石蜜は、蜂蜜 Honey のことである。ミツバチ科 Apidae のトウヨウミツバチ Apis cerana の巣から採取した蜜のこと。
　〔神農本草経・和訓〕石蜜、一名石飴、味は甘、平。山谷に生ず。心腹邪気、諸驚癇痙を治す。五臓、諸不足を安んじ、気を益し、中を補い、痛みを止めて毒を解す。衆病を除き、百薬を和し、久しく服せば、志を強くし、身を軽くし、飢えず、老いず。

384 蠟蜜 (ろうみつ)

〔原文〕蠟蜜，無毒．白蠟，治久泄澼，後重，見白膿，補絶傷，利小兒．久服輕身，不飢．生武都山谷。生於蜜房木石間．

熊脂／石蜜／蠟蜜／蜂子／白膠

〔和訓〕蠟蜜、毒無し。白蠟、久しき泄澼、後重、白膿を見わすものを治す。絶傷を補し、小兒を利し、久しく服せば、身を軽くし、飢えず、武都山谷に生じ、蜜房木石間に生ず。

〔解説〕臘蜜は、蜜蠟(みつろう)であり、ミツバチ科 Apidae のトウヨウミツバチ Apis cerana の巣を構成する蠟である。

〔神農本草經・和訓〕臘蜜、味は甘、微温。山谷に生ず。下利膿血を治す。中を補い、絶傷金創を續き、気を益し、飢えず、老に耐ゆ。

385　蜂子 (ほうし)

〔原文〕蜂子，微寒，無毒．治心腹痛，大人小兒腹中五蟲口吐出者，面目黄．輕身益氣．大黄蜂子，乾嘔。土蜂子，嗌痛．生武都山谷．

〔和訓〕蜂子、微寒、毒無し。心腹痛、大人小兒腹中の五蟲が口より吐出する者、面目が黄を治す。身を軽くして気を益す。大黄蜂子は乾嘔を主る。土蜂子は嗌痛を主る。武都山谷に生ず。

〔解説〕蜂子は、ミツバチ科 Apidae のトウヨウミツバチ Apis cerana などの幼虫や蛹(さなぎ)である。大黄蜂子は、スズメバチ科 Vespidae のキボシアシナガバチ Polistes mandarinus をあてることができる。土蜂子は、ミツバチ科 Apidae のマルハナバチ属（Bombus）である（『意釈神農本草経』）。

〔神農本草經・和訓〕蜂子、一名蜚零、味は甘、平。山谷に生ず。風頭を治す。蠱毒を除き、虚羸、傷中を補う。久しく服せば、人を光沢せしめ、顔色を好くし老いず。大黄蜂子は、心腹脹滿痛を治す。身を軽くし、気を益し、土蜂子は癰腫を治す。

386　白膠 (はくきょう)

〔原文〕白膠，温，無毒．療吐血，下血，崩中不止，四肢酸疼，多汗，淋露，折跌傷損．折跌傷損．生雲中，煮鹿角作之．

〔和訓〕白膠、温、毒無し。吐血、下血、崩中止まず、四肢酸疼、多汗、淋露、折跌傷損を療す。雲中、鹿角を煮て之を作り生ず。

197

〔解説〕白膠は、シカ科 Cervidae のアジアシカ Cervus elaphus の角からとる膠である。
〔神農本草経・和訓〕白膠、一名鹿角膠(ろっかくきょう)、味は甘、平。傷中勞絶．腰痛羸瘦を治す。中を補い、気を益し、婦人血閉、無子。痛みを止め、胎を安んじ、久しく服せば、身を軽くし、年を延ぶ。

387　阿膠 (あきょう)

〔原文〕阿膠，微溫，無毒．丈夫少腹痛，虛勞羸瘦，陰氣不足，脚酸不能久立，養肝氣．生東平郡，煮牛皮作之．

〔和訓〕阿膠、微溫、無毒。丈夫の少腹痛、虛勞羸瘦、陰気不足、脚酸み久しく立つこと能わざるを治す。肝気を養う。東平郡に生ず。牛皮を煮て之を作る。

〔解説〕阿膠は、ウマ科 Equidae のロバ Equus asinus の皮から作られる膠である。
〔神農本草経・和訓〕阿膠、一名傅致膠(ふちきょう)、味は甘、平。東阿に出づ。心腹内崩、勞極洒洒瘧状の如きもの、腰腹痛、四肢酸疼、女子下血を治す。胎を安んじ、久しく服せば、身を軽くし、気を益す。

388　丹雄雞 (たんゆうけい)

〔原文〕丹雄雞，微寒，無毒．久傷之瘡．頭，東門上者彌良．白雄雞肉，味酸，微溫，主下氣，治狂邪，安五臟，傷中，消渴．烏雄雞肉，微溫．主補中，止痛．膽，微寒，主療目不明，肌瘡．心、主五邪．血，主踒折，骨痛及痿痺．
小便數不禁．肝及左翅毛，主起陰．冠血，主乳難．微寒，主泄痢，小便利，遺溺，除熱，止煩．微寒．破石淋及轉筋，利小便，止遺溺，滅瘢痕．黑雌雞，主風寒濕痺，五緩六急，安胎．血無毒，主中惡腹痛，及踒折骨痛乳難．黃雌雞，味酸、甘、平．主傷中，消渴，小便數不禁，腸澼泄痢，補益五臟，續絕傷，治虛勞，益氣力．肋骨，主小兒羸瘦，

阿膠／丹雄雞／白鵝膏

食不生肌．卵白，微寒，治目熱赤痛，除心下伏熱，止煩滿，咳逆，小兒下泄，婦人産難，胞衣不出．醯漬之一宿，治黄膽，破大煩熱．卵中白皮，主久咳結氣，得麻黄，紫苑和服之立已．生朝鮮平澤．

〔和訓〕丹雄雞、微寒、毒無し。久しい傷の瘡を主る。頭、東門の上の者は彌(きわめて)良い。白雄雞肉、味酸、微温、気を下すを主る。狂邪を治す。五臓、傷中、消渇を安んず。烏雄雞肉、微温。中を補うを主る。痛を止む。膽、微寒、目明らかざる、肌瘡を療すを主る。心、五邪を主る。血、踒折、骨痛及痿痺を主る。

腸、小便數を禁ぜざる。肝及左翅毛、陰を起たせるを主る。冠血、乳難を主る。微寒、泄痢、小便利、遺溺、熱を除き、煩を止むを主る。微寒。石淋及轉筋を破り、小便を利し、遺溺を止め、瘕痕を滅す。黒雌雞、風寒濕痺、五緩六急、安胎を主る。血、無毒、中悪腹痛、及び踒折骨痛乳難を主る。黄雌雞、味酸、甘、平。傷中、消渇、小便數、禁ぜず、腸澼泄痢を主り、五臓、續絶傷を補益し、虚勞を治し、気力を益す。肋骨、小兒羸痩、食し不肌を生ぜざるを主る。卵白、微寒、目熱赤痛を治し、心下伏熱を除き、煩滿、咳逆、小兒下泄、婦人産難、胞衣不出を止む。一宿これを醯(す)に漬けたもの、黄膽を治し、大煩熱を破る。卵中白皮、久咳結氣を主る。麻黄を得て紫苑と服せば立已み、朝鮮平澤に生ず。

〔解説〕丹雄雞は、キジ科 Phasianidae のニワトリ 鶏 *Gallus gallus domesticus* のいろいろな部位の肉を用いる（『意釈神農本草経』）。

〔神農本草経・和訓〕丹雄雞、味は甘、微温。平沢に生ず。女人崩中漏下赤白沃を治す。補虚を補い、中を温め、血を止め神に通ず。毒を殺し、不祥を辟け、頭は鬼し殺し、肪は耳聾を治し、雞の腸は遺溺を治す。肶胵裏黄皮は泄利を治す。矢白(しはく)は、消渇、傷寒寒熱を治す。翮羽は血閉を下し、雞子は熱火瘡を除き、癎痙を療し、虎魄の神物を作るべし。雞白蠹(けいはくと)は能く、膳を肥やす。

389 白鵝膏 (はくがこう)

〔原文〕白鵝膏，主耳卒聾，以灌之．毛，主射工，水毒．肉，平，利五臓．

〔和訓〕白鵝膏、耳の卒に聾となるを主る。以て之に灌ぐ。毛、主射工、水毒。肉、平、利五臟。

〔注〕射工水毒は、寄生虫病の一種と思われる（古代疾病名症候疏義）。

〔解説〕白鵝膏は、カモ科 Anatidae のガチョウ（鵝鳥）の脂肪を精油したものである。『神農本草経』には記載はない。

390　鶩肪 (もくぼう、ぼくぼう)

〔原文〕鶩肪，味甘，無毒．主風虛，寒熱．

〔和訓〕鶩肪、味甘、毒無し。風虛、寒熱を主る。

〔解説〕鶩肪は、マガモを飼いならした家畜の脂肪である。鶩はあひるのこと。

391　鴈肪 (がんぼう)

〔原文〕鴈肪，無毒．長毛髮鬚眉，生江南池澤．取無時．

〔和訓〕鴈肪、毒無し。毛、髮、鬚、眉を長くす。江南池澤に生ず。時無く取る。

〔解説〕鴈は鴈は、雁の異字体。鴈は、カモ科 Anatidae のヒシクイ 菱喰 Anser fabalis であり、鴈肪はヒシクイからとった脂肪である（『意釈神農本草経』）。

〔神農本草経・和訓〕鴈肪、一名鶩肪(ぼくぼう)、味は甘、平。池沢に生ず。風擊拘急、偏枯、気通利せざるを治す。久しく服せば、気を益し、飢えず、身を軽くし、老に耐ゆ。（鶩はあひるのこと）。

392　牡蠣 (ぼれい)

〔原文〕牡蠣，微寒，無毒．除留熱在關節，榮衛虛熱去來不定，煩滿，止汗，心痛氣結，止渴，除老血，澀大小腸，止大小便，治泄精，喉痺，咳嗽，心脅下痞熱．一名牡蛤．生東海池澤．採無時．

〔和訓〕牡蛎、微寒、毒無し。関節、栄衛に在る留熱、去来不定の虚熱、煩満を除く。汗、心痛気結を止め、渇を止め、老血を除き、大小腸を澁り、大小便を止め、泄精、喉痺、咳嗽、心脅下痞熱を治す。一名牡蛤とす。東海池澤に生じ、時無く採る。

〔解説〕牡蛎は、イタボガキ科 Osteridae のイタボガキ Ostrea rivularis GOULD、マガキ Crassostrea gigas THUNB.、その他同属動物の貝殻。
〔神農本草経・和訓〕牡蛎、一名蠣蛤（れいこう）、味は鹹、平。池沢に生ず。傷寒寒熱、温瘧洒洒、驚恚怒気を治す。拘緩鼠瘻、女子帯下赤白を除く。久しく服せば、骨節を強め、邪鬼を殺し、年を延ぶ。

393　鯉魚膽 (りぎょたん)

〔原文〕鯉魚膽, 無毒. 肉, 味甘, 主咳逆上氣, 黃膽, 止渴. 生者, 主治水腫脚滿, 下氣. 骨, 主女子帶下赤白. 齒, 主石淋. 生九江池澤, 取無時.

〔和訓〕鯉魚膽、毒無し。肉は味甘。咳逆上気、黄胆主る、渇を止む。生は、水腫脚満主る、気を下す。骨は女子の赤白の帯下を主る。歯は、石淋を主る。九江池澤に生じ、時無く取る。

〔解説〕鯉は、コイ科 Cyprinidae のコイ　鯉 Cyprinus carpio であり、鯉魚胆は鯉の胆嚢である（『意釈神農本草経』）。
〔神農本草経・和訓〕鯉魚胆、味は苦、寒。池沢に生ず。目熱赤痛、青盲を治す。目を明らかにし、久しく服せば、強悍して、志気を益す。

394　蠡魚 (れいぎょ)

〔原文〕蠡魚, 無毒. 療五痔, 有瘡者, 不可食, 令人瘢白. 生九江池澤, 取無時.

〔和訓〕蠡魚、毒無し。五痔、瘡有る者を療す。食すべからず。人をして瘢白ならしむ。九江池澤に生じ、時無く取る。

〔解説〕蠡魚は、タイワンドジョウ科 Channidae のカムルチー Channa argus

であり、日本ではライギョ（雷魚）と呼ばれる。
〔神農本草経・和訓〕蠡魚、一名鮦魚（とうぎょ）、味は甘、寒。池沢に生ず。湿痺、面目浮腫を治す。大水を下す。

395 鮑魚 (ほうぎょ)

〔原文〕鮑魚，味辛，臭，温，無毒．主墜墮，骸蹶，踠折，瘀血，血痺在四肢不散者，女子崩中血不止．勿令中鹹．

〔和訓〕鮑魚、味辛、臭、温、無毒。墜墮、骸蹶、踠折、瘀血、血痺、四肢ありて散らざる者、女子崩中、血止まざるものを主る。中鹹ならしむ勿れ。

〔解説〕鮑（あわび）は、アワビ Haliotis のこと。『神農本草経』には記載はない。

396 鯷魚 (ていぎょ)

〔原文〕鯷魚，味甘，無毒．主百病．

〔和訓〕鯷魚、味甘、毒無し。百病を主る。

〔解説〕鯷魚は、ナマズ科のナマズ Parasilurus asotus である。浮腫の治療に用いられる。『神農本草経』には記載はない。

397 鱓魚 (せんぎょ)　鱔魚 (せんぎょ)

〔原文〕鱓魚味甘，大温，無毒．主補中，益血，療沈唇．五月五日取頭骨燒之，止痢．

〔和訓〕鱓魚、味甘、大温、毒無し。補中、益血を主る。沈唇。五月五日取り頭骨之を燒き、止痢を療す。

〔解説〕タウナギ科の動物、黄鱔 Monopterus albus である。『神農本草経』には記載はない。

398 犀角 (さいかく)

〔原文〕犀角，鹹，酸，微寒，無毒．療傷寒，温疫，頭痛，寒熱，諸

毒気. 駿健. 生永昌川谷及益州.

〔和訓〕犀角、鹹、酸、微寒、毒無し。傷寒、温疫、頭痛、寒熱、諸毒気を療し、駿健となる。永昌の川谷及び益州に生ず。

〔注〕駿は、優れていること。健は、すこやかであること。

〔解説〕犀角は、サイ科 Rhinocerotidae のインドサイ *Rhinoceros unicornis* L.、ジャワサイ *Rhinoceros sondaicus* Desmarest、スマトラサイ *Dicerorhinus sumatrensis* Cuvier、クロサイ *Diceros bicornis* L. などの角である。入手困難であり、水牛角を多めに用いて代用する。解熱作用がある。

〔神農本草経・和訓〕犀角、味は苦、寒。川谷に生ず。百毒蠱注、邪鬼瘴気を治す。鉤吻、鴆羽、蛇毒を殺し、邪を除き、迷惑魘寐せず。久しく服せば、身を軽くす。〔注〕百毒は、多数の毒のこと。蠱注、蠱毒鬼注のことと考えられる。蠱毒は寄生虫病、鬼注は、肺結核。は邪鬼瘴気を治す。鉤吻は、植物性の毒草。鴆は、一つの鳥ではなく羽を酒に漬けると有毒物質が出て、人を殺すような羽を持つ鳥のこと。魘寐は、悪夢のこと。

399　羚羊角（れいようかく）　零羊角（れいようかく）

〔原文〕羚羊角，苦，微寒，無毒. 療傷寒，時氣寒熱，熱在肌膚，温風注毒伏在骨間，除邪氣，驚夢，狂越，僻謬，及食噎不通. 久服強筋骨，輕身，起陰，益氣，利丈夫. 生石城山川谷及華陰山，採無時.

〔和訓〕羚羊角、苦、微寒、無毒。傷寒、時気の寒熱、熱が肌膚に在り、温風が毒に注ぎ、骨間に伏在するのを療す。邪気、驚夢、狂越、僻謬、及び食噎不通を除く。久しく服せば、筋骨を強め、軽身を軽くし、陰を起し、気を益し、丈夫を利す。石城山、川谷及び華陰山に生ず。時無く採る。

〔注〕僻謬は、『諸橋大漢和辞典』には記載がなく「誤りを避ける」という意味であろうか。

〔解説〕零羊角は、羚羊角と同じである。羚羊角は、ウシ科 Bovidae のサイガ（オオハナレイヨウ）*Saiga tatarica* L. の角である。抗痙攣、解熱作用がある。
〔神農本草経・和訓〕零羊角、味は鹹、寒。川谷に生ず。目を明らかにし、

気を益し、陰を起こし、悪血注下を去る。蠱毒、悪鬼、不祥を辟け、心気を安んじ、常に魘寐せず、久しく服せば、久服筋骨を強め、身を軽くす。〔注〕陰は、男子の陰茎を指し、「陰し起こし」とは、陰茎が勃起すること。悪血は瘀血のこと。注下は下ること。蠱毒は、寄生虫疾患のこと。不祥は、「鬼」の意味であり、「悪鬼、不祥」は感染症のこと。魘寐は、悪夢のこと。

400 羖羊角 （こうかく）

〔原文〕羖羊角，苦，微寒，無毒．療百節中結氣，風頭痛及蠱毒，吐血，婦人產後余痛．燒之殺鬼魅，辟虎野狼．生河西川谷．取無時，勿使中濕，濕有毒．羊髓，味甘，溫，無毒．主男女傷中，陰氣不足，利血脈，益經氣，以酒服之．青羊膽，主青盲，明目．羊肺，補肺，主咳嗽．羊心、止憂恚膈氣．羊腎，補腎氣，益精髓．羊齒，主小兒羊癇，寒熱．三月三日取．羊肉，味甘，大熱，無毒．主緩中，字乳餘疾，及頭腦大風汗出．虛勞寒冷，補中益氣，安心止驚．羊骨，熱，主虛勞，寒中，羸瘦．羊屎、燔之，主小兒泄痢，腸鳴驚癇．

〔和訓〕羖羊角、苦、微寒、無毒。百節中の結気、風頭痛及び蠱毒、吐血、婦人産後の余痛を療す。これを焼けば鬼魅を殺し、虎狼を辟け、河西川谷に生ず。時無く取る、湿に中らしむことなかれ。湿有らば毒となる。羊髓、味甘、温、毒無し。男女傷中、陰気不足を主る。血脈を利し経気を益す。酒を以て之を服す。青羊膽、青盲を主る。明目す。羊肺、肺を補う。咳嗽を主る。羊心、憂恚、気を膈すを止む。羊腎、腎気を補い、精髄を益す。羊歯、小児羊癇、寒熱を主る。三月三日取る。羊肉、味甘、大熱、毒無し。緩中、字乳餘疾、及び頭腦大風汗出。虚労寒冷を主る。中を補い気を益す。心を安んじ驚を止む。羊骨、熱。虚労、寒中、羸瘦を主る。羊屎、之を燔（や）く。小児泄痢、腸鳴驚癇を主る。

〔注〕字乳は、乳をのませて育むこと。

〔解説〕羖羊角は、ウシ科 Bovidae のヒツジ 羊 Ovis aries L. の角である。
〔神農本草経・和訓〕羖羊角、味は鹹、温。川谷に生ず。青盲を治す。目を明らかにし、疥虫を殺し、寒泄を止め、悪鬼虎狼を辟け、驚悸を止め、久し

く服せば、心を安んじ、気力を益し、身を軽くす。〔注〕青盲は、緑内障のこと。疥虫は、疥癬虫か。惡鬼は疫病や伝染病と思われる。

401　牛角䚡 (ぎゅうかくさい)

〔原文〕牛角䚡，燔之，味苦，無毒．水牛角，主時氣寒熱頭痛．髓，味甘，温，無毒．主安五臓．平三焦，温骨髓，補中，續絶，益氣，止洩痢，消渴，以酒服之．膽，味苦，大寒．除心腹熱渴利口焦燥益精．心，主虚忘．肝，主明目．腎，主補腎氣，益精．齒，主小兒牛癇．肉，味甘，平，無毒．主消渴，止吐泄，安中益氣，養脾胃，自死者不良．屎，寒，主水腫，惡氣，用塗門戸著壁者．燔之，主鼠瘻，惡瘡．黄犍牛，烏牯牛溺，主水腫腹脹脚滿，利小便．

〔和訓〕牛角䚡、之を燔(や)く。味苦、無毒。水牛角は、時氣寒熱頭痛を療す。髓は、味甘、温、毒無し。五臓を安んじ、三焦を平らにし、骨髓を温め、中を補い、絶を續け、氣を益し、洩痢、消渴を止むるを主る。酒を以て之を服す。膽は、味苦、大寒。心腹の熱渴を除き、口焦燥を利し精を益す。心は虚忘を主る。肝は明目。主る。腎は、腎氣を精を補い益すを主る。齒は、小兒牛癇を主る。肉は味甘、平、無毒。消渴を主り、吐泄を止め、中を安んじ、氣を益す。脾胃を養う。自ら死する者は良からず。屎は寒。水腫、惡氣を主る。門戸著しく壁なる者に塗り用う。之を燔けば、鼠瘻、惡瘡を主る。黄犍牛、烏牯牛の溺は、水腫腹脹脚滿を主る。小便を利す。

〔注〕犍は去勢した牛のこと。烏は、黒いこと。牯は、去勢した雄牛のこと。溺は、尿のこと。

〔解説〕牛角䚡は、ウシ科 Bovidae のウシ Bos taurus の角の芯の部分を指す。『政和本草』では、大書白字で、『神農本草経』由来の記載があるが森立之編『神農本草経』には、牛角䚡について記載がない。しかしながら、森立之編『神農本草経集注』では、大書白字で記載され、『神農本草経』由来である記載が存在する。ここでは、森立之編『神農本草経集注』に従って記載する。

〔神農本草経・和訓〕牛角䚡，下閉血，瘀血，疼痛，女人帶下，下血を下す。髓は中を補い、骨髓を填め、久しく服せば年を増す。膽は丸藥に可とす。

402　白馬莖 (はくばけい)

〔原文〕白馬莖, 甘, 無毒. 小兒驚癇. 陰乾百日.

〔和訓〕白馬莖、甘、毒無し。小兒驚癇を主る。陰乾すること百日す。

〔解説〕白馬茎は、白馬陰茎ともいう。ウマ科 Equidae のウマ　馬 Equus caballus（L.）の雄の陰茎である。

〔神農本草経・和訓〕白馬茎、味は鹹、平。傷中脉絶．陰不起を治す。志を強くし、気を益し、肌肉を長じ、肥え健にして子を生ましむ。眼は驚癇腹満瘧疾を治し、懸蹄は驚癇瘈瘲乳難を治し、悪氣、鬼、毒蠱注不祥を辟く。〔注〕傷中は内臓が障害された状態である。脉絶は、不整脈のこと。陰不起は、インポテンツのこと。驚癇は、痙攣性疾患のこと。瘧疾は、マラリアのこと。瘈瘲は、痙攣性疾患のこと。乳難は難産のこと。毒蠱は、寄生虫疾患のこと。注不祥は、肺結核のこと。

403　牡狗陰莖 (ぼくいんけい)

〔原文〕牡狗陰莖, 無毒. 六月上伏取, 陰乾百日.

〔和訓〕牡狗陰莖、毒無し。六月上伏に取り、陰乾すること百日す。

〔解説〕牡狗陰茎は、イヌ科 Canidae のイヌ　狗 Canis lupus familiaris の陰茎である。

〔神農本草経・和訓〕牡狗陰茎、一名狗精(くせい)、味は鹹、平。生平沢に生ず。傷中、陰痿不起を治し、強熱大にし、子を生ましめ、女子帯下十二疾を除く。胆は目を明らかにす。〔注〕傷中は、内臓が障害された状態。陰痿不起は、陰茎が勃起しないこと。強熱大は、陰茎が大きく硬く熱く勃起することの形容。十二は、ただ数が多いことを示している。

404　鹿茸 (ろくじょう)

〔原文〕鹿茸, 酸, 微温, 無毒. 療虛勞洒洒如瘧, 羸瘦, 四肢酸疼, 腰脊痛, 小便利, 泄精溺血, 破留血在腹, 散石淋, 癰腫, 骨中熱疽, 癢骨, 安胎下氣, 殺鬼精物, 不可近陰, 令痿, 久服耐老. 四月, 五

白馬莖／牡狗陰莖／鹿茸／獐骨／虎骨

月解角時取，陰乾，使時燥．

〔和訓〕鹿茸、酸、微温、毒無し。虚労にて瘧の如き洒洒(せんせん)とするもの、羸痩、四肢酸疼、腰脊痛、小便利、泄精溺血を療し、腹に在る留血を破る、石淋、癰腫、骨中熱疽、癢骨を散じ、胎を安んじ、気を下す。鬼精物を殺す、不可陰に近づくべからず。痩せしむ。久しく服せば、老いに耐ゆ。四月、五月角を解する時取り、陰乾し、使う時燥す。

〔解説〕鹿茸は、シカ科 Cervidae のシカ 梅花鹿(ばいかろく) Cervus nippon Temmlnck およびアカシカ 馬鹿(ばろく) C. elaphus L. の雄のまだ角化していない幼角である。腰痛、インポテンツなどに効果がある。

〔神農本草経・和訓〕鹿茸、味は甘、温。漏下悪血、寒熱驚癇を治す。気を益し、志を強くし、歯を生じて、老いず。角は、治悪瘡癰腫を治す。邪悪気、陰中に在る留血を逐う。〔注〕漏下は不正性器出血である。悪血は、瘀血である。寒熱驚癇は、悪寒や発熱を呈する痙攣性疾患のこと。悪瘡癰腫は、難治性の化膿性皮膚疾患。陰中は、陰部または外生殖器を指す。留血は、瘀血のこと。

405　獐骨 (しょうこつ)

〔原文〕獐骨、微温。主虚損、洩精。肉、温補益五臟。髓、益氣力，悦澤人面．

〔和訓〕獐骨、微温。虚損、洩精を主る。肉、温で五臟を補益す。髄は気力を益し、人面を悦澤せしむ。

〔解説〕獐は、シカ科 Cervidae のノロジカ、ノロ Capreolus capreolus の骨である。『神農本草経』には記載はない。

406　虎骨 (ここつ)

〔原文〕虎骨，主除邪惡氣，殺鬼疰毒，止驚悸，治惡瘡鼠，頭骨尤良．膏，主狗嚙瘡．爪，辟惡魅．肉，主惡心欲嘔，益氣力．

〔和訓〕虎骨、邪悪の気を除くを主る、鬼疰毒を殺す。驚悸を止む。悪瘡鼠

癧を治す。頭骨は尤も良し。膏、狗の囓瘡を主る。爪は、悪魅を辟く。肉は、悪心、嘔を欲するを主る。氣力を益す。

〔解説〕虎骨は、ネコ科 Felidae のトラ Panthera tigris の骨である。『神農本草経』には記載はない。

407 豹肉 (ひょうにく)

〔原文〕豹肉，味酸，平，無毒．主安五臟，補絶傷，輕身益氣，久服利人．

〔和訓〕豹肉、味酸、平、毒無し。五臓を安んずるを主る。絶傷を補う。身を軽くし気を益す。久しく服すれば人を利す。

〔解説〕豹肉はネコ科 Felidae の豹、ヒョウ Panthera pardus の肉である。『神農本草経』には記載はない。

408 狸骨 (りこつ)

〔原文〕狸骨，味甘，温，無毒．主風疰，尸疰，鬼疰，毒気在皮中淫躍如針刺者，心腹痛．走無常處，及鼠惡瘡，頭骨尤良．肉，亦治諸疰．陰莖，治月水不通，男子陰䪼．燒之，以東流水服之．

〔和訓〕狸骨、味甘、温、毒無し。風疰、尸疰、鬼疰を主る。毒気は皮中に在り。針で刺す如く、はなはだしく躍る。心腹の痛みは、常に處無く走り、及び鼠瘻惡瘡を主る。頭骨は尤も良し。肉は、また諸疰を治す。陰莖は月水不通、男子陰䪼を治す。之を焼き、東流水を以て之を服す。

〔注〕風疰、尸疰、鬼疰などは、結核様疾患と思われる。鼠瘻は、瘰癧の別名で頸部のリンパ節結核。

〔解説〕牛狸骨は、イヌ科 Canidae の狸、タヌキ Nyctereutes procyonoides の骨である。『神農本草経』には記載はない。

409 兎頭骨 (ととうこつ)

〔原文〕兎頭骨，平，無毒．主頭眩痛，癲疾．骨，主治熱中消渇．腦，

主治凍瘡．肝，主目暗．肉，味辛，平，無毒．主補中益氣．

〔和訓〕兎頭骨、平、毒無し。頭眩痛、癲疾を主る。骨は、熱中消渇を主る。脳は、凍瘡を主る。肝は、目暗を主る。肉は、味辛、平、毒無し。中を補い氣を益すを主る。

〔解説〕兎頭骨は、ウサギ科 Leporidae のウサギ Leporinae Trouessart の頭骨である。『神農本草経』には記載はない。

410 雉肉（きじにく）

〔原文〕雉肉，味酸，微寒，無毒．主補中，益氣力，止泄利，除蟻瘻．

〔和訓〕雉肉、味酸、微寒、毒無し。主中を補い、気力を益し、泄利を止め、蟻瘻を除く。

〔注〕蟻瘻は、頚部に生ずる腫瘤性疾患。

〔解説〕雉肉は、キジ科 Phasianidae のキジ Phasianus versicolor の肉である。『神農本草経』には記載はない。

411 鷹屎白（ようしはく）

〔原文〕鷹屎白，主傷撻，滅瘢．

〔和訓〕鷹屎白、傷撻を主る。瘢を滅ず。

〔注〕撻は、ムチのこと。瘢は，傷のあと。

〔解説〕鷹屎白とは、タカ科 Accipitridae のクロハゲワシ Aegypius monachus の糞便である。通常は、灰に焼いて用いる。

412 雀卵（じゃくらん）

〔原文〕雀卵，味酸，温，無毒．主下氣，男子陰痿不起，強之令熱，多精有子．腦，主耳聾．頭血，主雀盲．雄雀屎，療目痛，決癰癤，女子帶下，溺不利，除瘕．五月取之良．

〔和訓〕雀卵、味酸、温、毒無し。氣を下し、男子陰痿にて起たざるを主る。

之を強くして熱くならしむ、精を多くして子有らしむ。脳は耳聾を主る。頭血は雀盲を主る。雄の雀の屎は、目痛を療し、癰癤を決し、女子帯下、溺不利を療す。疝瘕を除く。五月に之を取るに良し。

〔解説〕雀卵は、スズメ科 Passeridae のスズメ 雀 Passer montanus の卵である。

413 鸛骨 (かんこつ)

〔原文〕鸛骨，味甘，無毒．主鬼蠱諸疰毒，五尸，心腹疾．

〔和訓〕鸛骨、味甘、毒無し。鬼蠱諸疰毒、五尸、心腹疾を主る。

〔注〕鬼は、ばけもの、もののけの意味。鬼注は、肺結核様疾患。蠱は、寄生虫のこと。五尸は、伝尸労（肺結核）の類。飛尸、遁尸、沈尸、風尸、伏尸をいう。

〔解説〕鸛骨は、コウノトリ科 Ciconiidae のコウノトリ Ciconia boyciana の骨である。

414 雄鵲 (ゆうじゃく)

〔原文〕雄鵲，味甘，寒，無毒．主石淋，消結熱．可燒作灰，以石投中散解者是雄也．

〔和訓〕雄鵲、味甘、寒、無毒。石淋を主る。結熱を消す。焼きて灰に作るべし。石を以て、中に投げ散解する者は、これ雄なり。

〔解説〕雄鵲は、カラス科 Corvidae のカササギの Pica pica の雄である。

415 伏翼 (ふくよく)

〔原文〕伏翼，無毒．瘙痛，療淋，利水道，生及人家屋間．立夏后採，陰乾．

〔和訓〕伏翼、毒無し。瘙痛を主る。淋を療し、水道を利す。及び人家屋間に生ず。立夏の后に採る。陰乾す。

鸛骨／雄鵲／伏翼／蝟皮／石龍子

〔解説〕伏翼は、ヒナコウモリ科 Vespertilionidae のトウヨウヒナコウモリ 蝙蝠 Vespertilio orientalis Thomas などのコウモリ類とされる。
〔神農本草経・和訓〕伏翼、一名蝙蝠、味は鹹、平。川谷に生ず。目瞑を治す。目を明らかにし、夜視精光有り。久しく服せば、人をして喜楽媚好して憂無し。〔注〕瞑は、目がはっきり見えないこと。「夜視精光有り」とは、夜間に物をはっきり見ることができること。媚は、喜ぶこと。

416　蝟皮 (いひ)

〔原文〕蝟皮，無毒．又療腹痛，疝積，亦燒為灰，酒服之．生楚山川谷田野．取無時，勿使中濕．

〔和訓〕蝟皮、毒無し。又腹痛、疝積を療す。また焼きて灰と為し酒にて之を服す。楚山川谷田野に生ず。時無く取る。湿に中るを使うなかれ。

〔解説〕蝟皮は、ハリネズミ科 Erinaceidae のハリネズミ　刺蝟 Erinaceus europaeus L. やダウリアハリネズミ 短刺蝟 Hemiechinus dauuricus Sundevall の皮である。
〔神農本草経・和訓〕蝟皮、味は苦、平。川谷に生ず。五痔陰蝕、下血赤白五色、血汁止まざるもの、陰腫痛腰背に引くものを治す。酒に煮て之を殺す。〔注〕五痔は、五種類の痔の病気で、牡痔、牝痔、脈痔、腸痔、血痔を言う。陰蝕は、外陰部潰瘍である。下血赤白は、血液の混じる帯下である。五色は、多くの色の帯下のこと。「血汁止まざるもの」は、血液の混じる帯下が止まらないこと。陰腫痛は陰部が腫れて痛むこと。

417　石龍子 (せきりゅうし)

〔原文〕石龍子，有小毒．一名山龍子，一名守宮，一名石蜴．生平陽川谷，及荊山石間．五月取，著石上令乾．

〔和訓〕石龍子、小毒有り。一名山龍子。一名守宮。一名石蜴。平陽川谷、及び荊山石間に生じ、五月に取り、石上に著けて、乾かしむ。

〔解説〕石竜子は、トカゲ科 Scincidae のアオスジトカゲ Plestiodon elegans

とされる。
　〔神農本草経・和訓〕石竜子、一名蜥蜴、味は鹹、寒。川谷に生ず。五癃邪結気を治す。石淋、下血を破り、小便水道を利す。〔注〕癃は、小便の通じない病気。五癃は、5種類の尿の通じない病気。邪結気は、気が滞った状態。石淋は、尿路結石。下血は、尿路結石による出血。

418　露蜂房　(ろほうぼう)

〔原文〕露蜂房，鹹，有毒．又療蜂毒，毒腫．一名百穿，一名蜂勦．生牂牁山谷．七月七日採，陰乾．

〔和訓〕露蜂房、鹹、毒無し。又蜂毒、毒腫を療す。一名百穿、一名蜂勦。牂牁山谷に生ず。七月七日採り。陰乾す。

〔解説〕露蜂房は、スズメバチ科 Vespidae のキホシアシナガバチ Polistes mandarinus Saussure の巣である。
　〔神農本草経・和訓〕露蜂房、一名蜂場、味は苦、平。山谷に生ず。驚癇瘈瘲、寒熱邪気癲疾、鬼精蠱毒、腸痔を治す。火にて之を熬れば良し。〔注〕驚癇瘈瘲は、痙攣性疾患のこと。癲疾は、統合失調症様の疾患。鬼精は、もののけのこと。蠱毒は寄生虫疾患のこと。腸痔は、痔核である。

419　樗雞　(ちょけい)

〔原文〕樗雞，有小毒．又療腰痛，下氣，強陰多精，不可近目．生河內川谷樗樹上．七月採，曝乾．

〔和訓〕樗雞、小毒有り。又腰痛を療す。気を下す。陰を強くし、精を多くす。近く目るべからず。河內川谷、樗樹上に生ず。七月に採り、曝乾す。

〔解説〕樗雞は、紅娘子といい、セミ科 Cicadidae の黒翅紅娘子 Huechys sanguinea De Geer や褐翅紅娘子 Huechys philaemata Fabricius の成虫である。
　〔神農本草経・和訓〕樗雞、味は苦、平。川谷に生ず。心腹邪気、陰痿を治す。精を益し、志を強くし、子を生じ色を好くし、中を補い、身を軽くす。

〔注〕陰痿は、インポテンツのこと。

420 蚱蟬 (さくぜん)

〔原文〕蚱蟬，甘，無毒．驚悸，婦人乳難．胞衣不出，又墮胎．五月採，蒸干之，勿令蠹．

〔和訓〕蚱蟬、甘、毒無し。驚悸、婦人乳難。胞衣不出、又墮胎を主る。五月に採る、蒸してこれを乾かす。蠹 (むしくい) せしむことなかれ。

【解説】蚱蟬は、セミ科 Cicadidae のクマゼミ *Cryptotympana facialis* と同属の黒蟬 (蚱蟬) *Cryptotympana atrata* Fabr. の成虫である。

〔神農本草経・和訓〕蚱蟬、味は鹹、寒。楊柳上に生ず。小兒驚癇、夜啼、癲病寒熱を治す。〔注〕小兒驚癇は、小児の痙攣性疾患のこと。癲は、統合失調症様の疾患。

421 白僵蠶 (びゃくきょうさん) 〔白彊蚕 (びゃくきょうさん)〕

〔原文〕白僵蠶，辛，平，無毒．女子崩中赤白，産後餘痛，滅諸瘡瘢痕．生潁川平澤．四月取自死者，勿令中濕，濕有毒，不可用．

〔和訓〕白僵蠶、辛、平、毒無し。女子崩中赤白、産後の餘痛を主る。諸瘡瘢痕を滅ず。潁川平澤に生ず。四月に自死者を取る。湿に中らしむることなかれ。湿は毒有り。用うべからず。

【解説】白彊蚕は、白僵蚕、僵蚕ともいい、カイコガ科 Bombycidae のカイコガ 家蚕蛾 *Bombyx mori* L. の幼虫のカイコの病死したものである。痙攣や神経麻痺などに効能がある。

〔神農本草経・和訓〕白彊蚕、味は鹹、平。平沢に生ず。小兒驚癇．夜啼を治す。三虫を去り、黒皯を滅じ、人をして面色を好からしむ、男子陰瘍病。〔注〕小兒驚癇の痙攣性疾患のこと。三虫は長虫 (回虫)、赤虫、蟯虫を言う。黒皯は、顔面の皮膚が黒くなる皮膚病。男子陰瘍病は、外陰部の皮膚疾患。

422　木虻（もくぼう）

〔原文〕木虻，有毒．生漢中川澤，五月取．

〔和訓〕木虻、毒有り。漢中川澤に生ず。五月に取る。

〔解説〕木䗝は、アブ科 Tabanidae の昆虫、アブである。
〔神農本草経・和訓〕木䗝、一名魂常（こんじょう）、味は苦、平。川沢に生ず。目赤痛、眥傷涙出、瘀血血閉、寒熱酸嘶、子無きを治す。〔注〕目赤痛は、結膜炎である。眥は、「めじり」である。眥傷は、目じりの傷である。血閉は、無月経のこと。

423　蜚虻（ひぼう）

〔原文〕蜚䗝，有毒．女子月水不通，積聚，除賊血在心腹五臓者，及喉痺結塞．生江夏川谷，五月取．腹有血者良．

〔和訓〕蜚䗝、毒有り。女子の月水不通、積聚を主る。賊血の心腹五臓者に在るもの、及び喉痺結塞を除く。江夏川谷に生ず。五月に取る。腹に血有る者良し。

〔解説〕蜚䗝は、虻虫（ぼうちゅう）と同じである。虻虫は、アブ科 Tabanidae の昆虫、ウシアブと同属の複帯虻 Tabanus bivittatus Matsumura の成虫である。駆瘀血作用がある。効果は水蛭とほぼ同じである。月経困難に用いる。
〔神農本草経・和訓〕蜚䗝、味は苦、微寒。川谷に生ず。瘀血を逐い、下血積堅痞、癥瘕寒熱を破り、血脈及九竅を通利す。〔注〕血積は瘀血のこと。堅痞は、上腹部が硬くなりつかえること。癥瘕は腹内の腫瘤であり、癥は固定したもの、瘕は移動するものである。九竅とは、耳、目、口、鼻、尿道、肛門の9つの穴を言う。

424　蜚蠊（ひれん）

〔原文〕蜚蠊，有毒．通利血脈．生晉陽川澤及人家屋間，立秋採．

〔和訓〕蜚蠊、有毒。血脈を通利す。晉陽川澤及び人家屋間に生ず。立秋に

採る。

〔解説〕蜚蠊は、ゴキブリ科 Blattidae の昆虫とされる。

〔神農本草経・和訓〕蜚蠊、味は鹹、寒。川沢に生ず。血瘀、癥堅寒熱を治す。積聚、喉咽痺内寒、無子を破る。〔注〕癥堅は、有形の腫瘤のこと。積聚は腹部の疼痛を伴う腫瘤であり、固定したものを積といい、固定しないものを聚という。喉咽痺は、咽喉の塞がる病気である。

425 　桑螵蛸（そうひょうしょう）

〔原文〕桑螵蛸，甘，無毒，又療男子虚損，五臓氣微，夢寐失精，遺溺．久服益氣，養神．螳螂子也，二月，三月，當火炙，不爾令人泄．

〔和訓〕桑螵蛸、甘、毒無し。又男子虚損、五臓の気微、夢寐失精、遺溺を療す。久しく服せば、気を益し、神を養い。螳螂の子なり。二月、三月、当に火で炙れば、人をして泄せしむらず。

〔解説〕桑螵蛸は、カマキリ科 Mantidae のオオカマキリ *Paratenodera sinensis* de Saussure、ハラビロカマキリ *Hierodula patellifera* Serv.、コカマキリ *Statilia maculata* Thunb.、ウスバカマキリ *Mantis religiosa* L. の卵嚢である。

〔神農本草経・和訓〕桑螵蛸、一名蝕肬（しょくゆう）、味は鹹、平。桑枝の上に生ず。傷中、疝瘕陰痿、精を益し、子を生ず。女子血閉腰痛を治す。五淋を通じ、小便水道を利す。採りて之を蒸す。〔注〕疝瘕は、下腹部に熱があり尿道から白い粘液が出る病気。陰痿は、インポテンツのこと。血閉は、無月経のこと。五淋は、五種の淋証のこと、石淋、気淋、膏淋、労淋、熱淋である。

426 　䗪蟲（しゃちゅう）

〔原文〕䗪蟲，有毒．一名土鱉．生河東川澤及沙中，人家牆壁下土中濕處．十月取曝乾．

〔和訓〕䗪蟲、毒有り。一名土鱉。河東川沢及び沙中、人家牆壁の下、土中湿処に生じ、十月取り、曝乾す。

〔解説〕䗪虫は、ゴキブリ科 Blattidae のシナゴキブリ *Eupolyphaga sinensis* Walker、サツマゴキブリ *Opisthoplatia orientalis* Burmeister などの成虫である。駆瘀血作用がある。大黄䗪虫丸などに配合される。
〔神農本草経・和訓〕䗪虫、一名地鼈（ちべつ）、味は鹹、寒。川沢に生ず。心腹寒熱洗洗、血積癥瘕を治す。堅を破り、血閉を下す。子を生ずるに大いに良し。
〔注〕洗洗は、悪寒の形容。血積は瘀血。癥瘕は腹内の腫瘤であり、癥は固定したもの、瘕は移動するものである。

427　蠐螬（せいそう）

〔原文〕蠐螬，微寒，有毒．療吐血在胸腹不去，及破骨蹉折，血結，金瘡内塞，産後中寒，下乳汁．一名蟦齊，一名敦齊．生河内平澤及人家積糞草中．取無時，反行者良．

〔和訓〕蠐螬、微寒、毒有り。胸腹に在る吐血不去らざるもの、及び破骨蹉折、血結、金瘡内塞、産後中寒を療し、乳汁を下す。一名蟦齊、一名敦齊。河内平澤及び人家の積糞草中に生ず。時無く取る。反行する者良し。

〔解説〕蠐螬は、コガネムシ科 Scarabaeidae のチョウセンクロコガネ *Holotrichia diomphalia* Bates の幼虫である。駆瘀血作用がある。
〔神農本草経・和訓〕蠐螬、一名蟦螬（ひせい）、味は鹹、微温。平沢に生ず。悪血、血瘀、痺気を治す。折血、脇下に堅満痛在るもの、月閉、目中淫膚、青翳白膜を破る。〔注〕悪血は、瘀血である。痺気は知覚障害のこと。折血は、瘀血のこと。月閉は、無月経のこと。目中淫膚は、翼状片 pterygium に類似した疾患と思われる。青翳白膜は、緑内障様の疾患と思われる。

428　蛞蝓（かつゆ）

〔原文〕蛞蝓，無毒．一名土蝸，一名附蝸．生太山池澤及陰地沙石垣下．八月取．

〔和訓〕蛞蝓、毒無し。一名土蝸、一名附蝸。太山池澤及び陰地沙石垣下に生ず。八月に取る。

〔解説〕蛞蝓は、ナメクジ科 Philomycidae のナメクジ 蛞蝓 *Incilaria bilineata* (Benson) の全体である。

〔神農本草経・和訓〕蛞蝓、一名 陵蠡（りょうれい）、味は鹹、寒。池沢に生ず。賊風喎僻、軼筋及脱肛、驚癇攣縮を治す。〔注〕賊風喎僻は、顔面神経麻痺のこと。軼筋は、筋肉が損傷を受けたこと。驚癇は、痙攣性疾患のこと。

429 水蛭 (すいてつ、すいしつ)

〔原文〕水蛭，苦，微寒，有毒．又墮胎．一名蚑，一名至掌．生雷澤池澤．五月，六月採，曝乾．

〔和訓〕水蛭、苦、微寒、毒有り。又堕胎す。一名蚑、一名至掌。雷澤池澤に生ず。五月、六月採る。曝乾す。

〔解説〕水蛭は、ヒルド科 Hirudidae のウマビル *Whitmania pigra* Whitman、チャイロビル *W. acranulata* Whitman、チスイビル 水蛭 *Hirudo nipponia* Whitman の全体である。駆瘀血作用がある。

〔神農本草経・和訓〕水蛭、味は鹹、平。池沢に生ず。悪血、瘀血、月閉を治す。血瘕積聚、無子を破る。水道を利す。〔注〕悪血は、瘀血のこと。月閉は，無月経のこと。血瘕は、婦人生殖器の腫瘍。積聚は腹部の疼痛を伴う腫瘤であり、固定したものを積、固定しないものを聚という。

430 海蛤 (かいごう)

〔原文〕海蛤，鹹，無毒．療陰痿．一名魁蛤．生東海．

〔和訓〕鹹、毒無し。陰痿を療す。一名魁蛤。東海に生ず。

〔解説〕海蛤は、海蛤殻（かいごうかく）と同じで、マルスダレガイ科 Veneridae のオキシジミ *Cyclina sinensis* である。

〔神農本草経・和訓〕海蛤（かいこう）、一名魁蛤、味は苦、平。池沢に生ず。欬逆上気、喘息煩満、胸痛寒熱を治す。〔注〕蝕は、潰瘍性皮膚病変。五痔は、五種類の痔の病気で、牡痔、牝痔、脈痔、腸痔、血痔を言う。

431 魁蛤 (かいごう)

〔原文〕魁蛤，味甘，平，無毒．主治痿痺，泄痢，便膿血．一名魁陸，一名活東．生東海，正圓兩頭空，表有文，取無時．

〔和訓〕魁蛤、味甘、平、毒無し。痿痺、泄痢、便膿血を主る。一名魁陸、一名活東。東海に生ず。正圓で兩頭が空で、表に文が有る。取るに時無し。

〔解説〕『国訳本草綱目』では、魁蛤は Anadara granosa としているが、詳細は不明である。『神農本草経』には記載はない。

432 文蛤 (ぶんこう)

〔原文〕文蛤，味鹹，平，無毒．主咳逆胸痺，腰痛脅急，鼠瘻，大孔出血，崩中漏下．生東海，表有文取無時．

〔和訓〕文蛤、味鹹、平、毒無し。咳逆胸痺、腰痛脅急、鼠瘻、大孔出血、崩中漏下を主る。東海に生ず。表に文有り。時無く取る。

〔解説〕文蛤は、マルスダレガイ科 Veneridae のハマグリ Meretrix lusoria である。文蛤は、牛角䚡と同じように『政和本草』では、大書白字で、『神農本草経』由来の記載があるが森立之編『神農本草経』には、牛角䚡について記載がない。しかしながら、森立之編『神農本草経集注』では、大書白字で記載され、『神農本草経』由来である記載が存在する。ここでは、森立之編『神農本草経集注』に従って記載する。

〔神農本草経・和訓〕文蛤、惡瘡，蝕五痔を主る。〔注〕五痔は、五種類の痔の病気で、牡痔、牝痔、脈痔、腸痔、血痔を言う。

433 石決明 (せきけつめい)

〔原文〕石決明，味鹹，平，無毒．主目障翳痛，青盲．久服益精，輕身，生南海．

〔和訓〕石決明、味鹹、平、毒無し。目障翳痛、青盲を主る。久しく服すれば精を益し、身を軽くす。南海で生ず。

〔解説〕石決明は、ミミガイ科 Haliotidae のアワビ Haliotis の貝殻である。

434 秦龜 (しんき)

〔原文〕秦龜，味苦，無毒．主除濕痺氣，身重，四肢關節不可動搖．生山之陰土中，二月，八月取．

〔和訓〕秦龜、味苦、毒無し。湿痺気を除き、身重、四肢関節、動搖すべからずを主る。山の陰、土中に生ず。二月、八月に取る。

〔解説〕イシガメ科 Geoemydidae のスペングラーヤマガメ Geoemyda spengleri である。

435 龜甲 (きこう)

〔原文〕龜甲，甘，有毒．治頭瘡難燥，女子陰瘡及驚恚氣，心腹痛不可久立，骨中寒熱，傷寒勞複，或肌體寒熱欲死，以作湯良．益氣資智，亦使人能食．生南海池澤及湖水中，採無時，勿令中濕，中濕即有毒．

〔和訓〕亀甲、甘、毒有り。頭瘡燥き難きもの、女子陰瘡及び驚恚気、心腹痛、久しく立つべからざるもの、骨中寒熱、傷寒勞複、或肌體寒熱死せんと欲するものを治す。湯を作るを以て良し。気を益し智を資し、また亦人をして能く食せしむ。南海、池沢及び湖水中に生ず。時無く採る。湿に中らしむなかれ、湿に中るは即毒有り。

〔解説〕亀甲は、カメ科 Testudinidae のシナガメ、ハナガメ Ocadia sinensis Gray の背甲である。亀板は、イシガメの腹甲である。

〔神農本草経・和訓〕亀甲、一名神屋、味は鹹、平。池沢に生ず。漏下赤白を治す。癥瘕、痎瘧、五痔陰蝕、湿痺四肢重弱、小兒顖不合を破る。久しく服せば、身を軽くし、飢えず。〔注〕漏下赤白は、血液を混じる帯下。癥瘕は腹内の腫瘤であり、癥は固定したもの、瘕は移動するものである。痎瘧はマラリアのこと。五痔は、五種類の痔の病気で、牡痔、牝痔、脈痔、腸痔、血痔を言う。陰蝕は、外陰部潰瘍のこと。湿痺は関節炎のこと。小兒顖不合は、大泉門が開いていること。

436　鱉甲 (べっこう)

〔原文〕鱉甲，無毒．療温瘧，血瘕，腰痛，小兒脅下堅．肉味甘，主傷中，益氣，補不足．生丹陽池澤，取無時．

〔和訓〕別甲、毒無し。温瘧、血瘕、腰痛、小兒脅下堅を療し。肉は味甘、傷中を主り、気を益し、不足を補い、丹陽池沢に生ず。時無く取る。

【解説】別甲は、スッポン科 Trionychidae のシナスッポン *Trionyx sinensis* Wiegmann の背甲である。鱉甲煎丸、升麻鱉甲湯に配合される。

〔神農本草経・和訓〕別甲、味は鹹、平。池沢に生ず。心腹癥瘕、堅積寒熱を治す。痔息肉、陰蝕痔悪肉を去る〔注〕癥瘕は腹内の腫瘤であり、癥は固定したもの、瘕は移動するものである。堅積は、腹部腫瘤。息肉は、ポリープのこと。陰蝕は、外陰部潰瘍のこと。悪肉は腫瘍。

437　鼉甲 (だこう)

〔原文〕鼉甲，毒．五邪涕泣時驚，腰中重痛，小兒氣癃，皆潰．肉，主少氣吸吸，足不立地．生南海池澤，取無時．

〔和訓〕鼉甲、毒。五邪涕泣時に驚き、腰中重く痛み、小兒気癃、皆潰を治す。肉は、少気吸吸、足が地に立たざるを主る。南海池沢に生ず。時無く取る。

【解説】鼉甲は、鮀魚甲(だぎょこう)とも言い、アリゲーター科 Alligatoridae のチョウコウワニ 長江鰐 *Alligator sinensis* Fauv. の皮である。

〔神農本草経・和訓〕鼉甲(だこう)、味は辛、微温。池沢に生ず。心腹癥瘕、伏堅、積聚寒熱、女子崩中下血五色、小腹陰中相引痛、瘡疥死肌を治す。〔注〕癥瘕は腹内の腫瘤であり、癥は固定したもの、瘕は移動するものである。伏堅は硬い腹部腫瘤。積聚は腹部の疼痛を伴う腫瘤であり、固定したものを積、固定しないものを聚という。女子崩中は、不正性器出血である。下血五色は、帯下の中に多数の色のものがあること。小腹陰中相引痛は、子宮がひきつれて痛むこと。瘡疥は、皮膚の湿疹。死肌は、知覚障害のこと。

鼈甲／鯉甲／烏賊魚骨／蟹／原蠶蛾

438　烏賊魚骨（うぞくぎょこつ）

〔原文〕烏賊魚骨，無毒．驚氣入腹，腹痛環臍，陰中寒腫，令人有子，又止瘡多膿汁不燥．肉，味酸，平，主益氣強志．生東海池澤，取無時．

〔和訓〕烏賊魚骨、毒無し。驚気腹に入り、腹痛臍を環り、陰は寒に中り腫れ、人をして子有らしむ、又瘡膿汁多く燥かざるを止め、肉は味酸、平。気を益し志を強くするを主る。東海池沢に生ず。時無く取る。

〔解説〕烏賊魚骨は、烏賊骨とも言い、コウイカ科 Sepiidae のコウイカ Sepia esculenta Hoyle の甲である。
〔神農本草経・和訓〕烏賊魚骨、味は鹹、微温。池沢に生ず。女子漏下、赤白經汁、血閉、陰蝕腫痛、寒熱癥瘕、無子を治す。〔注〕女子漏下は、不正性器出血である。赤白經汁は、血液を混じる帯下。血閉は無月経のこと。陰蝕は、外陰部潰瘍のこと。癥瘕は、腹内の腫瘤である。

439　蟹（かい）

〔原文〕蟹，有毒．解結散血，愈漆瘡，養筋益氣．爪，主破胞，墮胎．生伊芳洛池澤諸水中，取無時．

〔和訓〕蟹、毒有り。結を解し血を散ずる、漆瘡を愈し、筋を養い気を益う。爪は破胞、墮胎を主る。伊芳洛池沢諸水中に生じ、時無く取る。

〔解説〕蟹は、イワガニ科 Grapsidae のシナモズクガニ、チュウゴクモクズガニ Eriocheir sinensis H. Milne-Edwards である。食用の上海蟹のことである。
〔神農本草経・和訓〕蟹、味は鹹、寒。池沢に生ずる。胸中邪気、熱結痛、喎僻面腫、敗漆を治す。これを燒けば、鼠を致（まね）く。〔注（かい）〕蟹は、かにのこと、喎僻は顔面神経麻痺のこと。面腫は顔面の腫れること。、敗漆は、漆による毒にあたること、漆の皮膚炎のこと。

440　原蠶蛾（げんさんが）

〔原文〕原蠶蛾，雄者有小毒．主益精氣，強陰道，交接不倦，亦止精．

221

屎，温，無毒．主腸鳴，熱中，消渇，風痺，癮疹．

〔和訓〕原蠶蛾、雄は小毒有り。精氣を益し、陰道を強め、交接不倦、また精を止むるを主る。屎は温、無毒。腸鳴、熱中、消渇、風痺、癮疹を主る。

〔解説〕原蠶蛾は、カイコガ科 Bombycidae のカイコガ *Bombyx mori* の雄の全虫体である。糞便は、蠶沙と呼ばれている。

441　鰻鱺魚 (まんれいぎょ)

〔原文〕鰻鱺魚，味甘，有毒．主五痔，瘡瘻，殺諸蟲．

〔和訓〕鰻鱺魚、味甘、毒有り。五痔、瘡瘻を主る。諸蟲を殺す。

〔解説〕鰻鱺魚は、ウナギ科 Anguillidae のニホンウナギ 日本鰻 *Anguilla japonica* である。

442　六畜毛蹄甲 (ろくちくもうていこう)

〔原文〕有毒．

〔和訓〕毒有り。

〔解説〕六畜毛蹄甲は、家畜の牛、羊、猪（ぶた）、馬、鶏、駝（らくだ）の蹄（ひづめ）のことである。

〔神農本草経・和訓〕六畜毛蹄甲、味は鹹、平。平谷に生ず。鬼注蠱毒、寒熱驚癇、痙、癲疾狂走を治す。駱駝毛（らくだもう）は尤も良し。鸓鼠（るいそ）は胎を堕し、乳を生ずること易し。〔注〕鬼注は、肺結核様疾患のこと。蠱毒は、寄生虫疾患のこと。驚癇は、痙攣性疾患のこと。痙も痙攣性疾患のこと。癲疾は、統合失調症様の疾患。狂走は、狂ったように走ること。鸓鼠は、リス科 Sciuridae のムササビ *Petaurista leucogenys*。次の条文に独立して記載がある。

443　鸓鼠 (るいそ)

〔原文〕鸓鼠，主堕胎，生乳易．生山都平谷．

〔和訓〕鸓鼠、堕胎を主る。乳を生ずる易くす。山都平谷に生ず。

〔解説〕鼯鼠は、リス科 Sciuridae のムササビ Petaurista leucogenys である。

444 麋脂 (びし)

〔原文〕麋脂，無毒．柔皮膚，不可近陰，令痿．角，味甘，無毒，主痺，止血，益氣力．生南山山谷，及淮海邊，十月取．

〔和訓〕麋脂、毒無し。皮膚を柔らかくす、陰に近づくべからず。痿せしむ。角、味甘、毒無し。痺を主る。血を止む。気力を益す。南山山谷、及び淮海邊に生ず。十月に取る。

〔解説〕麋脂は、シカ科 Cervidae のオオシカ 麋の Cervus davidianus M. Redw. の脂肪である。
〔神農本草経・和訓〕麋脂、一名宮脂(きゅうし)、味は辛、温。山谷に生ず。癰腫悪瘡、死肌寒風湿痺、四肢拘緩収めず、風頭腫気を治す。湊理を通ず。〔注〕癰腫は、化膿性の腫れ物。悪瘡は、難治性の皮膚病変。、死肌は知覚障害のこと。寒風湿痺は、関節炎、関節リウマチの様な疾患。、四肢拘緩は、四肢が痙攣すること。不収は、収縮しないこと。風頭腫気は、風の邪気によって頭部が腫れる病気。

445 豚卵 (とんらん)

〔原文〕豚卵，無毒．陰乾藏之，勿令敗．豬四足，小寒．治傷撻，諸敗瘡，下乳汁．心、主驚邪，憂恚．腎，冷，和理腎氣，通利膀胱．膽，治傷寒熱渴．肚，補中益氣，止渴利．齒，主小兒驚癇，五月五日取．膏，主生髮．肪膏，主煎諸膏藥，解斑蝥，芫青毒．豭豬肉，味酸，冷，治狂病．凡豬肉，味苦，主閉血脈，弱筋骨，虛人肌，不可久食，病患金創者尤甚．豬屎，主寒熱，黄膽，濕痺．

〔和訓〕豚卵、無毒。陰乾して之を藏し、敗せしむなかれ。豬四足、小寒。撻(むちうつ)傷、諸の敗瘡を主る、乳汁を下す。心、驚邪、憂恚を主る。腎、冷、腎気を和理し、膀胱を通利す。胆、傷寒熱渇を主る。肚、中を補い、気を益すを主る。渇利を止む。齒、小兒驚癇を主る。五月五日取る。髪膏、髪を生

ず。肪膏、煎諸膏藥を主る。斑蝥、芫青の毒を解す。豭豬肉、味酸、冷、狂病を治す。凡そ豬肉、味苦、血脈を閉じ、筋骨を弱め、人肌を虚するを主る。久しく食すべからず。金創の病を患う者は尤も甚だし。豬屎、寒熱、黄疸、湿痺を主る。

〔解説〕豚卵は、イノシシ科 Suidae のブタ 豚 *Sus scrofa domesticus* の睾丸である。猪懸蹄は、豚のけづめのことである。

〔神農本草経・和訓〕豚卵、一名豚顛(とんてん)、味は甘、温。驚癇癲疾、鬼注蠱毒を治す。寒熱賁豚、五癃、邪気攣縮を除く。猪懸蹄(ちょけんてい)は、五痔伏腸、腸癰内蝕を治す。〔注〕驚癇は、痙攣性疾患のこと。癲疾は、統合失調症様疾患。鬼注は、肺結核のこと。蠱毒は、寄生虫疾患のこと。賁豚は奔豚病のことで、下腹部から昇って咽を突き上げる病気、一種のパニック症候群など。癃は、小便の通じない病気。五癃は、5種類の尿の通じない病気。五痔は、五種類の痔の病気で、牡痔、牝痔、脈痔、腸痔、血痔を言う。伏腸は、伏熱が腸に在ることを意味する。癰腫は、化膿性の腫れ物。蝕は、潰瘍性皮膚病変。内蝕は、体内の潰瘍性病変のこと。

446 鼹鼠 (えんそ)

〔原文〕鼹鼠,味鹹,無毒.主癰疽,諸瘻蝕惡瘡,陰䘌爛瘡.在土中行.五月取令干燔之.

〔和訓〕鼹鼠、味鹹、毒無し。癰疽、諸の瘻蝕、惡瘡、陰䘌爛瘡主る。土中に在るを行く。五月に取り、干して之を燔(や)かしめる。

〔解説〕鼹鼠は、モグラ科 Talpidae のモグラ 土竜、鼹鼠である。

447 獺肝 (だっかん)

〔原文〕獺肝、味甘、有毒.主鬼疰蠱毒、却魚鯁、止久嗽燒服之.肉、療疫氣溫病、及牛馬時行病.煮屎灌之亦良.

〔和訓〕獺肝、味甘、毒有り。鬼疰、蠱毒を主る。魚鯁を却(さ)げ、久嗽を止むに燒きて之を服す。肉は、疫氣、溫病、及び牛馬の時行病を療す。屎を

鼺鼠／獺肝／狐陰莖／燕屎

煮て之を灌ぐも亦た良し。
〔注〕鯁は、魚の骨がのどにささること。
〔解説〕獺肝は、イタチ科 Mustelidae ユーラシアカワウソ Lutra lutra の肝臓である。『神農本草経』には記載はない。

448 狐陰莖 （こいんけい）

〔原文〕狐陰莖, 味甘, 有毒. 主女子絶産, 陰癢, 小兒陰頽卵腫. 五臓及腸, 味苦, 微寒, 有毒. 主蠱毒寒熱, 小兒驚癇. 雄狐屎, 燒之辟惡, 在木石上者是.

〔和訓〕狐陰莖、味甘、毒有り。女子絶産、陰癢、小兒陰頽卵腫を主る。五臓及腸、味苦、微寒、毒有り。蠱毒寒熱、小兒驚癇を主る。雄の狐の屎は、之を燒きて惡を辟く。木石上に在る者是である。

〔注〕絶産は、不妊症。陰癢は、陰部掻痒症。小兒陰頽卵腫は、陰嚢ヘルニアと思われる。蠱毒は、寄生虫病。小兒驚癇は、小児の痙攣性疾患。
〔解説〕狐陰莖は、イヌ科 Canidae のアカギツネ 赤狐 Vulpes vulpes の陰莖である。

449 燕屎 （えんし）

〔原文〕燕屎, 有毒. 生高谷山平谷.

〔和訓〕燕屎、毒有り。高谷山平谷に生ず。

〔解説〕燕矢は、燕屎と同じである。燕屎は、ツバメ科 Hirundinidae のツバメ Hirundo rustica L. の糞である。
〔神農本草経・和訓〕燕矢、味は辛、平。平谷に生ず。蠱毒鬼注を治す。不祥邪気を逐い、五癃を破り、小便を利す。〔注〕蠱毒は、寄生虫疾患のこと。鬼注は、肺結核。不祥は、鬼を意味する、もののけのこと。五癃は、5種類の尿の通じない病気。

450 孔雀屎 (くじゃくし)

〔原文〕孔雀屎, 微寒. 主女子帶下, 小便不利.

〔和訓〕孔雀屎、微寒。女子帶下、小便不利を主る。

〔解説〕孔雀屎は、キジ科 Phasianidae の孔雀 マクジャク Pavo muticus の糞便である。

451 鸕鷀屎 (ろじし)

〔原文〕鸕鷀屎, 一名蜀水花. 去面黑䵟䵴誌. 頭, 微寒, 主鯁及噎, 燒服之.

〔和訓〕鸕鷀屎、一名蜀水花。面の黑䵟䵴誌を去る。頭は、微寒、鯁及噎を主る。燒きて之を服す。

〔注〕黑䵟䵴誌は黒いほくろやあざのこと。鯁は、魚の骨がのどにささること。

〔解説〕鸕鷀屎は、ウ科 Phalacrocoracidae のウ 鵜 Phalacrocoracidae の糞便である。

452 鴟頭 (しとう)

〔原文〕鴟頭, 味鹹, 平, 無毒. 主頭風眩, 顚倒癎疾.

〔和訓〕鴟頭、味鹹、平、毒無し。頭風眩、顚倒癎疾を主る。

〔解説〕鴟頭は、タカ科 Accipitridae のトビ 鳶 Milvus migrans の頭部である。

453 天鼠屎 (てんそし)

〔原文〕天鼠屎, 無毒. 去面黑䵟. 一名鼠法, 一名石肝. 生令浦山谷. 十月, 十二月取.

〔和訓〕天鼠屎、毒無し。面黑䵟を去る。一名鼠法、一名石肝。令浦山谷に生ず。十月、十二月に取る。

〔解説〕天鼠矢は、ヒナコウモリ科 Vespertilionidae のトウヨウヒナコウモ

リ Vespertilio superans などの糞である。

〔神農本草経・和訓〕天鼠矢、一名鼠姑(そこ)、一名石肝(せきかん)、味は辛、寒。山谷に生ず。面癰腫、皮膚洗洗時痛、腹中血気を治す。寒熱積聚を破り、驚悸を除く。
〔注〕面癰腫は、顔面の化膿性病変。洗洗は、悪寒や悪風の形容詞。積聚は腹部の疼痛を伴う腫瘤であり、固定したものを積、固定しないものを聚という。

454　蝦蟆 (がま)

〔原文〕蝦蟆，有毒．療陰蝕，疽癘惡瘡，猘犬傷瘡，能合玉石．一名蟾蜍，一名𪓰，一名去甫，一名苦蠪．生江湖池澤．五月五日取，陰乾，東行者良．

〔和訓〕毒有り。陰蝕、疽癘惡瘡、猘犬傷瘡を療す。能く玉石を合す。一名蟾蜍、一名𪓰、一名去甫、一名苦蠪。江湖池澤に生ず。五月五日に取り、陰乾し、東行する者は良し。

〔注〕猘犬は、狂犬のこと。
〔解説〕蝦蟆は、ヒキガエル科 Bufonidae のアジアヒキガエル Bufo gargarizans Cantor やヘリグロヒキガエル Bufo melanostictus Schneider などである。

〔神農本草経・和訓〕蝦蟆、味は辛、寒。池沢に生ず。邪気を治す。癥堅血、癰腫陰瘡を破り、之を服せば、熱病を患わず。〔注〕癥堅は、硬くて固定した腫瘤。癰腫は、化膿性の腫れ物。陰瘡は、陰部の皮膚病変。

455　蛙 (かえる)

〔原文〕蛙，味甘，寒，無毒．主小兒赤氣肌瘡，臍傷，止痛，氣不足．一名長股．生水中，取無時．

〔和訓〕蛙、味甘、寒、無毒。小兒赤氣肌瘡、臍傷を主る。痛、気不足を止め、一名長股。水中に生れ。時無く取る。

〔注〕小兒赤氣肌瘡は、小児の皮膚が赤くなる皮膚病。

〔解説〕蛙は、無尾目 Anura のカエル Anura である。

456 牡鼠 (ぼそ)

〔原文〕牡鼠，微温，無毒．主踒折，續筋骨，搗敷之，三日一易．四足及尾‥主婦人墮胎，易産．肉，熱，無毒．主小兒哺露大腹，炙食之．糞，微寒，無毒．主小兒癎疾，大腹，時行勞複．

〔和訓〕牡鼠、微温、毒無し。踒折、續筋骨を主る。搗(う)ちて之を敷く。三日に一に易える。四足及び尾は、婦人墮胎、易産を主る。肉は、熱、毒無し。小兒哺露、大腹を主る。炙りて之を食す。糞は、微寒、毒無し。小兒癎疾、大腹、時行勞複を主る。

〔解説〕牡鼠は、哺乳類のネズミ目 Rodentia の牡の動物である。

457 蚺蛇膽 (せんじゃたん)

〔原文〕蚺蛇膽，味甘，苦，寒，有小毒．主治心腹䘌痛，下部䘌瘡，目腫痛．膏，平，有小毒．主皮膚風毒，婦人産後腹痛餘疾．

〔和訓〕蚺蛇膽、味甘、苦、寒、小毒有り。心腹䘌痛、下部䘌瘡、目腫痛を主る。膏は、平、小毒有り。皮膚風毒、婦人産後の腹痛餘疾を主る。

〔注〕䘌は、虫のによって起こる病気。膏は肉のあぶらのこと。

〔解説〕蚺蛇膽は、ニシキヘビ科 Pythonidae のアミメニシキヘビ Python reticulatus である。

458 蝮蛇膽 (ふくじゃたん)

〔原文〕蝮蛇膽，味苦，微寒，有毒．主䘌瘡．肉，釀作酒，治癩疾，諸瘻，心腹痛，下結氣，除蠱毒．其腹中呑鼠，有小毒，治鼠瘻．

〔和訓〕蝮蛇膽、味苦、微寒、毒有り。䘌瘡主る。肉は、釀(き)って酒を作り、癩疾、諸瘻、心腹痛、下結氣を治す。蠱毒を除く。その腹中に鼠を呑んでいるのは、小毒有り、鼠瘻を治す。

〔解説〕蝮蛇膽は、クサリヘビ科 Viperidae のタイワンハブ *Protobothrops mucrosquamatus* の胆嚢である。

459　鮫鯉甲 （りょうりこう）〔穿山甲 （せんざんこう）〕

〔原文〕鮫鯉甲，微寒．主五邪驚啼悲傷，燒之作灰，以酒或水和方寸匕，療蟻瘻．

〔和訓〕鮫鯉甲、微寒。五邪、驚啼、悲傷を主る。之を燒きて灰を作る。酒或は水を以て方寸匕と和す。蟻瘻を療す。

〔解説〕鮫鯉甲は、穿山甲と同じであり、センザンコウ科 Manidae のセンザンコウ 穿山甲 *Pholidota* である。

460　蜘蛛 （くも）

〔原文〕蜘蛛，微寒，主大人小兒癀．七月七日取其網，治喜忘．

〔和訓〕蜘蛛、微寒、大人、小兒の癀を主る。七月七日その網を取り、喜忘を治す。

〔注〕癀は陰部の病気。

〔解説〕蜘蛛、クモ目 Araneae の動物の総称である。

461　蜻蛉 （せいれい）

〔原文〕蜻蛉，微寒．強陰，止精．

〔和訓〕蜻蛉、微寒。陰を強め、精を止む。

〔解説〕蜻蛉は、トンボであり、蜻蛉目 Odonata の昆虫である。

462　石蠶 （せきさん）

〔原文〕有毒．生江漢池澤．

〔和訓〕毒有り。江漢池澤に生ず。

〔解説〕石蚕は、毛翅目 Trichoptera の昆虫、トビケラの類の幼虫とされる。〔神農本草経・和訓〕石蚕、一名沙蝨、味は鹹、寒。池沢に生ず。五癃を治す。石淋を破り、胎を堕し、肉は結気を解し、水道を利し、熱を除く。〔注〕五癃は、5種類の尿の通じない病気。石淋は、尿路結石症。

463 蛇蛻 （じゃぜい）

〔原文〕蛇蛻，甘，無毒．弄舌搖頭，大人五邪，言語僻越，惡瘡，嘔咳，明目．一名龍子皮，生荊州川谷及田野．五月五日，十五日取之，良．

〔和訓〕蛇蛻、甘、無毒。弄舌、頭を搖らし、大人の五邪、言語僻越し、悪瘡、嘔咳、明目を主る。一名龍子皮。荊州川谷及田野に生じ、五月五日、十五日之を取るに良し。

〔解説〕蛇蛻は、ヘビ科 Colubridae のサキシマスジオ Elaphe taeniurus Cope、シュウダ Elaphe carinat Gunther、烏風蛇 Zaocys dhummnades Cantour などのヘビの抜け殻である。
〔神農本草経・和訓〕蛇蛻、一名龍子衣、一名蛇符、一名龍子單衣、一名弓皮、味は鹹、平。川谷に生ず。小児百二十種驚癇、瘈瘲癲疾、寒熱腸痔、蟲毒蛇癎を治す。火で之を熬れば良し。〔注〕百二十種とは、多数であるということ。驚癇、瘈瘲は、痙攣性疾患のこと。癲疾は、統合失調症様疾患、腸痔は、肛門周囲膿瘍。蠱毒は、寄生虫疾患のこと。蛇癎は、「身が軟、頭を挙げ、舌を吐き、人を視る」（『幼幼新書』第十一巻、六畜之癎第七）とある。

464 蜈蚣 （ごしょう）

〔原文〕蜈蚣，有毒．療心腹寒熱結聚，墮胎，去惡血．生大呉川谷江南．赤頭足者良．

〔和訓〕蜈蚣、毒有り。心腹寒熱結聚、墮胎を療し、悪血を去り、大呉川谷江南に生ず。赤き頭足の者は良し。

〔解説〕蜈蚣は、呉公と同じである。蜈蚣は、オオムカデ科 Scolopendridae のトビズムカデ Scolopendra subspinipes multidens L. Koch の全体である。

〔神農本草経・和訓〕呉公(ごこう)、味は辛、温。川谷に生ず。鬼注蠱毒、噉諸蛇、虫魚毒を治す。鬼物老精、温瘧を殺す。三蟲を去る。〔注〕鬼注は、肺結核のこと。蠱毒は、寄生虫疾患のこと。噉諸蛇は、諸々の蛇を食うこと。鬼物老精は、化け物、もののけのこと。温瘧は、マラリアのこと。三虫は、長虫(回虫)、赤虫、蟯虫のこと。

465　馬陸 (ばりく)

〔原文〕馬陸，有毒．療寒熱痞結，脅下満．一名馬軸．生玄菟川谷．

〔和訓〕馬陸、毒有り。寒熱痞結、脅下満を療す。一名馬軸。玄菟川谷に生ず。

〔解説〕馬陸は、節足動物 Arthropoda のヤスデ Diplopoda の類とされる。
〔神農本草経・和訓〕馬陸、一名百足(ひゃくそく)、味は辛、温。川谷に生ず。腹中大堅癥．破積聚、息肉悪瘡白禿を治す。〔注〕堅癥は、硬くて固定した腹部腫瘤。積聚は腹部の疼痛を伴う腫瘤であり、固定したものを積といい、固定しないものを聚という。息肉は、腫瘤やポリープのこと。悪瘡は、難治性皮膚病変。白禿は禿げ頭のこと。

466　蠮螉 (えいおう)

〔原文〕蠮螉，無毒．療鼻窒．其土房主癰腫，風頭．一名土蜂，生熊耳川谷及，或人屋間．

〔和訓〕蠮螉、毒無し。鼻窒を療し、其土房は癰腫、風頭を主る。一名土蜂、熊耳川谷及び或は人屋間に生ず。

〔解説〕蠮螉は、「じがばち」とも読み、ジガバチ科 Sphecidae のハチの類 Hymenoptera であるとされる。
〔神農本草経・和訓〕蠮螉、味は辛、平。川谷に生ず。久聾、欬逆毒気を治す。刺を出だし汗を出す。〔注〕久聾は、久しく耳が聞こえないこと。

467　雀甕 (じゃくおう)

〔原文〕雀甕，無毒．生漢中，採蒸之，生樹枝間砧，房也．八月取．

〔和訓〕雀瓮、毒無し。漢中に生ず。採りて之を蒸す。樹枝間に生ず。蛅房也。八月に取る。

〔解説〕雀甕は、イラガ科 Limacodidae の蛾のまゆとされる。
　〔神農本草経・和訓〕雀甕、一名躁舍（そうしゃ）、味は甘、平。樹枝間に生ず。小兒驚癇、寒熱結気、蠱毒鬼注を治す。〔注〕驚癇は、痙攣性疾患のこと。結気結気は、気が集まってできた病変。蠱毒は、寄生虫疾患のこと。鬼注は、肺結核のこと。

468 彼子 (ひし)

〔原文〕彼子，有毒．生永昌山谷．

〔和訓〕彼子、毒有り。永昌山谷に生ず。

〔解説〕彼子は、榧子（ひし）と同じである。榧子は、イチイ科 Taxaceae の榧 *Torreya grandis* Fort. の種子である。駆虫薬として用いる。
　〔神農本草経・和訓〕彼子、味は甘、温。山谷に生ず。腹中邪氣を治す。三虫、蛇螫蠱毒、鬼注伏尸を去る。〔注〕三虫は、長虫（回虫）、赤虫、蟯虫のこと。蛇螫は、蛇毒に刺されること。蠱毒は寄生虫疾患のこと。鬼注は、肺結核のこと。伏尸は、長い間五臓の中に潜んでいて、発作時には、胸腹の刺痛や腹の張満や呼吸困難の生ずる病気。

469 鼠婦 (そふ)

〔原文〕鼠婦，微寒，無毒．一名蟠䑕。生魏郡平谷及人家地上，五月五日取．

〔和訓〕鼠婦、微寒、無毒。一名蟠䑕。魏郡平谷及び人家地上に生ず。五月五日に取る。

〔解説〕鼠婦は、オカダンゴムシ科 Armadillidiidae のオカダンゴムシ *Armadillidium vulgare* (Latreille) の全体である。
　〔神農本草経・和訓〕鼠婦、一名蟠䑕（ぼんふ）、一名伊威（いい）、味は酸、温。平谷に生ず。氣癃小便するを得ず、婦人月閉血瘕、癇痓寒熱を治す。水道を利す。〔注〕氣

癃は、気淋と同じ、下腹部や陰嚢の脹痛、排尿困難、排尿後疼痛を症状とする疾患。婦人月閉は、無月経のこと。血瘕は、婦人の冷え腰痛、背部痛を伴う下腹部腫瘤。癇痙は、痙攣性疾患のこと。

470 螢火 (けいか)

〔原文〕螢火，無毒．一名放光，一名熠耀，一名即炤．生階地池澤．七月七日取，陰乾．

〔和訓〕螢火、毒無し。一名放光、一名熠耀、一名即炤。階地池澤に生ず。七月七日に取る。陰乾す。

〔解説〕螢火は、ホタル科 Lampyridae のホタルである。ホタルには、ヘイケボタル Luciola lateralis Motschulsky、ゲンジボタル Luciola cruciata Motschulsky などがある。

〔神農本草経・和訓〕螢火、一名夜光(やこう)、味は辛、微温。池沢に生ず。目を明らかにし、小児火瘡、傷熱気、蠱毒鬼注、神精に通ず。〔注〕蠱毒は、寄生虫疾患のこと。鬼注は、肺結核のこと。神精は、神の魂のこと。

471 衣魚 (いぎょ)

〔原文〕衣魚，無毒．又療淋，墮胎，塗瘡滅瘢．一名蟬．生咸陽平澤．

〔和訓〕衣魚、無毒。又淋、墮胎を療す。瘡に塗り瘢を滅ずる。一名蟬。咸陽平澤に生ず。

〔解説〕白魚は、シミ科 Lepismatidae の昆虫 シミの類とされる。シミは、衣類や本を食べる昆虫である。

〔神農本草経・和訓〕衣魚、一名白魚(はくぎょ)、味は鹹、温。平沢に生ず。婦人疝瘕、小便不利、小児中風項強するを治す。皆宜しく之を摩すべし。〔注〕疝瘕は、寒邪のために腹内に移動性の腫瘤ができ腹痛が腰背に及ぶもの。

472 白頸蚯蚓 (はっけいきゅういん)

〔原文〕白頸蚯蚓，大寒，無毒．療傷寒伏熱，狂謬，大腹，黄疸．一

名土龍，生平土，三月取，陰乾．

〔和訓〕白頸蚯蚓、大寒、毒無し。傷寒伏熱、狂謬、大腹、黄疸を療す。一名土龍、平土に生ず。三月に取る。陰乾す。

〔解説〕頸蚯蚓は、地竜(じりゅう)と同じである。地竜は、フトミミズ科 Megascolecidae の Pheretina asiatica Michaelson、あるいはツリミミズ科 Lumbricidae のカッショクツリミミズ Allolobophora caliginosa (Savigny) の全体である。補陽還五湯に配合される。

〔神農本草経・和訓〕白頸蚯蚓、味は鹹、寒。平土に生ず。蛇瘕を治す。三蟲、伏尸、鬼注、蠱毒を去る。長虫を殺す。仍 自(しばしばおのずか)ら化して水と作る。〔注〕蛇瘕は、蛇を食べた後、飢えているが食事が取れず食道が詰まって嘔吐する病気。三虫は、長虫（回虫）、赤虫、蟯虫のこと。伏尸は、長い間五臓の中に潜んでいて、発作時には、胸腹の刺痛や腹の張満や呼吸困難の生ずる病気。

473 螻蛄 (ろうこ)

〔原文〕螻蛄，無毒．生東城平澤．夏至取，曝乾．

〔和訓〕螻蛄、毒無し。東城平澤に生ず。夏至に取り、曝乾す。

〔解説〕螻蛄は、「ケラ」とも言い、ケラ科 Gryllotalpidae の昆虫で、ケラ Gryllotalpa africana Palisot et Beauvois と 華北螻蛄 Gryllotalpa unispina Saussure の成虫である。

〔神農本草経・和訓〕螻蛄、一名惠姑(けいこ)、一名天螻(てんろう)、一名轂(こく)、味は鹹、寒。平沢に生ず。産難を治す。肉中刺を出だし、癰腫を潰し、哽噎を下し、毒を解し、悪瘡を除く、夜出ずる者は良し。〔注〕産難は、難産のこと。「出肉中刺」は、肉中で刺さった物を出させること。癰腫は、化膿性の腫れ物。哽は、食物が咽につまること。噎は食物がのどにつかえる。悪瘡は、難治性皮膚病変。

474 蜣螂 (きょうろう)

〔原文〕蜣螂，有毒．手足端寒，肢滿賁豚．生長沙池澤．五月五日取，蒸，藏之，臨用當炙，勿置水中，令人吐．

螻蛄／蜣螂／斑猫／芫青

〔和訓〕蜣螂、毒有り。手足端寒え、肢満賁豚を主る。長沙池澤に生ず。五月五日に取り、蒸して、之を藏す。用に臨んで當に炙るべし。水中に置くなかれ。人をして吐かせしむ。

〔解説〕蜣螂は、コガネムシ科ScarabaeidaeのタイワンダイコクコガネCopris molossus L. やカブトムシ Allomyrina dichotoma L. の成虫である。別甲煎丸に配合される。『古方薬議』には、蜣螂は、クソコガネとある。

〔神農本草経・和訓〕蜣螂、一名蛣蜣、味は鹹、寒。池沢に生ず。小児驚癇瘛瘲、腹脹寒熱、大人癲疾狂易を治す。火にて之を熬れば良し。〔注〕驚癇瘛瘲は、痙攣性疾患のこと。癲疾は、統合失調症様疾患。狂易は、狂いやすいこと。

475 斑猫 (はんみょう)

〔原文〕斑蝥, 有毒. 疥癬, 血積. 傷人肌, 堕胎. 生河東川谷. 八月取, 陰乾.

〔和訓〕斑蝥、有毒。疥癬、血積を主る。人肌を傷り、胎を堕す。河東川谷を生ず。八月に取る。陰乾す。

〔解説〕斑猫は、螌蝥と同じである。斑猫は、ツチハンミョウ科 Meloidae のオオヒゲゲンセイ Mylabris phaberata (Pallas) やオビゲンセイ Mylabris cichorii (L.) の成虫である。

〔神農本草経・和訓〕螌蝥、一名竜尾、味は辛、寒。川谷に生ず。寒熱鬼注蠱毒、鼠瘻悪瘡疽蝕、死肌を治す。石癃を破る。〔注〕鬼注は、肺結核のこと。蠱毒は、寄生虫疾患のこと。鼠瘻は、頸部のリンパ節結核のこと。悪瘡は、難治性皮膚病変。疽は癰の一種で化膿性病変。蝕は、潰瘍性皮膚病変。死肌は、知覚障害のこと。石癃は、石淋と同じで、尿路結石症である。

476 芫青 (げんせい)

〔原文〕芫青, 味辛, 微温, 有毒. 主蠱毒, 風痺, 鬼痓, 堕胎. 三月取. 曝乾.

〔和訓〕芫青、味辛、微温、毒有り。蠱毒、風疰、鬼疰、堕胎を主る。三月に取り。曝乾す。

〔解説〕芫青は、青娘子とも言い。ツチハンミョウ科 Meloidae の緑芫青 *Lytta caraganae* Pallas である。

477 葛上亭長 (かつじょうていちょう)

〔原文〕葛上亭長，味辛，微温，有毒．主蠱毒．鬼疰，破淋結，積聚，堕胎．七月取，曝乾．

〔和訓〕葛上亭長、味辛、微温、毒有り。蠱毒。鬼疰を主る。淋結、積聚、堕胎を破る。七月に取り、曝乾す。

〔解説〕葛上亭長は、ツチハンミョウ科 Meloidae のマメハンミョウ *Epicauta gorhami* と思われる。

478 地膽 (じたん)

〔原文〕地膽，有毒．蝕瘡中惡肉，鼻中息肉，散結氣石淋，去子，服一刀圭即下．一名青蛙．生汶山川谷，八月取．

〔和訓〕地膽、毒有り。瘡中の悪肉、鼻中息肉を蝕し。結気石淋を散ず。子を去る。一刀圭を服せば即ち下る。一名青蛙。汶山川谷に生ず。八月に取る。

〔解説〕地胆は、ツチハンミョウ科 Meloidae の昆虫で、マルクビツチハンミョウ *Meloe corvinus* Marseul とされる。

〔神農本草経・和訓〕地胆、一名元青、味は辛、寒。川谷に生ず。鬼注寒熱、鼠瘻悪瘡、死肌を治す。癥瘕を破り、胎を堕す。〔注〕鬼注は、肺結核のこと。鼠瘻は、頸部のリンパ節結核のこと。悪瘡は、難治性皮膚病変。死肌は、知覚障害のこと。癥瘕は腹内の腫瘤である。

479 馬刀 (ばとう)

〔原文〕馬刀，有毒．除五臓間熱，肌中鼜，止煩満，補中，去厥痺，

利機關．用之當煉，得水爛人腸．又云得水良．一名馬蛤．生江湖池澤及東海，取無時．

〔和訓〕馬刀、毒有り。五臟間の熱、肌中鼈を除く。煩満を止め。中を補い。厥痺を去る。機関を利す。之を用いるに當に煉すべし。水を得て人の腸を爛れさす。又云う水を得て良し。一名馬蛤。江湖池澤及び東海に生ず。時無く取る。

〔解説〕馬刀は、イシガイ科 Unionidae のカワマテガイ Solenaria oleivora (Heude) などの貝殻と思われる。マテガイは、馬刀貝と書く。

〔神農本草経・和訓〕馬刀、味は辛、微寒。池沢に生ず。漏下赤白寒熱を治す。石淋を破り、禽獣、賊鼠を殺す。〔注〕漏下赤白は、血液を混じる帯下。石淋は、尿路結石症である。禽は鳥のこと。獣はけもののこと。鼠は、ねずみであり、賊鼠は、悪いねずみのこと。

480 貝子 (ばいし)

〔原文〕貝子，有毒．除寒熱温疰，解肌，散結熱．一名貝齒．生東海池澤．

〔和訓〕貝子、毒有り。寒熱温疰を除く。肌を解し、結熱を散ず。一名貝齒。東海池沢に生ず。

〔解説〕貝子は、白貝歯といい、タカラガイ科 Cypraeidae のハナビラダカラ Monetaria annulus (L.)、ナツメモドキ Erronea errones (L.)、キイロダカラ Monetaria meneta の貝殻である。

〔神農本草経・和訓〕貝子、味は鹹、平。池沢に生ず。目翳、鬼注蠱毒、腹痛下血、五癃を治す。水道を利す。焼きて之を用うれば良し。〔注〕目翳は、目の角膜に白斑を生ずる病気。鬼注は、肺結核のこと。蠱毒は、寄生虫疾患のこと。五癃は、5種類の尿の通じない病気。

481 田中螺汁 (でんちゅうらじゅう)

〔原文〕田中螺汁，大寒．主目熱赤痛，止渇．

〔和訓〕田中螺汁、大寒。目熱赤痛、止渇を主る。

〔解説〕田中螺汁は、タニシ科 Viviparidae の巻貝、タニシ（田螺）の分泌する液体と思われる。

482 蝸牛 (かぎゅう)

〔原文〕蝸牛，味鹹，寒．主賊風喎僻，踠跌，大腸下脱肛，筋急及驚癇．

〔和訓〕蝸牛、味鹹、寒。賊風喎僻、踠跌、大腸下脱肛、筋急及び驚癇を主る。

〔解説〕蝸牛は、一般的に言うカタツムリと思われる。

483 船虹 (せんこう)

〔原文〕船虹，味酸，無毒．主下氣，止煩滿．可作浴湯，藥色黄．生蜀郡，立秋取．

〔和訓〕船虹、味酸、毒無し。氣を下し、煩滿を止めるを主る。浴湯藥に作るべし。色は黄。蜀郡に生じ、立秋に取る。

〔解説〕基原は不明である。

484 鴆鳥毛 (ちんちょうもう)

〔原文〕鴆鳥毛，有大毒．入五臟爛殺人．其口，主殺蝮蛇毒．一名鸩日．生南海．

〔和訓〕鴆鳥毛、大毒有り。五臟に入り、爛れて人を殺す。その口は、蝮蛇毒を殺すを主る。一名鸩日。南海に生ず。

〔解説〕基原は不明である。

485 豆蔲 (ずく)

〔原文〕豆蔲，味辛，温，無毒．主温中，心腹痛，嘔吐，去口臭氣．生南海．

〔和訓〕豆蔲、味辛、温、無毒。中を温め、心腹痛、嘔吐を主る。口臭気を去る。南海に生ず。

〔解説〕豆蔲は、ショウガ科 Zingiberaceae のソウズク *Alpinia katsumadai* Hayata の成熟種子を乾燥したもの。

486　葡萄 (ぶどう)

〔原文〕葡萄，無毒．逐水，利小便．生隴西五原敦煌山谷．

〔和訓〕葡萄、毒無し。水を逐い、小便を利す。隴西五原敦煌山谷に生ず。

〔解説〕蒲陶は葡萄と同じであり、ブドウ科 Vitaceae のブドウ　葡萄 *Vitis vinifera* の果実である。

〔神農本草経・和訓〕蒲陶、味は甘、平。山谷に生ず。筋骨濕痺を治す。気を益し、力を倍にし、志を強くし、人を肥え健やかにし、飢えに耐え、風寒を忍ぶ。久しく食せば、身を軽くし、老いず。年を延ぶ。酒を作るべし。

487　蓬虆 (ほうるい)

〔原文〕蓬虆，鹹，無毒．又療暴中風，身熱大驚．一名陵虆，一名陰虆．生荊山平澤及宛朐．

〔和訓〕蓬虆、鹹、毒無し。又暴かの中風、身熱大驚を療す。一名陵虆、一名陰虆。荊山平澤及び宛朐に生ず。

〔解説〕蓬虆は、バラ科 Rosaceae のクサイチゴ　蓬虆 *Rubus hirsutus* THUNB. の全株、根である。

〔神農本草経・和訓〕蓬虆、一名覆盆、味は酸、平。平沢に生ず。五臓を安んじ、精氣を益し、陰を長じて、堅からしめ、志を強くし、力を倍にし、子有らしむ。久しく服せば、身を軽くし、老いず。

488　覆盆 (ふくぼん)

〔原文〕覆盆，味甘，平，無毒．主益氣輕身，令髮不白．五月採實．

〔和訓〕覆盆、味甘、平、無毒。益氣輕身を主る。髮をして白ざらしむ。五月に實を採る。

〔解説〕覆盆は、覆盆子と同じであり、バラ科 Rosaceae のゴショイチゴ Rubus chingii Hu である。

〔神農本草経・和訓〕蓬蘽、一名覆盆(ふくぼん)、味は酸、平。平沢に生ず。五臓を安んじ、精氣を益し、陰を長じて、堅からしめ、志を強くし、力を倍にし、子有らしむ。久しく服せば、身を軽くし、老いず。

489　大棗 (たいそう)

〔原文〕大棗，無毒．補中益氣，強力，除煩悶，療心下懸，腸澼．不飢神仙，一名乾棗，一名美棗，一名良棗．八月採，曝乾．三歳陳核中仁，燔之，味苦，主腹痛，邪氣．生棗，味甘，辛，多食令人多寒熱，羸瘦者，不可食．生河東平澤．

〔和訓〕大棗、毒無し。中を補い氣を益す。力を強め、煩悶を除き、心下懸、腸澼を療す。飢えずして神仙となる。一名乾棗、一名美棗、一名良棗。八月に採り、曝乾す。三歳陳き核中の仁、之を燔く。味苦、腹痛、邪氣を主る。生棗は、味甘、辛、多食すれば、人をして多く寒熱せしむ。羸瘦の者は、食すべからず。河東平澤に生ず。

〔解説〕大棗は、クロウメモドキ科 Rhamnaceae のナツメ 棗 Ziziphus jujuba Mill. の果実である。

〔神農本草経・和訓〕大棗、味は甘、平。平沢に生ず。心腹邪気を治す。中を安んじ、脾を養い、十二經を助け、胃気を平らにし、九竅を通じ、少気、少津、身中不足を補う。大いに驚き、四肢重し、百薬を和し、久しく服せば、身を軽くし、年を長くす。葉は覆いて、麻黄をして能く汗を出ださしむ。
〔注〕九竅とは、耳、目、口、鼻、尿道、肛門の9つの穴を言う。

490　藕実莖 (ぐうじつけい)

〔原文〕藕実莖，寒，無毒．一名蓮．生汝南池澤，八月採．

〔和訓〕藕実茎、寒、毒無し。一名蓮。汝南池澤に生ず。八月に採る。

〔解説〕藕実は、ハス科 Nelumbonaceae ハス 蓮 *Nelumbo nucifera* の実である。藕実茎は、蓮の実が房の中で連なっている状態のこと。
〔神農本草経・和訓〕藕実茎、一名水芝丹(すいしたん)、味は甘、平。池沢に生ず。中を補い、神を養う。気力を益し、百疾を除く。久しく服せば、身を軽くし、老に耐ゆ。飢えず、年を延ぶ。

491　雞頭実 (けいとうじつ)

〔原文〕雞頭実，一名芡．生雷澤池澤，八月採．

〔和訓〕雞頭実、一名芡。雷澤池澤に生ず。八月に採る。

〔解説〕雞頭実は、芡実と同じであり、スイレン科 Nymphaeaceae オニバス 芡 *Euryale ferox* の種子である。
〔神農本草経・和訓〕雞頭実、一名鴈喙実(がんかいじつ)、味は甘、平。池沢に生ず。湿痺、腰脊膝痛を治す。中を補い、暴疾を除き、精気を益し、志を強くし、耳目を聡明にす。久しく服せば、身を軽くし、飢えず、老に耐え、神仙となる。

492　芰実 (きじつ)

〔原文〕芰実，味甘，平，無毒．主安中，補五臟，不飢，輕身．一名菱．

〔和訓〕芰実、味甘、平、毒無し。安中を主る。五臓を補う。飢えず、身を軽くす。一名菱。

〔解説〕芰実は、ヒシ科 Trapaceae のヒシ 菱 *Trapa japonica* である。

493　栗 (くり)

〔原文〕栗，味鹹，温，無毒．主益氣，濃腸胃，補腎氣，令人耐飢．生山陰，九月採．

〔和訓〕栗、味鹹、温、毒無し。主気を益し、腸胃を濃(さかん)にし、腎気を補い、人をして飢に耐えせしむ。山陰に生じ、九月に採る。

〔解説〕栗は、ブナ科 Fagaceae のクリ 栗 *Castanea crenata* である。

494 櫻桃 (おうとう)

〔原文〕櫻桃，味甘．主調中，益脾氣，令人好顔色，美志．

〔和訓〕櫻桃、味甘。中を調え、脾気を益すを主る。人をして顔色を好くせしめる、志を美しす。

〔解説〕桜桃は、バラ科 Rosaceae のシナミザクラ *Prunus pseudo-cerasus* Lindl. である。

495 梅実 (ばいじつ)

〔原文〕梅実，無毒．止下痢，好唾，口乾．

〔和訓〕梅実、毒無し。下痢、好(しばしば)唾をし、口乾を止む。

〔解説〕梅実は、烏梅(うばい)のことである。烏梅は、バラ科 Rosaceae のウメ 梅 *Prunus mume* Sieb. et Zucc. の未熟果実を燻蒸したものである。咳や下痢に効果がある。

〔神農本草経・和訓〕梅実、味は酸、平。川谷に生ず。氣を下し、熱煩満、心を安んじ、肢体痛、偏枯不仁死肌を除き、青黒誌悪疾を去る。〔注〕煩満は、いらいらして胸が張ること。偏枯は、片麻痺。不仁死肌は、知覚障害のこと。青黒誌は、黒色の皮膚の病変。

496 枇杷葉 (びわよう)

〔原文〕枇杷葉，味苦，平，無毒．主卒啘不止，下氣．

〔和訓〕枇杷葉、味苦、平、毒無し。卒啘止まず、氣を下すのを主る。

〔注〕卒啘は、急にむせぶこと。

〔解説〕枇杷葉は、バラ科 Rosaceae のビワ 枇杷 *Eriobotrya japonica* の葉である。

497 柿 (かき)

〔原文〕柿，味甘，寒，無毒．主通鼻耳氣，腸澼不足．

〔和訓〕柿、味甘、寒、毒無し。鼻耳の氣を通じ、腸澼不足を主る。

〔解説〕柿は、カキノキ科 Ebenaceae のカキノキ Diospyros kaki である。

498 木瓜実 (もっかじつ)

〔原文〕木瓜実，味酸，温，無毒．主濕痺邪氣，霍亂，大吐下，轉筋不止．其枝亦可煮用．

〔和訓〕木瓜実、味酸、温、毒無し。湿痺邪気、霍乱、大いなる吐下、轉筋止まざるを主る。その枝また煮て用うべし。

〔解説〕木瓜実は、バラ科 Rosaceae のボケ 木瓜 Chaenomeles speciosa の実である。

499 甘蔗 (かんしょ)

〔原文〕甘蔗，味甘，平，無毒．主下氣，和中，補脾氣，利大腸．

〔和訓〕甘蔗、味甘、平、毒無し。気を下し、中を和し、脾気を補い、大腸を利すを主る。

〔解説〕甘蔗は、イネ科 Poaceae のサトウキビ 砂糖黍 Saccharum officinarum である。

500 芋 (う)

〔原文〕芋，味辛，平，有毒．主寛腸胃，充肌膚，滑中．一名土芝．

〔和訓〕芋、味辛、平、毒有り。腸胃を寛くし、肌膚を充し、中を滑らかにするを主る。一名土芝。

〔解説〕芋は基原は不明である。『政和本草』の図によると里芋 Colocasia esculenta に形態が類似している。

501 烏芋 (うう)

〔原文〕烏芋，味苦，甘，微寒，無毒．主消渇，痺熱，温中，益氣．一名藉姑，一名水萍．二月生葉，葉曝乾．

〔和訓〕烏芋、味苦、甘、微寒、毒無し。消渇、痺熱、温中、益気を主る。一名藉姑、一名水萍。二月に葉を生ず。葉を曝乾す。

〔解説〕烏芋は、カヤツリグサ科 Cyperaceae のシログワイ Eleocharis dulcis と思われる。

502 杏核人 (きょうかくにん)

〔原文〕杏核人，苦，冷利，有毒．驚癇，心下煩熱，風氣去來，時行頭痛，解肌，消心下急，殺狗毒，一名杏子．五月採之．其両人者殺人，可以毒狗．花，味苦，無毒．主補不足，女子傷中，寒熱痺，厥逆．實，味酸，不可多食，傷筋骨．生晉山．

〔和訓〕杏核人、苦、冷利、毒有り。驚癇、心下煩熱、風気去來、時行頭痛、解肌を主る。心下急を消し、狗毒を殺す。一名杏子。五月に之を採る。その両人は毒狗を以て人を殺す。花は、味苦、毒無し。不足を補い、女子傷中、寒熱痺、厥逆を主る。實、味酸、多食すべからず。筋骨を傷る。晉山に生ず。

〔解説〕杏核人は、杏仁(きょうにん)と同じである。杏仁は、バラ科 Rosaceae の杏 Prunus armeniaca L. var. ansu Maximowicz の種子である。

〔神農本草経・和訓〕杏核、味は甘、温。川谷に生ず。欬逆上気、雷鳴喉痺、気を下し、産乳金創、寒心賁豚を治す。〔注〕雷鳴は、喘鳴のこと。喉痺は、咽頭ジフテリアなどを指す。金創は刃物による傷。寒心は、寒飲の邪が心下に存在すること。賁豚は奔豚病のことで、下腹部から昇って咽を突き上げる病気。

503 桃核 (とうかく)

〔原文〕桃核，甘，無毒．止欬逆上氣，消心下堅，除卒暴撃血，破癥瘕，

烏芋／杏核人／桃核

通月水，止痛．七月採取仁，陰乾．桃華，味苦，平，無毒．主除水氣，破石淋，利大小便，下三蟲，悅澤人面．三月三日採，陰乾．桃梟，味苦，微溫．主中惡腹痛，殺精魅五毒不祥．一名桃奴，一名梟景，實著樹不落，實中者，正月採之．帶下諸疾破堅閉，刮取實毛，食桃樹蟲也．莖白皮，味苦，平，無毒．除邪鬼，中惡，腹痛，去胃中熱．葉，味苦，辛，平，無毒．主除尸蟲，出瘡中蟲．膠，煉之，主保中不飢，忍風寒．實，味酸，多食令人有熱．生太山川谷．

〔和訓〕桃核、甘、毒無し。欬逆上氣を止む。心下堅を消す。卒暴擊血を除く。癥瘕を破る。月水を通ず。痛を止む。七月に仁を採取する。陰乾す。桃華、味苦、平、毒無し。主水氣を除く、石淋を破る、大小便を利す、三蟲を下す、人面を悅澤せしむを主る。三月三日採る。陰乾す。桃梟、味苦、微溫。中惡腹痛を主る。精魅、五毒、不祥を殺す。一名桃奴、一名梟景、實著樹は落ちず。實中は、正月に之を採る。帶下諸疾破堅閉を主る。實毛を刮り取る。桃樹を食す蟲なり。莖白皮、味苦、平、毒無し。邪鬼、中惡、腹痛を除く。胃中熱を去る。葉、味苦、辛、平、毒無し。尸蟲、出瘡中蟲を除くを主る。膠は、之を煉して、保中不飢を主る。風寒を忍ぶ。實、味酸、多く食せば、人をして有熱ならしむ。太山川谷に生ず。

〔解説〕桃核は、桃仁(とうにん)、桃核仁(とうかくにん)ともいう。桃仁は、バラ科 Rosaceae のモモ *Prunus persica* (L.) Batsch、ノモモ *Prunus davidiana* Franch. などの種子である。桃華は、桃の花。桃梟は、桃の果実が冬を過ぎても枝についたままで落ちないもの。桃毛は、桃の果実の表面にある毛を言う。

〔神農本草経・和訓〕桃核、味は苦、平。川谷に生ず。瘀血血閉瘕、邪気を治す。小蟲を殺す。桃華は、注悪鬼を殺し、人をして色を好からしむ。桃梟は、百鬼精物を殺す。桃毛は、血瘕、寒熱積聚、無子を下す。桃蠹(とうと)は、鬼を殺し、不祥を辟く。〔注〕血閉は無月経のこと。悪鬼は、人を害する化け物であり、注悪鬼は、悪鬼が注がれて生ずる病気のこと。百鬼は、多くのばけもの、もののけの意味。精物は、もののけ、怪しく不思議なものの意味。血瘕は、婦人の冷え腰痛、背部痛を伴う下腹部腫瘤。積聚は腹部の疼痛を伴う腫瘤である。不祥は、鬼のこと。

504 李核仁 (りかくにん)

〔原文〕李核仁, 味甘, 苦, 平, 無毒. 主僵仆躋, 瘀血, 骨痛. 根皮, 大寒, 主消渇, 止心煩逆奔氣. 實, 味苦, 除痼熱, 調中.

〔和訓〕李核仁、味甘、苦、平、毒無し。僵仆躋、瘀血、骨痛を主る。根皮、大寒、消渇を主る、心煩、逆奔氣を止む。實は、味苦、痼熱を除き。中を調う。

〔解説〕李核仁は、バラ科 Rosaceae のスモモ 李 Prunus salicina の種である。

505 梨 (なし)

〔原文〕梨, 味苦, 寒. 多食令人寒中, 金創, 乳婦尤不可食.

〔和訓〕梨、味苦、寒。多く食せば人をして中を寒せしむ。金創、乳婦は尤も食すべからず。

〔解説〕梨は、バラ科 Rosaceae の梨 Pyrus bretschneideri である。

506 奈 (ない)

〔原文〕奈, 味苦, 寒. 多食令人臚脹, 病患尤甚.

〔和訓〕奈、味苦、寒。多く食せば、人をして臚脹せしむ。病い患うは尤も甚し。

〔解説〕奈の基原は不明である。

507 安石榴 (ざくろ)

〔原文〕安石榴, 味甘, 酸, 無毒. 主咽燥渇. 損人肺, 不可多食. 其酸實殻, 療下痢, 止漏精. 其東行根, 療蛔蟲, 寸白.

〔和訓〕安石榴、味甘、酸、毒無し。咽燥渇を主る。人の肺を損じる、多食すべからず。その酸實殻は、下痢を療す。漏精を止む。その東へ行く根は、蛔蟲、寸白を療す。

〔解説〕安石榴は、ザクロ科 Punicaceae のザクロ 石榴 Punica granatum である。

508 白瓜子 (はくかし)

〔原文〕白瓜子，寒，無毒．主除煩満不樂，久服寒中，可作面脂，令悦澤．一名白瓜子．生嵩高平澤．冬瓜仁也，八月採之．

〔和訓〕白瓜子、寒、毒無し。煩満不楽を除くを主る。久しく服すれば中を寒やす。面脂を作るべし。悦澤せしむ。一名白瓜子。嵩高平澤に生ず。冬瓜仁なり、八月之を採る。

〔解説〕白瓜子は、冬瓜子と同じであり、ウリ科 Cucurbitaceae のトウガ 冬瓜 Benincasa hispida CONG. の種子である。
〔神農本草経・和訓〕白瓜子、一名水芝(すいし)、味は甘、平。平沢に生ず。人をして悦沢せしめ、顔色を好くし、気を益し、飢えず、久しく服せば、身を軽くし、老に耐ゆ。

509 白冬瓜 (はくとうが)

〔原文〕白冬瓜，味甘，微寒．主除小腹水脹，利小便，止渇．

〔和訓〕白冬瓜、味甘、微寒。小腹水脹を除くを主る。小便を利す。渇を止む。

〔解説〕白冬瓜は、ウリ科 Cucurbitaceae のトウガ 冬瓜 Benincasa hispida CONG. の果実である。

510 瓜蒂 (かてい)

〔原文〕瓜蒂，有毒．去鼻中息肉，療黄膽．花，主心痛，欬．生嵩高平澤，七月七日採，陰乾．

〔和訓〕瓜蒂、毒有り。鼻中息肉を去る。黄胆を療す。花は、心痛、欬を主る。嵩高平澤に生ず。七月七日に採る。陰乾す。

〔解説〕瓜蒂は、ウリ科 Cucurbitaceae のマクワウリ 真桑瓜 Cucumis melo

L. の、瓜のへたである。

〔神農本草経・和訓〕瓜蒂、味は苦、寒。平沢に生ず。大水身面、四肢、浮腫を治す。水を下し、蠱毒を殺し、欬逆、上気。諸果を食して消せず。病、胸腹中に在るは、皆、之を吐下す。

511 冬葵子 (とうきし)

〔原文〕冬葵子，無毒．療婦人乳難内閉，生少室山．十二月採之．

〔和訓〕冬葵子、毒無し。婦人乳難内閉を療す。少室山を生ず。十二月之を採る。

〔解説〕冬葵子は、アオイ科 Malvaceae のフユアオイ 冬葵 Malva verticillata L. の種子である。

〔神農本草経・和訓〕冬葵子、味は甘、寒。五臓六府、寒熱羸痩、五癃を治す。小便を利し、久しく服せば、骨を堅くし、肌肉を長じ、身を軽くし、年を延ぶ。

512 葵根 (きこん)

〔原文〕葵根，味甘，寒，無毒．主惡瘡，療淋，利小便，解蜀椒毒．葉，為百菜主，其心傷人．

〔和訓〕葵根、味甘、寒、毒無し。惡瘡を主る。淋を療す。小便を利す。蜀椒毒を解す。葉は百菜と為す。心は人を傷るを主る。

〔解説〕葵根は、アオイ科 Malvaceae のフユアオイ 冬葵 Malva verticillata L. の根と思われる。

513 莧実 (かんじつ)

〔原文〕莧実，大寒，無毒．白翳，殺蛔蟲．一名莫実，細莧亦同．生淮陽川澤及田中，葉如藍，十一月採．

〔和訓〕莧実、大寒、毒無し。白翳を主る。蛔蟲を殺す。一名莫実、細莧も

また同じ。淮陽川澤及び田中に生ず。藍の如き葉は、十一月に採る。

〔解説〕莧実は、ヒユ科 Amaranthaceae のヒユ Amaranthus mangostanus L. の種子である。

〔神農本草経・和訓〕莧実、一名馬莧、味は甘、寒。川沢に生ず。青盲明目を治す。邪を除き、大小便を利し、寒熱を去る。久しく服せば、気力を益し、飢えず、身を軽くす。

514 苦菜 (くさい)

〔原文〕苦菜，無毒．腸澼，渇熱中疾，悪瘡．耐飢寒，高氣不老．一名游冬．生益州川谷，生山陵道旁，凌冬不死．三月三日採，陰乾．

〔和訓〕苦菜、毒無し。腸澼、渇熱中疾、悪瘡を主る。飢寒に耐え、気を高め、老いず。一名游冬。益州川谷、山陵道旁に生ず。冬を凌(こ)えて死せず。三月三日に採る。陰乾す。

〔解説〕苦菜は、キク科 Asteraceae のノゲシ Sonchus oleraceus L. の全草とされる。

〔神農本草経・和訓〕苦菜、一名茶草(とそう)、一名選(せん)、味は苦、寒。川谷に生ず。五臓邪気、厭穀、胃痺を治す。久しく服せば、心を安んじ、気を益し、聰察少臥にして、身を軽くし、老に耐ゆ。〔注〕聰察(そうさつ)は、さとくて物事に明るいこと。

515 薺 (せい)

〔原文〕薺，味甘，温，無毒．主利肝氣，和中．其實，主明目，目痛．

〔和訓〕薺、味甘、温、毒無し。肝気を利するを主る。中を和す。その実は、明目、目痛を主る。

〔解説〕薺は、アブラナ科 Brassicaceae のナズナ 薺 Capsella bursa-pastoris である。

516 蕪菁及蘆菔 (ぶせいおよびろふく)

〔原文〕蕪菁及び蘆菔，味苦，温，無毒．主利五臓，軽身益氣，可長食之．蕪菁子，主明目．

〔和訓〕蕪菁及び蘆菔、味苦、温、毒無し。五臓を利すを主る。身を軽くし気を益す、長く之を食すべし。蕪菁子は、明目を主る。

〔解説〕蕪菁は、アブラナ科 Brassicaceae の野菜のカブ *Brassica rapa* L. var. rapa と思われる。蘆菔はヨシ（芦）という説がある。2つの生薬を1つの条文で述べている珍しい文章である。

517 菘 (しょう)

〔原文〕菘，味甘，温，無毒．主通利腸胃，除胸中煩，解酒渇．

〔和訓〕菘、味甘、温、毒無し。腸胃を通利し、胸中煩を除き、酒渇を解するを主る。

〔解説〕菘は、アブラナ科 Brassicaceae のスズナ *Brassica rapa* という説がある。

518 芥 (かい)

〔原文〕芥，味辛，温，無毒．歸鼻．主除腎邪氣，利九竅，明耳目，安中，久服温中．

〔和訓〕芥、味辛、温、毒無し。鼻に帰す。腎の邪気を除くを主る。九竅を利す。耳目を明らかにす。中を安んず。久しく服せば中を温む。

〔解説〕芥は、アブラナ科 Brassicaceae のカラシナ 芥子菜 辛子菜 *Brassica juncea* である。

519 苜蓿 (もくしゅく)

〔原文〕苜蓿，味苦，平，無毒．主安中，利人，可久食．

〔和訓〕苜蓿、味苦、平、毒無し。中を安んじ、人を利すを主る。久しく食すべし。

〔解説〕苜蓿は、マメ科 Fabaceae のウマゴヤシ 苜蓿 *Medicago polymorpha* である。

520　荏子 (えし)

〔原文〕荏子，味辛，温，無毒．主咳逆，下氣，温中，補體．葉，主調中，去臭氣．九月採，陰乾．

〔和訓〕荏子、味辛、温、毒無し。欬逆、気を下し、中を温め、体を補うを主る。葉は、中を調へ、臭気を去るを主る。九月に採る。陰乾す。

〔解説〕荏子は、シソ科 Lamiaceae のエゴマ 荏胡麻 *Perilla frutescens* var. *frutescens* と思われる。

521　蓼実 (りょうじつ)

〔原文〕蓼実，無毒．葉歸舌，除大小腸邪氣，利中益志．生雷澤川澤．

〔和訓〕蓼実、毒無し。葉歸舌、大小腸の邪気を除く。中を利し志を益す。雷澤川澤に生ず。

〔解説〕蓼実は、タデ科 Polygonaceae のヤナギタデ *Polygonum hydropiper* L. の果実である。

〔神農本草経・和訓〕蓼実、味は辛、温。川沢に生ず。目を明らかにし、中を温め、風寒に耐え、水気、面目浮腫、癰瘍を下す。馬蓼は腸中蛭虫を去り、身を軽くす。〔注〕水気は浮腫のこと。癰瘍は、化膿性皮膚病変。蛭虫は不詳。

522　葱実 (そうじつ)

〔原文〕葱実，無毒．葱白，平，傷寒骨肉痛，喉痺不通，安胎，歸目，除肝邪氣，安中，利五臟，益目精，殺百藥毒．葱根，主傷寒頭痛．葱汁，平，温．主溺血，解藜蘆毒．

〔和訓〕葱実、毒無し。蔥白、平、傷寒、骨肉痛、喉痺不通、安胎、歸目を主る。肝邪氣を除き、中を安んじ、五臟を利し、目精を益す。百藥毒を殺す。蔥根、傷寒頭痛を主る。蔥汁、平、温。溺血を主る。藜蘆の毒を解す。

〔解説〕葱実は、葱子といい、ネギ科 Alliaceae のネギ 葱 *Allium fistulosum* L. の種子である。

〔神農本草経・和訓〕葱実、味は辛、温。平沢に生ず。目を明らかにし、中の不足を補い、その茎中は浴湯を作り、傷寒寒熱、汗を出だし、中風、面目腫を治す。〔注〕中風面目腫は、中風のために顔面が腫れた状態。金創創敗は、刀傷でなかなか治癒しないもの。

523　薤 (がい)

〔原文〕薤，味辛，苦，温，無毒．歸骨．菜芝也．除寒熱，去水氣，温中散結，利病人，諸瘡，中風寒水腫以塗之．生魯山平澤．蔥汁，平，温．主溺血，解藜蘆毒．

〔和訓〕薤、味辛、苦、温、毒無し。歸骨。菜芝なり。寒熱を除き、水気を去る。中を温め、結を散ず、病人、諸瘡を利す。中風、寒水腫、之を塗るを以て主る。魯山平澤に生ず。

〔解説〕薤は、薤白のことで、ユリ科 Liliaceae のラッキョウ *Allium bakeri* REGEL である。

〔神農本草経・和訓〕薤は、金創創敗を治す。身を軽くし、飢えず、老に耐ゆ。

524　韭 (きゅう)

〔原文〕韭，味辛，微酸，温，無毒．歸心，安五臟，除胃中熱，利病患，可久食．子，主夢泄精，溺白．根，主養發．

〔和訓〕韭、味辛、微酸、温、毒無し。心に帰し、五臟を安んじ。胃中熱の除き、病患を利し、久しく食すべし。子、夢泄精、溺白を主る。根は、養発を主る。

〔解説〕韮は、韭と同じで、ヒガンバナ科 Amaryllidaceae のニラ Allium tuberosum である。溺は尿のこと。

525 　白蘘荷 (はくじょうか)

〔原文〕白蘘荷，微温．主中蠱及瘧．

〔和訓〕白蘘荷、微温。中蠱及び瘧を主る。

〔解説〕白蘘荷は、ショウガ科 Zingiberaceae のミョウガ 茗荷 Zingiber mioga である。

526 　蒁菜 (てんさい)

〔原文〕蒁菜，味甘，苦，大寒．主時行壯熱，解風熱毒．

〔和訓〕蒁菜、味甘、苦、大寒。時行壯熱を主る。風熱毒を解す。

〔解説〕蒁菜は、基原は不明である。

527 　蘇 (そ)

〔原文〕蘇，味辛，温．主下氣，除寒中，其子尤良．

〔和訓〕蘇、味辛、温。気を下し、寒中を除くを主る、その子、尤も良し。

〔解説〕蘇は、シソ科 Lamiaceae のシソ 紫蘇 Perilla frutescens var. crispa と思われる。

528 　水蘇 (すいそ)

〔原文〕水蘇，無毒．主吐血，衄血，血崩．一名雞蘇，一名勞祖，一名芥苴，一名瓜苴，一名道華．生九真池澤，七月採．

〔和訓〕水蘇、毒無し。吐血、衄血、血崩を主る。一名雞蘇、一名勞祖、一名芥苴、一名瓜苴、一名道華。九真池澤に生ず。七月に採る。

〔解説〕水蘇は、シソ科 Lamiaceae のケナシイヌゴマ 水蘇 Stachys riederi

Chamisso var. japonica Hara の全草である。

〔神農本草経・和訓〕水蘇、味は辛、微温。池沢に生ず。気を下し穀を殺し、飲食を除き、口臭を辟け、毒を去り、悪気を辟け、久しく服せば、神明に通じ、身を軽くし、老に耐ゆ。

529 香薷 (こうじゅ)

〔原文〕香薷，味辛，微温．主霍亂腹痛吐下，散水腫．

〔和訓〕香薷、味辛、微温。霍亂、腹痛、吐下を主る。水腫を散ずる。

〔解説〕シソ科 Labiatae のナギナタコウジュ Elsholtzia splendens の全草。

530 苦瓠 (くこ)

〔原文〕苦瓠，有毒．生晉地川澤．

〔和訓〕苦瓠、毒有り。晋地川沢に生ず。

〔解説〕苦瓠は、ウリ科 Cucurbitaceae のヒョウタン 瓢箪 Lagenaria siceraria Standley var. gourda Makino の類のうりのわた、種子とされる。

〔神農本草経・和訓〕苦瓠、味は苦、寒。川沢に生ず。大水面目、四肢浮腫を治す。水を下し、人をして吐せしむ。

531 水靳 (すいきん)

〔原文〕水靳，無毒．生南海池澤．

〔和訓〕水靳、毒無し。南海池沢に生ず。

〔解説〕水靳は、水芹、セリと同じである。水芹は、セリ科 Apiaceae のセリ Oenanthe javanica (Blume) DC. の茎である。

〔神農本草経・和訓〕水靳、一名水英、味は甘、平。池沢に生ず。女子赤沃を治す。血を止め、精を養ひ、血脉を保ち、気を益し、人をして肥え健やかにし食を嗜ましむ。〔注〕女子赤沃は、血液を混じる帯下。

532 蓴 (じゅん)

〔原文〕蓴，味甘，寒，無毒．主消渇，熱痺．

〔和訓〕蓴、味甘、寒、毒無し。消渇、熱痺を主る。

〔解説〕蓴は、ハゴロモモ科 Cabombaceae の蓴菜 ジュンサイ *Brasenia schreberi* である。

533 落葵 (らくき)

〔原文〕落葵，味酸，寒，無毒．主滑中散熱．實，主悦澤人面．一名天葵，一名繁露．

〔和訓〕落葵、味酸、寒、毒無し。中を滑らし熱を散ずるを主る。實は、人の面を悦澤せしむるを主る。一名天葵、一名繁露。

〔解説〕落葵の基原は不明である。

534 繁蔞 (はんろう)

〔原文〕繁蔞，味酸，平，無毒．主積年惡瘡不愈．五月五日日中採，干，用之當燔．

〔和訓〕繁蔞、味酸、平、毒無し。積年、悪瘡愈えざるを主る。五月五日、日中に採る。干し、之を用い當に燔くべし。

〔解説〕繁蔞は、ナデシコ科 *Caryophyllaceae* のハコベと思われる。

535 蕺 (しゅう)

〔原文〕蕺，味辛，微温．主蠷溺瘡，多食令人氣喘．

〔和訓〕蕺、味辛、微温。蠷、溺瘡を主る。多く食せば、人をして気喘せしむ。

〔解説〕蕺は、ドクダミ科 Saururaceae のドクダミ 蕺草 *Houttuynia cordata* と思われる。

536 葫 (こ)

〔原文〕葫，味辛，温，有毒．主散癰腫，䘌瘡，除風邪，殺毒気．獨子者，亦佳．歸五臟．久服傷人，損目明．五月五日採之．

〔和訓〕葫、味辛、温、毒有り。癰腫を散じ、䘌瘡を主る。風邪を除く。毒気を殺す。獨子の者、また佳し。五臓に帰し。久しく服すれば人を傷る。目明を損ず。五月五日に之を採る。

〔解説〕葫は、ヒガンバナ科 Amaryllidaceae のニンニク *Allium sativum* と思われる。䘌瘡は、虻(あぶ)による傷のこと。

537 蒜 (さん)

〔原文〕蒜，味辛，温，無毒，歸脾腎．主霍亂，腹中不安，消穀，理胃，温中，除邪痺毒気．五月五日，採之．

〔和訓〕蒜、味辛、温、毒無し、脾腎に帰す。霍乱、腹中不安、消穀、理胃を主る。中を温め、邪痺毒気を除く。五月五日に之を採る。

〔解説〕蒜は、ヒガンバナ科 Amaryllidaceae のノビル 野蒜 *Allium macrostemon* と思われる。

538 胡麻 (ごま)

〔原文〕胡麻，無毒．堅筋骨，療金創，止痛，及傷寒温瘧，大吐後虛熱羸困．明耳目，耐飢渇，延年．以作油，微寒，利大腸，胞衣不落，生者摩瘡腫，生禿髪．一名狗虱，一名方莖，一名鴻藏．生上黨川澤．

〔和訓〕胡麻、毒無し。筋骨を堅し金創を療し、痛を止め、及び傷寒温瘧、大いに吐して後の虚熱羸困を主る。耳目を明らかにし、飢渇に耐え、年を延ぶ。以て油を作る。微寒、大腸、胞衣落ちざるを利す、生は摩瘡腫、禿髪を生ず。一名狗虱、一名方莖、一名鴻藏。上黨川澤に生ず。

〔解説〕胡麻は、ゴマ科 Pedaliaceae の *Sesamum indicum* L. の種子である。
〔神農本草経・和訓〕胡麻、一名巨勝(きょしょう)、味は甘、平。川沢に生ず。傷中虛羸

葫／蒜／胡麻／麻蕡／飴糖

を治す。五内を補い、気力を益し、肌肉を長じ、髄脳を填め、久しく服せば、身を軽くし、老いず。葉は青蘘と名づく。〔注〕傷中は、胃腸が障害される病気のこと。

539 麻蕡 (まふん)

〔原文〕麻蕡, 有毒. 破積, 止痺, 散膿. 此麻花上勃勃者. 七月七日採, 良. 麻子, 無毒. 中風汗出, 逐水, 利小便, 破積血, 復血脈, 乳婦產後余疾, 長髮, 可爲沐藥. 久服神仙. 九月採. 入土中者賊人. 生太山川谷.

〔和訓〕麻蕡、毒有り。積を破り、痺を止め、膿を散ずるを主る。この麻花の上の勃勃、七月七日に採る。良し。麻子、毒無し。中風、汗出づ、逐水を主る。小便を利す。積血を破る。血脈、乳婦産後余疾を復す。髪を長くす。沐薬を為すべし。久しく服せば神仙となる。九月に採る。土中に入る者は人を賊す。太山川谷に生ず。

〔注〕勃勃は、においのよいこと。
〔解説〕麻蕡は、アサ科 Cannabaceae のアサ 大麻 Cannabis sativa L. の花である。この花には、向精神薬であるテトラヒドロカンナビノール Tetrahydrocannabinol $C_{21}H_{30}O_2$ を含み、多幸感などの作用がある。
〔神農本草経・和訓〕麻蕡、一名麻勃(まぼつ)、味は辛、平。川谷に生ず。七傷を治す。五臓、下血、寒気を利し、多く食すれば、人をして鬼を見、狂走せしむ。久しく服せば、神明に通じ、身を軽くす。麻子は、中を補い、気を益す。久しく服せば、肥え健やかにし、老いず。

540 飴糖 (いとう)

〔原文〕飴糖, 味甘, 微溫. 主補虛乏, 止渴, 去血.

〔和訓〕飴糖、味甘、微温。虚乏を補い、渇を止め、血を去るを主る。

〔解説〕飴糖は、米、大麦、粟、トウモロコシなどの穀類を発酵、糖化させたもの。

257

541　大豆黄卷（だいずおうかん）

〔原文〕大豆黄卷，無毒．五臓胃氣結積，益氣，止毒，去黑皯，潤澤皮毛．

〔和訓〕大豆黄卷、毒無し。五臓胃氣結積を主る。氣を益す、毒を止む。黑皯を去る、皮毛を潤澤にす。

〔注〕黑皯は顔面の皮膚が黒くなる病気。

〔解説〕大豆黄卷は、マメ科 Fabaceae のダイズ 大豆 *Glycine max* L. Merr. の種子。大豆もやしを乾燥したもの。

〔神農本草経・和訓〕大豆黄卷、味は甘、平。平沢に生ず。湿痺、筋攣、膝痛を治す。生大豆は、癰腫に塗り、煮て汁を飲めば鬼毒を殺し、痛を止め、赤小豆、水を下し、癰腫膿血を排す。〔注〕湿痺は関節炎のこと。筋攣は、筋肉の痙攣のこと。鬼は、ばけもの、もののけの意味。鬼毒は、疫病、伝染病と思われる。癰腫は、化膿性皮膚疾患。

542　赤小豆（せきしょうず）

〔原文〕赤小豆，味甘，酸，平，温，無毒．寒熱，熱中，消渇，止泄，利小便，吐逆，卒澼，下脹滿．

〔和訓〕赤小豆、味甘、酸、平、温、毒無し。寒熱、熱中、消渇、泄を止め、小便を利し、吐逆、卒澼、下脹満を主る。

〔解説〕赤小豆は、マメ科 Leguminosae のアズキ *Phaseolus angularis* の種子である。

〔神農本草経・和訓〕赤小豆、水を下し、癰腫、膿血を排すを主る。

543　豉（し）

〔原文〕豉，味苦，寒，無毒．主傷寒頭痛寒熱，瘴氣惡毒，煩躁滿悶，虛勞喘吸，兩脚疼冷．又殺六畜胎子諸毒．

〔和訓〕豉、味苦、寒、毒無し。傷寒頭痛寒熱、瘴気、悪毒、煩躁満悶、虚

労喘吸、両脚疼冷を主る。また六畜胎子諸毒を殺す。

〔解説〕豉は、みそ、納豆など大豆を発酵させたものである。

544　大麦（おおばく）

〔原文〕大麦，味鹹，温，微寒，無毒．主消渇，除熱，益氣調中．又云，令人多熱，為五谷長．

〔和訓〕大麦、味鹹、温、微寒、毒無し。消渇、熱を除くを主る。気を益し中を調え、また云う、人をして多く熱せしむ、五穀の長と為す。

〔解説〕大麦は、イネ科 Poaceae のオオムギ *Hordeum vulgare* である。

545　穬麦（こうばく）

〔原文〕穬麦，味甘，微寒，無毒．主輕身，除熱．久服令人多力健行，以作蘗，温，消食和中．

〔和訓〕穬麦、味甘、微寒、毒無し。身を軽くし、熱を除くを主る。久しく服せば、人をして多力健行せしむ。以て蘗を作る。温め、食を消し、中を和す。

〔解説〕穬麦は、基原は不明である。陶弘景の注には、馬が食するとあり、イネ科 Poaceae のエンバク 燕麦 *Avena sativa* であろうか。

546　小麦（しょうばく）

〔原文〕小麦，味甘，微寒，無毒．主除熱，止燥渇，咽乾，利小便，養肝氣，止漏血，唾血，以作麹温消穀止痢　以作麺温，不能消熱止煩．

〔和訓〕小麦、味甘、微寒、毒無し。除熱を主り、燥渇、咽乾を止め、小便を利し、肝気を養い、漏血、唾血を止む。以て麹を作り温め穀を消し痢を止む。以て麺を作る。温め、消熱止煩するあたわず。

〔解説〕小麦は、イネ科 Poaceae のパンコムギ *Triticum aestivum* と思われる。

547 青粱米 (せいりょうまい)

〔原文〕青粱米，味甘，微寒，無毒．主胃痺，熱中，消渇，止泄痢，利小便，益氣，補中，輕身，長年．

〔和訓〕青粱米、味甘、微寒、毒無し。胃痺、熱中、消渇を主る。泄痢を止め、小便を利し、気を益す、中を補い、身を軽くし、年を長ずる。

〔解説〕青粱米は、イネ科 Poaceae のアワ *Setaria italica* と思われる。穂に毛を有していて、粒が青いという。

548 黄粱米 (こうりょうまい)

〔原文〕黄粱米，味甘，平，無毒．主益氣，和中，止泄．

〔和訓〕黄粱米、味甘、平、毒無し。益気、中を和し、泄を止むを主る。

〔解説〕黄粱米の基原は不明である。穂が大きく毛が長く，粒が白い粟であるという。

549 白粱米 (はくりょうまい)

〔原文〕白粱米，味甘，微寒，無毒．主除熱，益氣．

〔和訓〕白粱米、味甘、微寒、毒無し。除熱、益気を主る。

〔解説〕白粱米の基原は不明である。穂は大きく多毛で長い。粒も大きく白いという。

550 粟米 (ぞくまい)

〔原文〕粟米，味鹹，微寒，無毒．主養腎氣，去胃痺，中熱，益氣．陳者，味苦，主胃熱，消渇，利小便．

〔和訓〕粟米、味鹹、微寒、毒無し。腎気を養うを主る。胃痺、中熱を去る。気を益す。陳き者、味苦、胃熱、消渇を主る。小便を利す。

〔解説〕粟米の基原は不明である。

青粱米／黄粱米／白粱米／粟米／丹黍米／蘖米／秫米／陳廩米／酒

551 丹黍米 (たんしょまい)

〔原文〕丹黍米，味苦，微温，無毒．主欬逆，霍亂，止泄，除熱，止煩渇．

〔和訓〕丹黍米、味苦、微温、毒無し。欬逆、霍乱、止泄を主る。熱を除き、煩渇を止める。

〔解説〕丹黍米は、陶弘景は赤黍と呼んでいる。基原は不明である。

552 蘖米 (ばくまい)

〔原文〕蘖米，味苦，無毒．主寒中，下氣，除熱．

〔和訓〕蘖米、味苦、毒無し。寒中、気を下し、熱を除くを主る。

〔解説〕蘖米は、基原は不明である。

553 秫米 (じゅつまい)

〔原文〕秫米，味甘，微寒．止寒熱，利大腸，療漆瘡．

〔和訓〕秫米、味甘、微寒。寒熱を止め、大腸を利し、漆瘡を療す。

〔解説〕秫は、イネ科 Poaceae のキビ 黍 *Panicum miliaceum* と思われる。

554 陳廩米 (ちんりんまい)

〔原文〕陳廩米，味鹹，酸，温，無毒．主下氣，除煩渇，調胃，止泄．

〔和訓〕陳廩米、味鹹、酸、温、毒無し。気を下し、煩渇を除き、胃を調え、泄を止めるを主る。

〔解説〕陳廩米とは、長期間倉庫内に貯蔵した古米のこと。廩は、米倉のこと。

555 酒 (さけ)

〔原文〕酒，味苦，甘，辛，大熱，有毒．主行藥勢，殺百邪惡毒氣．

〔和訓〕酒、味苦、甘、辛、大熱、毒有り。薬勢を行らし、百邪、悪毒気を殺すを主る。

〔解説〕酒は、アルコールを含む飲料である。

556 腐婢 (ふひ)

〔原文〕腐婢, 味辛, 平, 無毒. 止消渇, 生漢中, 即小豆華也. 七月採, 陰乾.

〔和訓〕腐婢、味辛、平、毒無し。消渇を止む。漢中に生ず。即ち小豆の華なり。七月に採る。陰乾す。

〔解説〕腐婢は、マメ科 Fabaceae のアズキ 小豆 *Vigna angularis* の花である。〔神農本草経・和訓〕腐婢、味は辛、平。痎逆寒熱、邪気泄利、陰不起、病酒、頭痛を治す。〔注〕痎逆はマラリア。陰不起は勃起不全のこと。病酒は酒による病。

557 藊豆 (へんず)

〔原文〕藊豆, 味甘, 微温. 主和中, 下氣. 葉主霍亂吐下不止.

〔和訓〕藊豆、味甘、微温。和中、下気を主る。葉は、霍乱、吐下止まざるを主る。

〔解説〕藊豆は、扁豆と同じであり、マメ科 Leguminosae のフジマメ *Dolichos lablab* の種子である。

558 黍米 (しょまい)

〔原文〕黍米, 味甘, 温, 無毒. 主益氣, 補中, 多熱, 令人煩.

〔和訓〕黍米、味甘、温、毒無し。気を益し、中を補い、多熱を主る。人をして煩せしむ。

〔解説〕黍米は、イネ科 Poaceae のキビ 黍 *Panicum miliaceum* と思われる。

559 粳米（こうべい）

〔原文〕粳米，味甘，苦，平，無毒．主益氣，止煩，止泄．

〔和訓〕粳米、味甘、苦、平、毒無し。気を益し、煩を止め、泄を止むるを主る。

〔解説〕粳米は、イネ科 Poaceae のイネ *Oryza sativa* の種子である。

560 稲米（とうまい）

〔原文〕稲米，味苦．主温中，令人多熱，大便堅．

〔和訓〕稲米、味苦。中を温めるを主る。人をして多く熱せしめ、大便を堅くせしむ。

〔解説〕稲米は、イネ科 Poaceae のイネ *Oryza sativa* の種子である。粳米と同じものと思われる。

561 稷米（しょくまい）

〔原文〕稷米，味甘，無毒．主益氣，補不足．

〔和訓〕稷米、味甘、毒無し。気を益し、不足を補うを主る。

〔解説〕稷米は、基原は不明である。

562 醋（さく）

〔原文〕醋，味酸，溫，無毒．主消癰腫，散水氣，殺邪毒．

〔和訓〕醋、味酸、溫、毒無し。癰腫を消し、水気を散じ、邪毒を殺せしむを主る。

〔解説〕醋は、酢のことである。

563 醬（しょう）

〔原文〕醬，味鹹，酸，冷利．主除熱，止煩滿，殺百藥熱湯及火毒．

〔和訓〕醬、味鹹、酸、冷利。熱を除き、煩満を止め、百薬熱湯及び火毒を殺すを主る。

〔解説〕醬は、しおからと思われる。

*

『名医別録』には、736の薬が記載されているが、1番の玉泉より563番の「醬」までが『名医別録』の主要な内容である。

564番目から736番目までの173種類の薬は、『名医別録』の最後の「有名無用」という章にある。薬物の名前があるが、使われない薬の章である。基原や本草学的な意味は不明であるので省略する。

謝辞

本稿を書くにあたり、恩師山田光胤先生より温かい励ましのお言葉を頂きました。深く感謝申し上げます。

参考文献

唐慎微編著『経史證類大觀本草』台湾、国立中国医薬研究所出版　中華民国75年
唐慎微編著『経史證類大觀本草』広川書店　1970年
唐慎微編著『政和経史證類備用本草』台湾、南天書局　中華民国65年
陶弘景著、小島尚真・森立之重輯『本草経集注』横田書店　1972年
岡西為人著『重輯新修本草』台湾、国立中国医薬研究所出版　中華民国71年年
陶弘景著、尚志鈞輯校『名医別録』中国、人民衛生出版社　1986年
陶弘景著、那琦・謝文全重輯
　『重輯名醫別録』台湾、中國醫藥學院中國藥學研究所　1977年
岡西為人著『本草概説』創元社　1977年
蘇敬著、尚志鈞輯校『唐・新修本草』中国、安徽科学技術出版社　1981年
竜谷大学編『本草集注序録・比丘含注戒本』法蔵館　1997年
森立之著『本草経攷注』中国、学苑出版社　2002年
森立之編『神農本草経』名著出版　1981年
李時珍著、白井光太郎監修校注『国訳本草綱目』春陽堂　1979年
李時珍著『本草綱目』中国、人民衛生出版社　1982年
朝比奈泰彦編『正倉院薬物』植物文献刊行会　1955年
柴田承二監修『図説正倉院薬物』中央公論新社　2000年
益富寿之助著
　『正倉院薬物を中心とする古代石薬の研究』日本鉱物趣味の会　1958年
浅田宗伯著『古方薬議・続録』春陽堂　1982年
森由雄編著『神農本草経解説』源草社　2011年
唐慎微編著『証類本草』中国、中国医薬科技出版社　2011年
唐慎微編著、尚志鈞点校『大観本草』中国、安徽科学技術出版社　2004年
小曽戸洋著『漢方の歴史』大修館書店　1999年

索 引

※五十音順

ア

阿膠 あきょう 198
悪実 あくじつ 131
菴䕡子 あんろし 76
衣魚 いぎょ 233
郁核 いくかく 140
薐蕤 いずい 56
飴糖 いとう 257
蝟皮 いひ 211
茵芋 いんう 153
殷蘖 いんけつ 32
茵蔯蒿 いんちんこう 79
淫羊藿 いんようかく 175
芋 う 243
烏芋 うう 244
烏韭 うきゅう 181
烏頭 うず 151
烏賊魚骨 うぞくぎょこつ 221
禹余糧 うよりょう 29
雲実 うんじつ 86
雲母 うんも 20
蠑螈 えいおう 231
営実 えいじつ 87
嬰桃 えいとう 191
衛矛 えいぼう 137
荏子 えし 251
燕屎 えんし 225
鼺鼠 えんそ 224
鉛丹 えんたん 44
鳶尾 えんび 154
菴䕡子 えんろし 76

カ

王瓜 おうか 129
黄環 おうかん 165
黄耆 おうぎ 95
黄芩 おうごん 96
黄芝 おうし 49
黄精 おうせい 57
王孫 おうそん 127
櫻桃 おうとう 242
黄柏 おうばく 120
王不留行 おうふるぎょう 65
黄連 おうれん 97
大麦 おおばく 259
屋遊 おくゆう 186
遠志 おんじ 59

蟹 かい 221
芥 かい 250
薤 がい 252
海蛤 かいごう 217
魁蛤 かいごう 218
槐実 かいじつ 74
海藻 かいそう 133
艾葉 がいよう 132
蛙 かえる 227
柿 かき 243
垣衣 かきい 132
蝸牛 かぎゅう 238
戈共 かきょう 180
夏枯草 かごそう 180
牙子 がし 168

假蘇 かそ 136
葛根 かっこん 102
葛上亭長 かつじょうていちょう 236
滑石 かっせき 23
蛞蝓 かつゆ 216
瓜蒂 かてい 247
蝦蟆 がま 227
栝楼根 かろうこん 105
乾姜 かんきょう 135
貫菌 かんきん 166
鸛骨 かんこつ 210
乾地黄 かんじおう 57
乾漆 かんしつ 69
莧実 かんじつ 248
貫衆 かんしゅう 167
甘蔗 かんしょ 243
甘蔗根 かんしょうこん 148
甘遂 かんずい 142
甘草 かんぞう 62
款冬花 かんとうか 160
䳈肪 がんぼう 200
鬼臼 ききゅう 148
桔梗 ききょう 99
菊花 きくか 61
龜甲 きこう 219
葵根 きこん 248
枳実 きじつ 108
芰実 きじつ 241
雉肉 きじにく 209
橘柚 きつゆう 76
韭 きゅう 252

索　引

牛角䚡 ぎゅうかくさい 205
芎藭 きゅうきゅう 100
及巳 きゅうし 169
弓弩弦 きゅうどげん 184
牛乳 ぎゅうにゅう 195
杏核人 きょうかくにん 244
翹根 ぎょうこん 189
凝水石 ぎょうすいせき 33
牛扁 ぎょうへん 171
蜣蜋 きょうろう 234
棘刺花 きょくしか 114
玉泉 ぎょくせん 15
玉屑 ぎょくせつ 15
欅樹皮 きょじゅひ 176
金牙 きんが 46
菌桂 きんけい 53
金屑 きんせつ 29
䱉舌 きんぜつ 188
銀屑 ぎんせつ 29
藕実茎 ぐうじつけい 240
空青 くうせい 17
苦芙 くおう 169
枸杞 くこ 75
苦瓠 くこ 254
苦菜 くさい 249
孔雀屎 くじゃくし 226
苦参 くじん 110
狗脊 くせき 115
屈草 くっそう 190
瞿麦 くばく 117
蜘蛛 くも 229
栗 くり 241
薫草 くんそう 157
桂 けい 54
蛍火 けいか 233
雞腸草 けいちょうそう 183
景天 けいてん 66
雞頭実 けいとうじつ 241

決明子 けつめいし 98
莞花 げんか 145
牽牛子 けんごし 187
原蠶蛾 げんさんが 221
玄参 げんじん 109
芫青 げんせい 235
玄石 げんせき 36
巻柏 けんぱく 69
葫 こ 256
狐陰茎 こいんけい 225
合歓 ごうかん 122
孔公蘖 こうこうけつ 32
恒山 こうざん 158
香薷 こうじゅ 254
茳草 こうそう 134
鋼鐵 こうてつ 39
穬麦 こうばく 259
香附子 こうぶし 131
鉤吻 こうふん 147
粳米 こうべい 263
香蒲 こうほ 85
厚朴 こうぼく 106
藁本 こうほん 101
高良姜 こうりょうきょう 130
黄粱米 こうりょうまい 260
牛黄 ごおう 192
五加 ごか 164
姑活 こかつ 187
黒芝 こくし 50
虎骨 ここつ 207
菰根 ここん 184
五色符 ごしきふ 47
牛膝 ごしつ 67
呉茱萸 ごしゅゆ 96
虎掌 こしょう 176
蜈蚣 ごしょう 230
虎杖根 こじょうこん 181
琥珀 こはく 52

牛蒡子 ごぼうし 131
胡麻 ごま 256
五味子 ごみし 97
羧羊角 こようかく 204
昆布 こんぶ 134

サ

犀角 さいかく 202
茈胡 さいこ 72
柴胡 さいこ 72
細辛 さいしん 70
醋 さく 263
蚱蟬 さくぜん 213
萠蘆 さくだく 184
安石榴 ざくろ 246
酒 さけ 261
蒜 さん 256
杉材 さんざい 178
山茱萸 さんしゅゆ 111
酸漿 さんしょう 127
酸棗 さんそう 73
豉 し 258
紫葳 しい 137
雌黄 しおう 31
紫菀 しおん 123
紫芝 しし 50
枝子 しし 121
梔子 しし 121
葈耳 しじ 125
蓍実 しじつ 73
磁石 じしゃく 35
紫参 しじん 165
紫真檀 ししんたん 157
紫石英 しせきえい 24
紫草 しそう 122
紫檀 したん 157
地膽 じたん 236

蒺藜子 しつりし 84
鴟頭 しとう 226
梓白皮 しはくひ 157
地膚子 じふし 82
赭魁 しゃかい 168
雀甕 じゃくおう 231
爵䔧 しゃくしょう 128
爵床 しゃくしょう 128
析蓂子 しゃくみゃくし 82
芍藥 しゃくやく 98
雀卵 じゃくらん 209
麝香 じゃこう 192
蛇牀子 じゃしょうし 78
沙參 しゃじん 109
蛇蛻 じゃぜい 230
蛇全 じゃぜん 173
車前子 しゃぜんし 77
莎草根 しゃそうこん 131
䗪蟲 しゃちゅう 215
蛇苺汁 じゃばいじゅう 183
地楡 じゆ 163
戠 しゅう 255
䕡茹 じゅういし 83
戎鹽 じゅうえん 43
溲疏 しゅうそ 174
朮 じゅつ 56
秫米 じゅつまい 261
蓴 じゅん 255
女萎 じょい 56
菘 しょう 250
醬 しょう 263
蕘花 じょうか 145
生薑 しょうきょう 136
小薊根 しょうけいこん 132
獐骨 しょうこつ 207
常山 じょうざん 158
松脂 しょうし 52

春杵頭細糠
　しょうしょとうさいこう
　　　　　185
消石 しょうせき 22
蘘草 じょうそう 189
小麥 しょうばく 259
菖蒲 しょうぶ 58
升麻 しょうま 71
松蘿 しょうら 113
商陸 しょうりく 149
女菀 じょおん 163
蜀漆 しょくしつ 158
蜀椒 しょくしょう 139
稷米 しょくまい 263
蜀羊泉 しょくようせん 130
女青 じょせい 150
徐長卿 じょちょうきょう 86
女貞實 じょていじつ 90
黍米 しょまい 262
薯蕷 しょよ 60
辛夷 しんい 92
秦龜 しんき 219
秦艽 じんきゅう 94
沉香 じんこう 91
沈香 じんこう 91
人屎 じんし 194
秦椒 しんしょう 89
蕁草 じんそう 179
蓋草 じんそう 180
人乳汁 じんにゅうじゅう 193
秦皮 しんぴ 118
蕤核 ずいかく 91
水靳 すいきん 254
水銀 すいぎん 16
水蛭 すいしつ 217
水蘇 すいそ 253
水蛭 すいてつ 217
水萍 すいひょう 133

豆蔲 ずく 238
錫銅鏡鼻 すずどうきょうび
　　　　　45
薺 せい 249
茜根 せいこん 87
青芝 せいし 48
青蘘 せいじょう 88
青石、赤石、黄石、白石、
黒石脂等
　せいせき、しゃくせき、
　おうせき、はくせき、
　こくせきしとう 25
蟏蛸 せいそう 216
青箱子 せいそうし 159
井中苔及萍
　せいちゅうこけおよびへい
　　　　　135
薺苨 せいでい 129
生鐵 せいてつ 38
青粱米 せいりょうまい 260
蜻蛉 せいれい 229
青琅玕 せいろうかん 39
石韋 せきい 116
石決明 せきけつめい 218
石蠶 せきさん 229
赤芝 せきし 49
赤小豆 せきしょうず 258
石鐘乳 せきしょうにゅう 31
積雪草 せきせつそう 131
赤箭 せきぜん 51
石胆 せきたん 19
赤赭 せきちょ 48
石長生 せきちょうせい 182
石南 せきなん 162
石腦 せきのう 33
石蜜 せきみつ 196
石硫黄 せきりゅうおう 33
石龍子 せきりゅうし 211

索　引

石龍芻 せきりゅうすう 64
石龍芮 せきりゅうぜい 63
石灰 せっかい 46
石下長卿 せっかちょうけい 188
石膏 せっこう 34
石斛 せっこく 63
旋花 せんか 88
占斯 せんき 172
川芎 せんきゅう 100
鱓魚 せんぎょ 202
鱔魚 せんぎょ 202
前胡 ぜんこ 103
船虹 せんこう 238
千歳虆汁 せんさいるいじゅう 65
穿山甲 せんざんこう 229
蚺蛇膽 せんじゃたん 228
旋複花 せんぷくか 146
蘇 そ 253
蚤休 そうきゅう 181
皂莢 そうきょう 155
草蒿 そうこう 173
桑根白皮 そうこんはくひ 112
蒼耳子 そうじし 125
葱実 そうじつ 251
桑上寄生 そうじょうきせい 90
曾青 そうせい 18
蒼石 そうせき 41
桑螵蛸 そうひょうしょう 215
側子 そくし 153
続断 ぞくだん 111
粟米 ぞくまい 260
鼠姑 そこ 190
蘇合香 そごうこう 75
鼠尾草 そびそう 182
鼠婦 そふ 232
鼠李 そり 141

タ

太一禹余糧 たいいつうよりょう 28
大塩 たいえん 43
大黄 だいおう 138
大薊根 たいけいこん 132
大戟 たいげき 144
代赭 たいしゃ 42
大豆黄巻 だいずおうかん 258
大青 たいせい 104
大棗 たいそう 240
澤漆 たくしつ 144
澤瀉 たくしゃ 60
澤蘭 たくらん 164
鱓甲 だこう 220
獺肝 だっかん 224
丹砂 たんさ 15
楠材 だんざい 178
丹黍米 たんしょまい 261
丹参 たんじん 105
鍛竈灰 たんそうかい 47
丹雄雞 たんゆうけい 198
竹葉 ちくよう 107
地漿 ちしょう 186
知母 ちも 103
釣樟根皮 ちょうしょうこんぴ 179
長石 ちょうせき 37
釣藤 ちょうとう 176
陟釐 ちょくり 135
樗雞 ちょけい 212
苧根 ちょこん 183
楮実 ちょじつ 74
猪苓 ちょれい 107
鴆鳥毛 ちんちょうもう 238
陳皮 ちんぴ 76
陳廩米 ちんりんまい 261
通草 つうそう 116
鮧魚 ていぎょ 202
葶藶 ていれき 143
鐵 てつ 38
鐵精 てつせい 39
鐵落 てつらく 38
蒸菜 てんさい 253
天鼠屎 てんそし 226
田中螺汁 でんちゅうらじゅう 237
天南星 てんなんしょう 176
天麻 てんま 51
天名精 てんめいせい 84
天門冬 てんもんどう 54
天雄 てんゆう 150
土殷孽 どいんげつ 41
冬灰 とうかい 46
桃核 とうかく 244
当帰 とうき 93
冬葵子 とうきし 248
銅弩牙 どうどが 45
東壁土 とうへきど 47
稲米 とうまい 263
桐葉 とうよう 156
特生礜石 とくせいよせき 40
杜蘅 とこう 119
菟絲子 としし 79
杜若 とじゃく 120
杜仲 とちゅう 68
独活 どっかつ 70
兎頭骨 ととうこつ 208
豚卵 とんらん 223

269

ナ

奈 ない 246
梨 なし 246
肉縦容 にくじゅよう 81
人参 にんじん 62
忍冬 にんどう 82

ハ

敗鼓皮 はいこひ 185
貝子 ばいし 237
梅実 ばいじつ 242
敗醬 はいしょう 117
敗船茹 はいせんじょ 185
敗天公 はいてんこう 186
敗蒲席 はいほせき 185
貝母 ばいも 104
白堊 はくあく 44
白英 はくえい 80
白鵝膏 はくがこう 199
白瓜子 はくかし 247
白膠 はくきょう 197
白棘 はくきょく 114
白蒿 はくこう 81
白芝 はくし 49
柏実 はくじつ 52
柏子仁 はくしにん 52
白囊荷 はくじょうか 253
白青 はくせい 18
白石英 はくせきえい 25
白蘚 はくせん 123
白鮮 はくせん 123
白頭翁 はくとうおう 166
白冬瓜 はくとうが 247
白馬莖 はくばけい 206
白薇 はくび 124
白莫 はくぼ 80

藥木 ばくぼく 120
蘗米 ばくまい 261
麦門冬 ばくもんどう 55
白粱米 はくりょうまい 260
巴戟天 はげきてん 162
巴豆 はず 141
馬先蒿 ばせんこう 130
菝葜 ばっかつ 116
白頸蚯蚓 はっけいきゅういん 233
髪髮 はつひ 193
馬刀 ばとう 236
馬乳 ばにゅう 195
馬鞭草 ばべんそう 182
馬勃 ばぼつ 183
馬陸 ばりく 231
半夏 はんげ 159
礬石 ばんせき 23
半天河 はんてんが 186
斑猫 はんみょう 235
繁蔞 はんろう 255
萆解 ひかい 115
薇衘 びかん 124
彼子 ひし 232
蠡脂 びし 223
榧実 ひじつ 178
腐婢 ふひ 262
蘼蕪 びぶ 100
蘪蕪 びぶ 100
蜚虻 ひぼう 214
白僵蠶 びゃくきょうさん 213
白殭蚕 びゃくきょうさん 213
百合 ひゃくごう 126
白芷 びゃくし 119
白前 びゃくぜん 128
百部根 ひゃくぶこん 128
白附子 びゃくぶし 150
白蘞 びゃくれん 171

白及 びゃっきゅう 172
豹肉 ひょうにく 208
飛廉 ひれん 175
蜚廉 ひれん 175
蜚蠊 ひれん 214
枇杷葉 びわよう 242
檳榔 びんろう 121
蕪荑 ぶい 138
蝮蛇膽 ふくじゃたん 228
覆盆 ふくぼん 239
伏翼 ふくよく 210
伏龍肝 ぶくりゅうかん 47
伏苓 ぶくりょう 51
茯苓 ぶくりょう 51
頭垢 ふけ 194
附子 ぶし 152
膚青 ふせい 37
蕪菁及蘆菔 ぶせいおよびろふく 250
葡萄 ぶどう 239
文蛤 ぶんこう 218
粉錫 ふんせき 45
別羇 べっき 187
鱉甲 べっこう 220
稨豆 へんず 262
扁青 へんせい 19
萹蓄 へんちく 149
防己 ぼうい 161
方解石 ほうかいせき 41
防葵 ぼうき 72
鮑魚 ほうぎょ 202
茅根 ぼうこん 125
蜂子 ほうし 197
芒硝 ぼうしょう 22
防風 ぼうふう 94
蓬蘽 ほうるい 239
蒲黄 ほおう 85
牡狗陰莖 ぼくいんけい 206

270

索　引

朴硝 ぼくしょう 21
鶩肪 ぼくぼう 200
牡桂 ぼけい 53
牡荊実 ぼけいじつ 89
牡蒿 ぼこう 188
牡鼠 ぼそ 228
牡丹 ぼたん 160
牡蠣 ぼれい 200

マ

麻黄 まおう 101
麻蕡 まふん 257
蔓荊実 まんけいじつ 88
蔓椒 まんしょう 179
鰻鱺魚 まんれいぎょ 222
無夷 むい 138
莽草 もうそう 140
苜蓿 もくしゅく 250
鶩肪 もくぼう 200
木虻 もくぼう 214
木蘭 もくらん 92
木瓜実 もっかじつ 243
木香 もっこう 83

ヤ

射干 やかん 154
薬実根 やくじつこん 175
雄黄 ゆうおう 30
熊脂 ゆうし 196
雄鵲 ゆうじゃく 210
由跋 ゆうばつ 160
楡皮 ゆひ 93
陽起石 ようきせき 35
鷹屎白 ようしはく 209
羊蹄 ようてい 170
羊躑躅 ようていしょく 153

羊桃 ようとう 169
羊乳 ようにゅう 195
薏苡仁 よくいにん 77
礜石 よせき 40

ラ

雷丸 らいがん 174
落葵 らくき 255
絡石 らくせき 64
酪酥 らくそ 195
欒華 らんか 178
藍実 らんじつ 66
蘭草 らんそう 85
乱髪 らんぱつ 194
李核仁 りかくにん 246
鯉魚膽 りぎょたん 201
陸英 りくえい 171
狸骨 りこつ 208
理石 りせき 36
柳花 りゅうか 156
龍眼 りゅうがん 106
竜骨 りゅうこつ 191
龍膽 りゅうたん 67
竜胆 りゅうたん 67
蓼実 りょうじつ 251
凌霄花 りょうしょうか 137
鮱鯉甲 りょうりこう 229
緑青 りょくせい 17
䕡茹 りょじょ 169
藜蘆 りろ 168
鼺鼠 るいそ 222
蠡魚 れいぎょ 201
蠡実 れいじつ 127
羚羊角 れいようかく 203
零羊角 れいようかく 203
連翹 れんぎょう 166
楝実 れんじつ 155

練石草 れんせきそう 189
蟪蛄 ろうこ 234
茛菪子 ろうとうし 177
狼毒 ろうどく 147
狼跋子 ろうはつし 184
蠟蜜 ろうみつ 196
漏蘆 ろうろ 79
鹵鹹 ろかん 42
鹿茸 ろくじょう 206
六畜毛蹄甲
　ろくちくもうていこう 222
蘆根 ろこん 148
鸕鷀屎 ろじし 226
鹿藿 ろっかく 170
露蜂房 ろほうぼう 212

ワ

淮木 わいぼく 190

271

編著者プロフィール

森　由雄（もり よしお）
1956 年生まれ
1981 年　横浜市立大学医学部卒業
1983 年　横浜市立大学医学部内科学第 2 講座入局
1988 年　横浜市立大学医学部病理学第 2 講座研究生（〜 1991 年）
1991 年　森クリニック開業（横浜市金沢区）
1998 年　東京大学大学院医学系研究科生体防御機能学講座特別研究生（〜 2003 年）
2000 年　医学博士（横浜市立大学）
2007 年　横浜市立大学医学部非常勤講師（〜 2013 年）
2016 年　横浜薬科大学客員教授

主な著書
『症例から学ぶ傷寒論講義』たにぐち書店　2004 年
『漢方処方のしくみと服薬指導』南山堂　2006 年
『入門傷寒論』南山堂　2007 年
『入門金匱要略』南山堂　2010 年
『臨床医のための漢方診療ハンドブック』日経メディカル開発　2010 年
『初学者のための漢方入門』源草社　2010 年
『神農本草経解説』源草社　2011 年
『ひと目でわかる方剤学』南山堂　2014 年
『浅田宗伯・漢方内科　橘窓書影解説』燎原　2015 年
『すぐ探せる！漢方エキス剤処方ハンドブック』日経メディカル開発　2016 年

名医別録解説
めい　い　べつろくかいせつ

2018 年 4 月 20 日　第一刷発行
編著者　森　由雄
発行人　吉田幹治
発行所　有限会社 源草社
東京都千代田区神田神保町 1-19 ベラージュおとわ 2F 〒 101-0051
TEL：03-5282-3540　FAX：03-5282-3541
URL：http://gensosha.net/　e-mail：info@gensosha.net

装丁：岩田菜穂子
印刷：株式会社カシヨ
乱丁・落丁本はお取り替えいたします。

©Yoshio Mori, 2018 Printed in Japan ISBN978-4-907892-17-3　C3047

JCOPY　＜（社）出版者著作権管理機構 委託出版物＞
本書の無断複写は著作権法上での例外を除き禁じられています。複写される場合は、そのつど事前に、（社）出版者著作権管理機構（電話 03-3513-6969、FAX 03-3513-6979、e-mail:info@jcopy.or.jp）の許諾を得てください。